毛进军经方医学全集

经方启示录

——北京中医药大学国医堂带教实录

毛进军 著

中国中医药出版社

·北 京·

图书在版编目（CIP）数据

经方启示录：北京中医药大学国医堂带教实录 / 毛进军著 . —北京：中国中医药出版社，2019.2（2019.12重印）

（中医师承学堂）

ISBN 978－7－5132－5415－1

Ⅰ . ①经…　Ⅱ . ①毛…　Ⅲ . ①经方—研究　Ⅳ . ① R289.2

中国版本图书馆 CIP 数据核字（2019）第 003834 号

中国中医药出版社出版

北京经济技术开发区科创十三街31号院二区8号楼

邮政编码　100176

传真　010-64405750

三河市同力彩印有限公司印刷

各地新华书店经销

开本 710×1000　1/16　印张 17.75　彩插 0.5　字数 286 千字

2019 年 2 月第 1 版　2019 年12月第 2 次印刷

书号　ISBN 978－7－5132－5415－1

定价　79.00 元

网址　www.cptcm.com

社 长 热 线　010-64405720

购 书 热 线　010-89535836

维 权 打 假　010-64405753

微信服务号　zgzyycbs

微商城网址　https://kdt.im/LIdUGr

官 方 微 博　http://e.weibo.com/cptcm

天猫旗舰店网址　https://zgzyycbs.tmall.com

如有印装质量问题请与本社出版部联系（010-64405510）

父亲的话

“当一个好中医不容易，一辈子都得学习，只有不浮躁，不自满，多读书，多思考，多在看病中总结经验教训，这样才能不断进步，治病才会有效。”

——题记

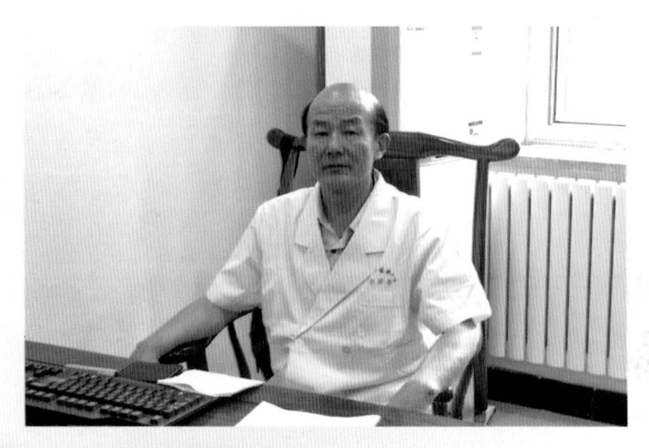

在北京中医药大学国医堂诊室

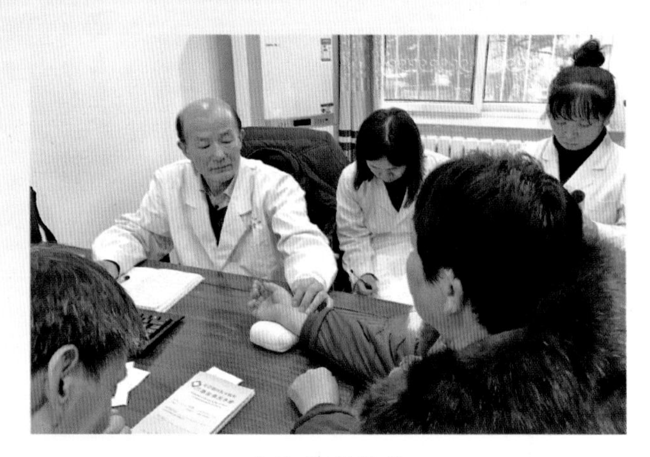

坐诊带教情景

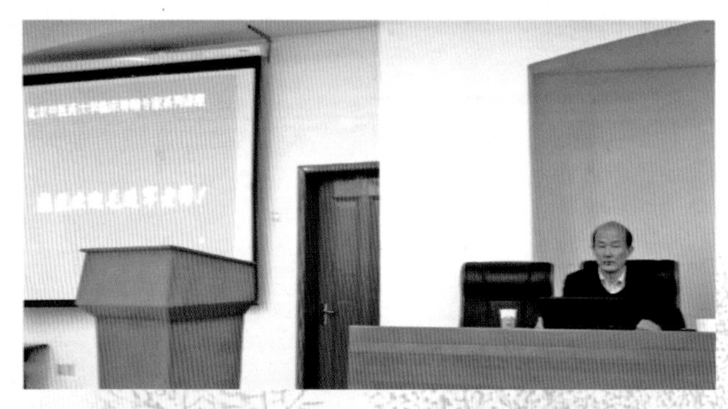

2016年4月26日下午在北京中医药大学逸夫楼学术报告厅做学术报告

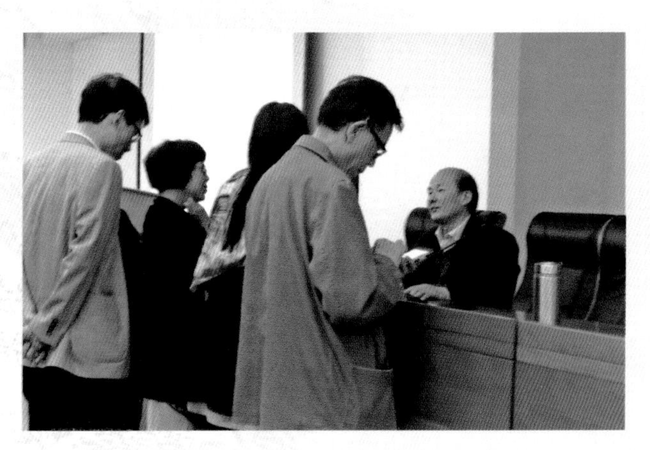

学术报告后的提问

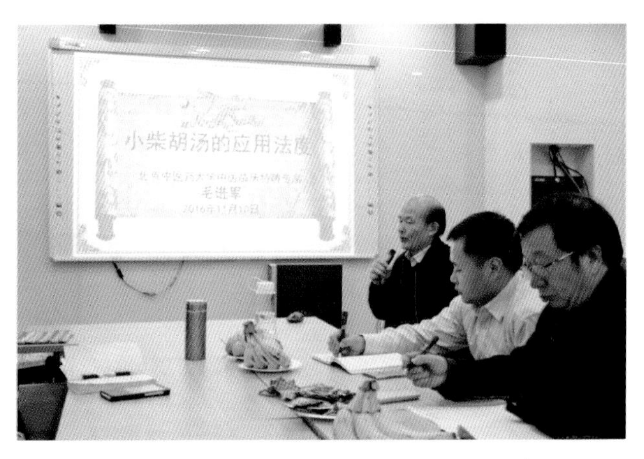

2016年11月10日在北京中医药大学国医堂学术厅主持学术沙龙并做学术专题演讲

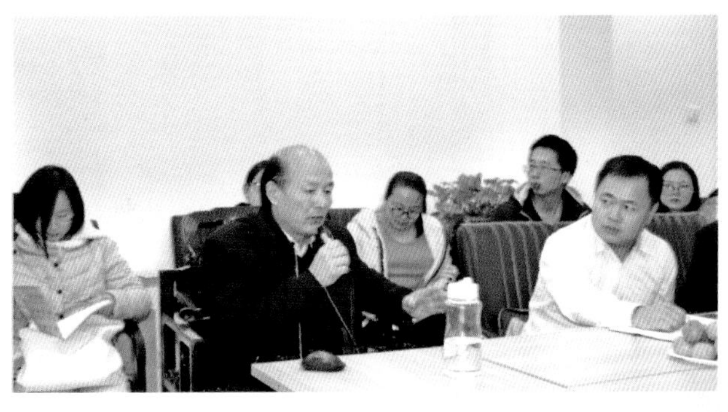

学术讨论情景

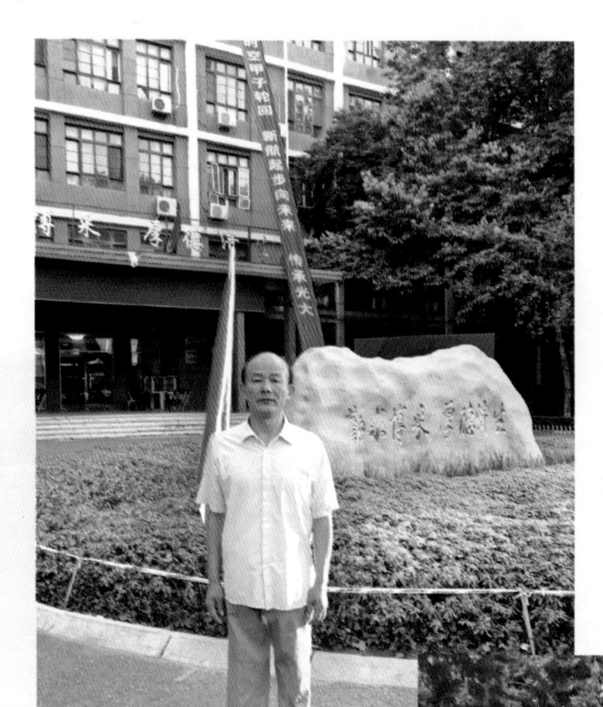

北京中医药大学南门校训石前

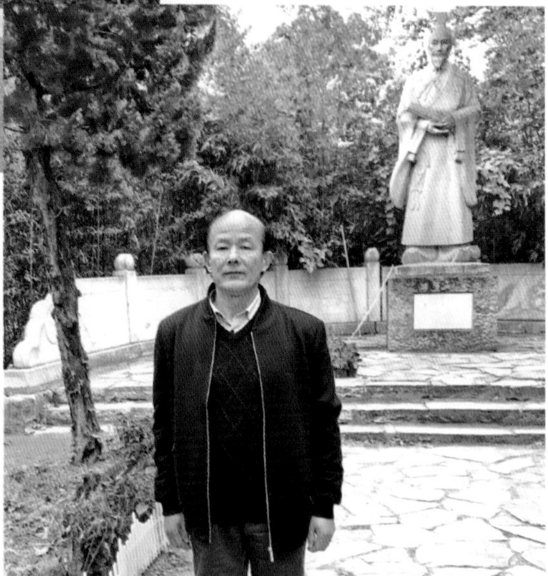

北京中医药大学校园内医圣张仲景塑像前

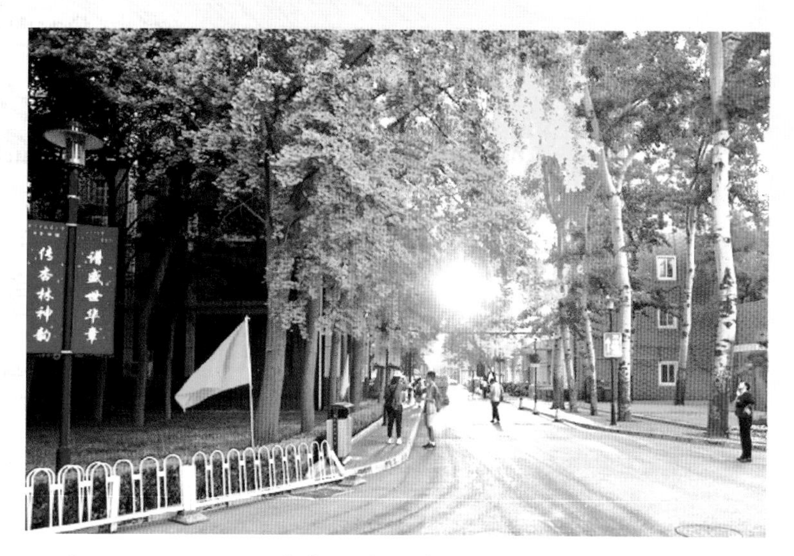

北京中医药大学校园晨景

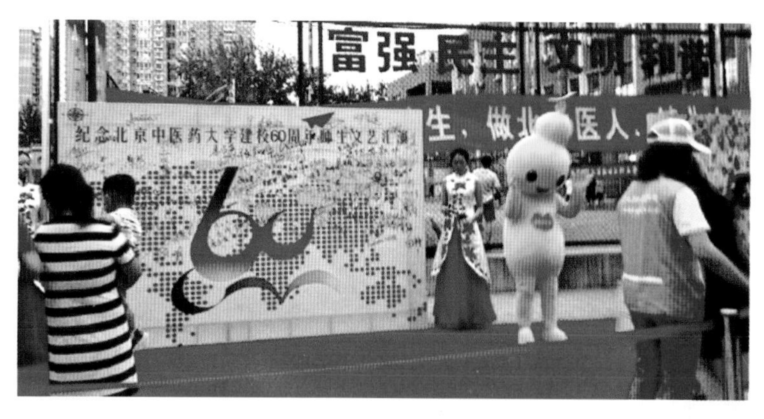

北京中医药大学60周年校庆的热烈气氛

这是作者为2016年9月10日北京中医药大学六十周年校庆写的一首诗《古风·北中医六秩华诞礼赞》，刊登在《中国中医药报》2016年9月19日第八版（中医文化版）上。又将其写成隶书作品，参加省书法展

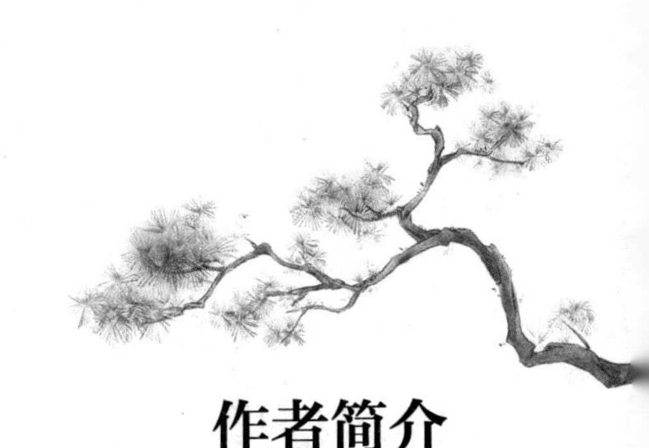

作者简介

毛进军，男，主任中医师，河南省驻马店市名中医。现任河南省驻马店市第四人民医院中西医结合科主任，河南省驻马店市仲景医学学会会长，世界中医药学会联合会古代经典名方临床研究专业委员会副会长，世界中医药学会联合会古代经典名方临床研究专业委员会《伤寒论》六经脉证病机辨治学术团队带头人，《古代经典名方·伤寒六经脉证病机辨治指南》主编。

毛进军主任对医圣张仲景《伤寒》经方医学（本书所讲《伤寒》即《伤寒杂病论》，包括《伤寒论》和《金匮要略》）经过深入学习和研究，有独特的见解，并积累了丰富的临床经验，在国内中医经方界享有一定的知名度，系国内实力派经方临床家。在经方医学研究和应用中立足临床实战，形成了独特的“伤寒六经脉证病机辨治”学术思想体系，其主旨为“六经为法，方证为宗，胃气为体，津血为用，法重主机，方机相应”。在六经辨证时特别注重脉证、方证病机层次，并依据证候的主要矛盾进一步辨识核心病机，力求建立高层次的经方辨治方法，精准地针对脉证病机靶点用方，在临证中见效快且疗效好，屡起沉疴痼疾。

著有《思考经方》《经方心得》《经方活用心法》等经方医学专著，书中内容理论与实践相结合，见解独特，观点新颖，可操作性强。在大陆及港台地区中医经方界享有较高知名度，连年应邀去北京、香港、台湾、上海、重庆等地的中医药大学、大学附属医院以及经方研修班（论坛）讲学，深受好评。

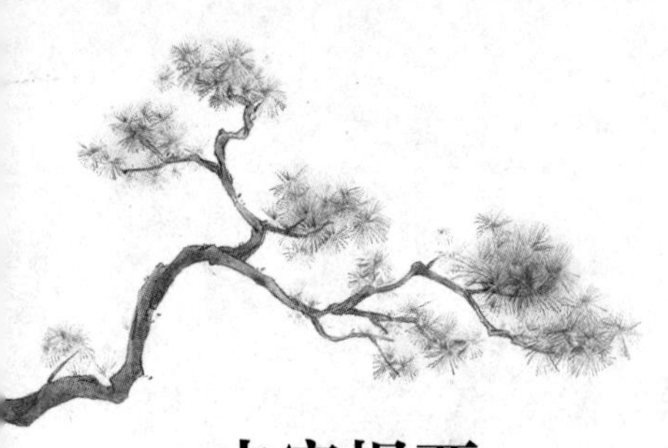

内容提要

本书内容主要是作者在长期不断深入学习、研究和应用《伤寒》经方医学辨治法度过程中的思考、探索、创新和经验。作者通过在北京中医药大学及国医堂的学术讲座、学术沙龙和临床带教真实过程的呈现，将自己的学术思想和临证经验做了比较详尽的解析。

本书内容共分上、下两篇。

上篇为“《伤寒论》六经（病）脉证病机辨治概要”，主要是以作者在北京中医药大学所做学术报告、学术沙龙中的六经（病）部分内容概要为主，阐释了三阴三阳六经（病）提纲证及部分重点方证病机的辨治要点，这是理解《伤寒论》三阴三阳辨治法度的基础理念。

下篇为“经方医案脉证病机辨治实录”，主要是从作者在北京中医药大学国医堂坐诊带教期间辨治的病证中，选取了其中有启发意义的医案32例，解析六经脉证、方证病机的辨治思路，以启示读者的经方医学辨证思维，拓宽临证用方思路。

书中勤求古训，博采众长（方），旁征博引，结合医案，有理有据地阐释了几十首重点经方的方证病机辨治要点，充分体现了经方医学理法的严谨与圆融，凸显六经脉证病机辨治的新颖性、独到性、可操作性和临床实用性。

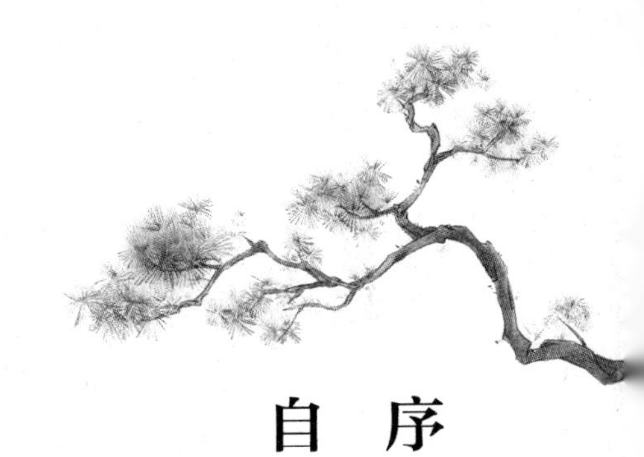

自 序

1. 本书缘起

因为临床工作、读书及外出讲学准备有关课件等事务比较繁忙，历经一年半断断续续地思考与写作，这本有关在北京中医药大学带教讲学的书稿终于完成了。

2015年底，在北京中医药大学受聘为中医临床特聘专家后，2016年一年来的履职经历，使我深切地感受到了很多中医大学生、研究生非常渴求学得真正切合临床实战的中医临床术。很多同学都反映，他们内心是非常热爱仲景《伤寒》经方医学（本书所讲的《伤寒》即《伤寒杂病论》，包括《伤寒论》和《金匮要略》），因为这是中医临床的正宗和根基，但苦于学习没有找对路子，理论混杂，学无头绪，理解不深，辨证思路不清，所以对《伤寒》的经方辨治法度没有形成一个系统的、清晰的认知，不知道如何以六经辨证以及用经方治病。

部分学生在国医堂跟诊以来，看到我的辨证思路如此清晰明白和精准，经方居然可以这么用，都建议我将在国医堂的经方医学带教思路总结出来，帮助他们掌握《伤寒》经方医学的临床应用思路和方法。

我信奉孔子《论语》中“古者言之不出，耻躬之不逮也”“君子欲讷于言而敏于行”“先行其言而后从之”的古训，平生酷爱读书、思考，在做人上是比较低调的，少说话多做事。因此，在学术上也一贯是厚积薄发、不事张扬，更不会夸夸其谈而误导他人。原本没有将此写出来的想法。

而国医堂的一位老师在闲谈时对我说的一席话，使我有了很深的感触，他说："毛老师，你的经方用得这么好，怎么不宣传呢？我发现你是比较低调的，按说做人低调一些是能体现一个人的素养，但是作为一个能给患者解决问题的好中医，如果过于低调，不广为传播自己好的学术观点和临床经验，很多学生就不了解你，就不会跟你学这些治病的真东西。再说，不宣传自己，外地患者也不了解你，这实际上无论对学生还是对患者都是个损失。要知道，现在是酒香也怕巷子深呀。不知道你发现没有，现在有不少中医到处去参加学习班，到处去拜师学艺，如果找错了老师，到头来可能是花了钱和时间也一无所获。很多患者走南闯北到处去求医，不也是想找个好医生吗？结果很多人花了钱也治不好病，更增加了患者的痛苦。现在互联网这么发达，你应当在网上多宣传一下自己，让人家了解你的经方治病特色和水平，使你的医术让更多的人知道，也能让更多的学生了解你的学术特色，带出一批真正的好中医来……"

一位研究生也说："毛老师，如果不是您来北京讲课，我们还真的不知道您用经方治病这么独特，疗效这么好，六经辨证这么清晰明白，也不知道您还出版了好几本学经方的书，我和几个同学都买了，看后都感觉非常受益，感觉找到了学中医的方向。您应当多给我们讲讲您的学术观点和经验呀，我们很期待……"

这些话，确是他们的肺腑之言，我听后陷入沉思，也受到一定的启发。的确，目前中医疗效滑坡，与真正懂得辨证施治，特别是会用经方辨治的明白医生太少有关。作为一名致力于复兴经典中医的医生，传播自己的经方学术思想和临证经验，能使更多的中医医生受益，能使更多的患者了解中医并首选中医治病，应是中医人的责任和担当呀！

因为我在国医堂辨治的每一个病，都将临床辨证用药的基本过程记录了下来，也都给跟诊学生们详细地做了辨证思路和用方的分析。所以，2016年年底，我就着手准备将一年来在北京中医药大学讲课与带教的学术要点和经方医案做一梳理，并参考几位学生的跟诊笔记，抽出业余时间来写书稿。我的初衷是想原汁原味地将我的学术观点和临床经验呈现出来，让热爱仲景经方医学的同仁们得到真正的干货，并鼓励大家热爱中医经典，苦读中医经典，从而获得临证启迪，拓宽临证思路，让大家真正受益。

2. 带教心路

2015年12月26日，我被正式聘任为北京中医药大学第一批中医临床特聘专家。当时受聘后，我曾写过一首诗《七绝·点赞北中医》以表当时的感慨："海纳百川大胸怀，不拘一格选英才。群贤毕至北中医，共为岐黄续华彩。"

感叹真是苍天不负苦心人呀，长期的苦读经典，思考经方，勤做临床，历尽坎坷与艰辛，获得了今天的回报。虽然激动，但我内心却感到更多的是责任和担当。26日上午，中医临床特聘专家签约暨聘任仪式结束后，在中医药博物馆楼下，一位学生代表手持手机开启了录音，微笑地对我说："老师，请您给我们学生讲几句话吧！"我欣然同意，说道："希望大家重视中医经典的学习，多读经典，多思考、体悟经典，特别要学好经典理论《伤寒论》和《金匮要略》，这是中医临床的根基，是中医疗效的源头，只有抓住了根，找到了源头，才能走对中医的路，为毕业后临证打牢根基……"尽管当时微雪纷纷，寒风袭面，但心中期望复兴仲景经方医学的暖意融融。在北京中医药大学这个专业平台上，我感到这一步只是开始，今后的带教、科研和临床，还任重而道远。为往圣继绝学，为岐黄续华彩，为生民除病痛，自己甘愿付出心血和汗水。

受聘后，我严格履行“聘任合同”，确是付出了一定心血的，我也是真心想将自己的经方学术观点和经验体会传授给更多热爱《伤寒》经方医学的学子。我做任何事情一向是认真的，对讲座课题悉心准备，力求将中医经典理论贴近临床，说理透彻，辨治思路明晰，实用性强，期望学生能够切实掌握所讲知识体系以及临证思路和方法。所以，在学术讲座和学术沙龙后，学生们普遍反映良好，受益匪浅。

在国医堂出诊带教期间，所诊治的患者遍及各地，有北京地区的，也有来自内蒙古、辽宁、上海、深圳、宁夏、河南、山东等多地的患者，多是些慢性疑难杂病，多数患者反馈疗效明显，复诊率较高。

坐诊期间，有不少喜爱《伤寒》经方医学的学生跟诊，其中有本科生、硕士和博士研究生，也有北京中医药大学附属东直门医院以及北京市中医医院的实习生、进修生等。

带教时，我可以说是倾尽全身心地指导，对于每一位就诊患者，都从如何依据症舌脉来辨六经、分析病机、遣方用药等各个层次给大家详细讲解，力求使大家透彻明白。所以，学生们都反映跟诊毛老师是学到了真东西，辨证思路清晰明白，感到耳目一新，没想到经方可以这么用，疗效这么好（因为经治患者复诊反映良好），从而增强了学生们今后努力读中医经典及学用经方的信心。

履职期间，我还主动关心并致力于宣传北京中医药大学及国医堂的发展和声誉。曾为2016年9月10日北京中医药大学六十周年校庆写了一首诗《古风·北中医六秩华诞礼赞》：“风雨六秩多艰辛，桃李芬芳傲红尘。勤求博采贯今古，厚德济生通天人。尽能传道岐黄术，倾力授业仲景心。路漫修远苦探索，不忘初衷再前进。”刊登在《中国中医药报》2016年9月19日第八版（中医文化版）上。还曾多次为“北京中医药大学国医堂”“国医无双AT北中医”微信公众号写稿，点击阅读量都在5000人次以上。

3. 写作初衷

这本书起名为《经方启示录》，是表示我一直都在临证实践中不断地深入学习和思考仲景《伤寒》经方医学，不断地受到经典的启示，不断地通过临证总结、修正和完善自己对经方医学辨治法度的认识，不断地契合仲圣经方思维以提升临床疗效。我的愿望是自己得到启示，写出来，也能让别人获得启示。

父亲曾对我说过一段话，我一直谨记在心："当一个好中医不容易，一辈子都得学习，只有不浮躁，不自满，多读书，多思考，多在看病中总结经验教训，这样才能不断进步，治病才会有效。"所以我在临证中，从来没有放松过学习，一直坚持不懈地研读《伤寒论》和《金匮要略》等中医经典，不断思考，不断总结，不断进步。在读经典中也汲取胡希恕先生、冯世纶教授等一些经方医家的学术观点和经验，并形成了自己独特的《伤寒》六经脉证病机辨治学术思想体系，主旨为"六经为法，方证为宗，胃气为体，津血为用，法重主机，方机相应"。在六经辨证时特别注重脉证、方证的病机层次，并依据证候的主要矛盾进一步辨识核心病机，力求建立高层次的经方辨治方法，精准地针对脉证病机靶点用方，切实地做到了辨证察机用方精准。实践证明，见效快而且疗效好，屡起沉疴痼疾。

我认为，要想做一名真正的"铁杆中医"、明白中医，就必须打牢中医经典的根基，必须学懂、会用仲景《伤寒》经方医学这门纯粹的临床术。唯此一途，才能提升疗效，复兴中医。有感于此，我发心立愿，为彰显和传承中医经典、弘扬仲景经方医学而甘愿付出。所以，我写这本书的初衷就是为使喜爱经方医学的同仁都能受到经典的启示，让医者渐悟、顿悟圆融而精准地应用《伤寒》经方医学的义理，真正做到提升疗效以济世救人。

这本书是我在繁忙的临床工作之余，利用夜晚、周末和节假日等一切休息时间所写的，花费了一定的心血，实打实地将自己对《伤寒》经方医学的学习、研究心得和临证经验和盘托出，立足于实战，力求理论联系实际，希冀能够起到鼓舞同道重视读经典，做临床，增疗效，建立多用经方临证的自信；启迪同道共同深入探索《伤寒》六经脉证病机辨治的整体性、宏观性、精准性的大道，促使仲景经方医学日益发扬光大，造福于苍生。

尽管在写作过程中，身心比较疲惫，但自己的确是遵照本心尽到了自己的责任和力量，可以说是苦并快乐着，因为这不啻于是一件济世救人的善事。说得大一点儿，也算是“为往圣继绝学”吧。说得实在一点儿，就是分享一下自己长期读书、思考与临证所悟得的一些比较有学术启迪意义的经方学术观点、辨治思路、临证方法和经验，这也是自己对热爱经方医学的学生与中医人的责任和担当吧。

这本书中的内容，主要就是我在不断深入学习、研究和应用《伤寒》经方医学辨治法度的思考、探索、创新和经验过程中，通过在北京中医药大学及国医堂的学术讲座、学术沙龙和临床带教，将自己的学术思想和临证经验做了比较详尽的解析。

书中勤求古训，博采众长，旁征博引，结合医案，有理有据地阐释了几十首重点经方的方证病机辨治要点，充分体现经方医学的理法严谨与圆融，凸显六经脉证病机辨治的新颖性、独到性、临床实用性和可操作性。

本书内容共分为上、下两篇。

上篇为“《伤寒论》六经（病）脉证病机辨治概要”，主要是以本人在北京中医药大学所做学术报告、学术沙龙中的六经（病）部分内容概要为主，较为详尽地阐释了三阴三阳六经（病）提纲证及部分重点方证病机辨治要点。这是理解《伤寒论》三阴三阳辨治法度的基础理念。

下篇为“经方医案脉证病机辨治实录”，主要是从本人在北京中医药大学国医堂坐诊带教期间辨治的病证中，选取有启发意义的医案32例，解析六经脉证、方证病机的辨治思路，以启示读者的经方医学辨证思维，拓宽临证用方思路。

我不揣谫陋地写成此书，谨供参考，诸位同仁如果能从此书中得到启迪，我将不胜荣幸。由于本人学识有限，加之时间仓促，书中难免有纰漏及不足之处，殷切期望诸位予以指正，不吝赐教，以便本人在今后的学习、思考、研究和临床工作中进一步改进和提高。

在此感谢北京中医药大学王芹、左黎黎等同学详细的跟诊笔记，她们的笔记为此书的完成提供了真实的记录。

毛进军

2018年6月16日作于北京雁栖湖畔

声 明

郑重声明：对于书中所举医案的药量及用法等不可照抄照搬！

本书中所举医案，所用经方药物都是写明剂量的，但这些都是本人辨证后依据患者的病情轻重、患病的时间长短、患者的体质状况等而斟酌应用的。

对于部分药物，如炮附子、吴茱萸、半夏、麻黄、细辛、桂枝、柴胡、大黄、生石膏等的使用，皆为本人依据患者所患病证的病机和患者的体质状况而酌定的。虽然符合《伤寒论》《金匮要略》经方应用法度，但比现今《中国药典》规定剂量稍大一些，也都是个人长期临证积累的用方用药经验，大家可以参考，但不可盲目照搬使用。

每位患者的具体情况不同，遣方用药的配比和剂量，必须辨证后具体来定。用方应以《伤寒论》的理法为原则，用药剂量宜参考《中国药典》规定。

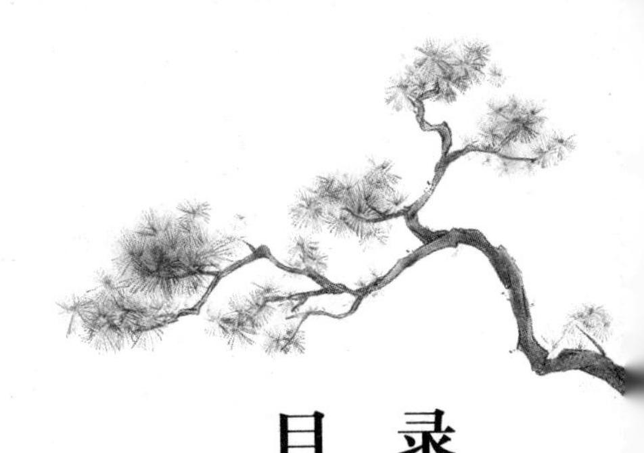

目　录

上篇　《伤寒论》六经（病）脉证病机辨治概要

下篇　经方医案脉证病机辨治实录

上篇

《伤寒论》六经（病）脉证病机辨治概要

导语

本篇为2016年4月26日下午在北京中医药大学逸夫楼学术报告厅所作学术报告“《伤寒论》六经方证病机辨证理念与经方应用新思路”中的六经（病）部分内容概要。此六经之“经”，非经络之经，而是法。《周礼·天官·大宰》云：“以经邦国。”郑玄《注》：“经，法也。”此“经”可理解为“法”，即标准、模式，引申为系统、集合，主要阐释了三阴三阳六经（病）提纲证及部分重点方证病机辨治要点。三阴三阳为人体六大动态平衡调节系统的集合。人体生理上是一个有机的阴阳整体，有强大的自我修复和调节机制，我们辨治病证、开方用药就是为了激活和恢复人体自我修复和调节机制。

人身不离阴阳，阴阳不外气（津）血；万病不离阴阳，阴阳不外三阴三阳六经（病）系列。人身阴阳气血表现于外之生机为真气充盛，胃气充足，营卫和谐，津液敷布和调；表现于外之病机为真气虚衰，胃气亏虚，营卫不利，津液敷布失常。六经（病）概念看似简单，但涵盖人体阴阳表里寒热虚实气血营卫诸证与病机。

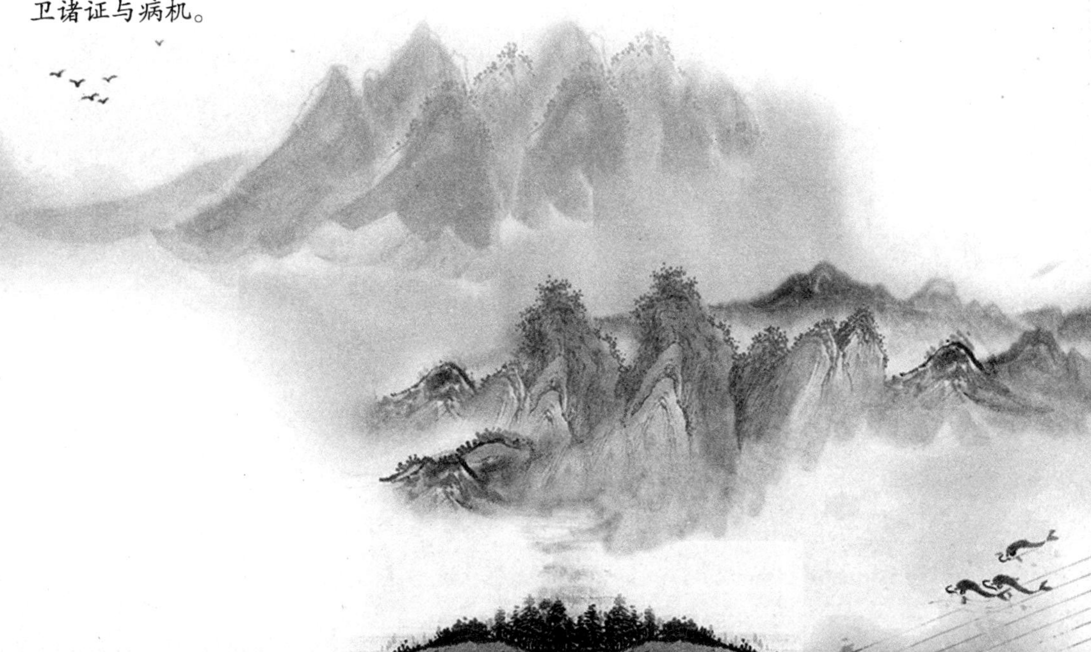

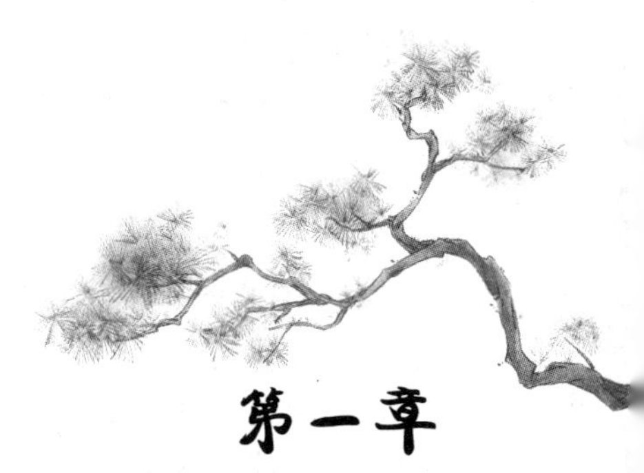

第一章 太阳病脉证病机与辨治法度

第一节　六经之首为太阳　辨证施治要抓纲

一、太阳病定位定性

太阳病是三阳的表病系统，人体肌腠皮毛、四肢百骸及上焦皆属于表。

太阳病主皮表而统营卫，为六经（病、法）之首。

病位（病证反应）：在三阳之表，此病证反应即病邪引发证候所反应的部位，而不是病变所在的部位。

病性（病证性质）：属于表阳（热）。此“阳（热）”是太阳的卫气津液（卫气存在于血脉之外的津液之中）充足（正气盛），而不是阳明的邪热盛。

病态（病证状态）：属于表实，为表阳证。此“实”，是卫气津液聚表抗邪，正邪交争较剧而充实有余的证候表现，如头项强痛、身痛、腰痛、骨节疼痛等症状。

二、太阳病提纲证条文析义

1. 条文基本含义

《伤寒论》第1条："太阳之为病，脉浮，头项强痛而恶寒。"本条为太阳病三大典型证候。

脉浮：人体感受风寒之邪后，机体启动自我祛邪反应机制，津血趋表抗邪，正邪皆盛而交争于肌表，血气充盈脉道，向上向外浮盛而应激抗邪，故脉浮而相对有力。

头项强痛：风寒之邪外束，卫气津液趋于肌表与上焦抗邪，头部及颈项部津血壅滞不通而产生紧张僵硬疼痛。正如明末清初名医李延昰《脉诀汇辨》所说："高巅之上，惟风可到，杂乱其清阳之气，痛眩之自来。"

"头项强痛"只是表证的代表性症状，我们辨证时不能认为太阳病仅仅出现头项强痛。如出现身痛、背痛、腰痛及四肢骨节疼痛等这些属于表位的强痛不适的症状，都可以按照太阳病来辨治。

恶寒（或恶风）：因风寒之邪袭表，卫阳被遏，体内正邪交争而发热，体表温度升高，与外界温差骤然加大而感到寒冷，称作"恶寒"。

太阳病不仅恶寒，一般是恶寒发热并见的。"恶寒"是外感表证的重要特征性症状之一，俗话说："有一分恶寒，便有一分表证。"而发热的症状在以后的太阳伤寒证和太阳中风证的条文中多次出现，所以，提纲证将"发热"的症状省略了。

太阳病发热的机理是因风寒袭表，机体卫气津液趋表抗邪，因太阳病风寒之邪盛，卫气津液应之亦强，卫津积聚在表不能发散，即"阳气重"，卫津（阳气）郁滞肌表就会形成瘀血浊水，不能发散就会遏而发热。

2. 提纲证概要

太阳病证候主要特点：发热与恶寒，或恶风并见。

太阳病主要证候：脉浮，头项强痛而恶寒。发热，汗出，恶风，脉缓，或已发热，或未发热，必恶寒，体痛，呕逆，脉阴阳俱紧。

太阳病病机：外邪犯表，营卫失和。

太阳病核心病机：卫表郁滞。

太阳病治则：汗法。

第二节 依据虚实辨表证 中风伤寒须分清

太阳病有一个提纲，两个分证。

太阳病的两个分证为：太阳中风证（表虚）和太阳伤寒证（表实）。

一、太阳中风证

1. 太阳中风证主症（桂枝汤证）条文

《伤寒论》第 2 条：“太阳病，发热，汗出，恶风，脉缓者，名为中风。”

本条为太阳中风证的主症和主脉，太阳中风证又叫太阳中风表虚证。

《伤寒论》第 12 条：“太阳中风，阳浮而阴弱，阳浮者，热自发，阴弱者，汗自出，啬啬恶寒，淅淅恶风，翕翕发热，鼻鸣干呕者，桂枝汤主之。”本条为太阳中风表虚证的主方证，也是太阳病证治的第一条、第一方。

2. 桂枝汤证病机、治则和方药

辨证要点：头痛，项强痛，或伴身疼痛，肢体痛，发热，恶风或恶寒，汗出，鼻鸣，干呕，脉浮缓，舌苔薄白等。

证候特征：表虚而汗出。

病机：风寒袭表（肌腠），或内伤现表，营卫（阴阳）不和，中虚津滞，卫强（卫气津液趋表抗邪相对有余）营弱（营存在于血脉之中，与津同源；津液外泄，营相对不足）。

治则：解肌祛风，建中补津，调和营卫（阴阳）。

方药：桂枝汤方（《伤寒论》第 12 条等）。

桂枝三两（去皮），芍药三两，甘草二两（炙），生姜三两（切），大枣十二枚（擘）。

煎服要点：上五味，㕮咀三味，以水七升，微火煮取三升，去滓，适寒温，服一升。服已须臾，啜热稀粥一升余，以助药力。温覆令一时许，遍身漐漐，微似有汗者益佳，不可令如水流漓，病必不除。若一服汗出病瘥，停后服，不必尽剂。若不汗，更服依前法。又不汗，后服小促其间，半日许，令三服尽。若病重者，一日一夜服，周时观之。服一剂尽，病证犹在者，更作服。若汗不出，乃服至二三剂。禁生冷、黏滑、肉面、五辛、酒酪、臭恶等物。

经方服药忌口法则：“禁生冷、黏滑、肉面、五辛、酒酪、臭恶等物”不仅是服“桂枝汤”后的禁忌，服用任何中药，都应当遵循这个经典忌口法则。

二、太阳伤寒证

1. 太阳伤寒证主症（麻黄汤证）条文

《伤寒论》第3条：“太阳病，或已发热，或未发热，必恶寒，体痛，呕逆，脉阴阳俱紧者，名为伤寒。”本条为太阳伤寒证的主症和主脉，太阳伤寒证又叫太阳伤寒表实证。

《伤寒论》第35条：“太阳病，头痛发热，身疼腰痛，骨节疼痛，恶风，无汗而喘者，麻黄汤主之。”本条是太阳伤寒证的主症主方，被历代医家称之为“麻黄八症”。

2. 麻黄汤证病机、治则和方药

辨证要点：头痛，项强痛，身痛，腰痛，骨节疼痛，发热，恶寒或恶风，无汗，呕吐或气逆喘咳，脉浮紧，舌苔薄白等。

证候特征：表实而无汗。

病机：风寒袭表（皮毛），营卫郁遏（卫气津液趋表抗邪充盛有余），血滞于表（脑）。

治则：解表发汗，除湿（饮）祛瘀，宣通营卫，透窍醒神（还魂）。

方药：麻黄汤方（《伤寒论》第35条等）。

麻黄三两（去节），桂枝二两（去皮），甘草一两（炙），杏仁七十个（去皮尖）。（注：杏仁十枚约4g。七十枚约28g）

煎服要点：上四味，以水九升，先煮麻黄，减二升，去上沫，内诸药；煮取二升半，去滓，温服八合。覆取微似汗，不须啜粥。余如桂枝法将息。

服药禁忌：①从“余如桂枝法将息”可知，服用麻黄汤也要遵守“禁生冷、黏滑、肉面、五辛、酒酪、臭恶等物”的忌口法则。②三阴里虚寒证者特别是中焦虚寒证者，尺中脉微者、尺中脉迟者、咽喉干燥者、淋家、疮家、衄家、亡血家及汗家等，均禁用麻黄剂发汗。

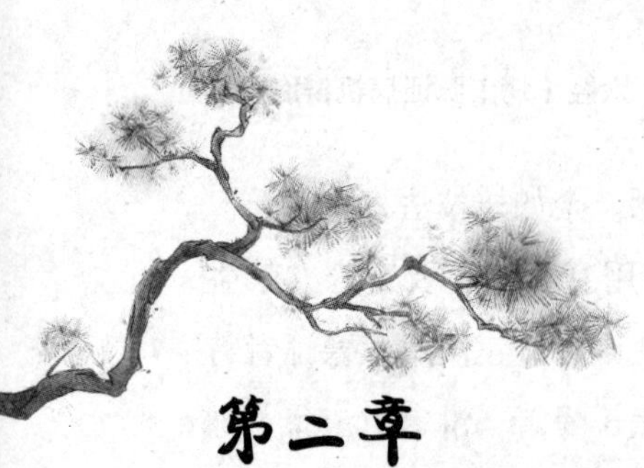

第二章 阳明病脉证病机与辨治法度

第一节　阳明里实与中风　病性都为里热盛

一、阳明病定位定性

阳明病是三阳的里病系统，人体胃肠系统皆属于里。

阳明病主胃家而统气津。

病位：在三阳之里，此病证反应即病邪引发证候所反应的部位，而不是病变所在的部位。

病性：属于里阳（热）。

病态：属于里实热证，包括里热伴有里实（里热、里结、里燥）的阳明内证和里热而无里实的阳明外证（外热、外结、外燥）。

二、阳明病提纲证条文析义

1. 条文基本含义

《伤寒论》第180条所说的："阳明之为病，胃家实是也。"

本条是阳明病的提纲，即正阳阳明的主症。所谓"正阳阳明"，即《伤寒论》第179条所说：“正阳阳明者，胃家实是也。”

胃家实：胃家实，就是指里热，既包括阳明腑实证，也包括阳明里热而未结实的阳明外证。胡希恕先生说：“所谓阳明病就是邪充斥于胃肠之里的这么一种病，这就叫胃家实。”（《胡希恕伤寒论讲座》）

阳明病不仅有因邪入于里伤损津液、胃中干燥而致大便燥结，腹胀腹痛，谵语潮热，盗汗等中下焦的腑实证，即承气汤证；也有邪结上焦的结胸证，即陷胸汤证；还会出现身热汗自出，不恶寒，反恶热，口燥烦渴的阳明外证，也就是阳明中风证。

胃家实的“实”，是阳明病提纲证的重点。由《素问·通评虚实论》所说“邪气盛则实”可知，这个胃家“实”就是胃家的邪热盛实。这个邪热盛实，既指有热而无积滞的无形实热，又指有热而有积滞的有形实热，但不论是无形实热还是有形实热，都会伤耗津液。所以，阳明病胃家实涉及三焦的阳明实热。

阳明胃家实还可导致脑病症状，如神昏谵语、直视等症。“胃家”指胃肠，《灵枢·本输》篇也有论述：“大肠、小肠，皆属于胃。”阳明胃家邪实热盛，肠腑之气不通，热浊上攻扰乱心神则神昏谵语，阳明热盛伤津，津气不荣于目则直视，如《伤寒论》210条所说：“夫实则谵语，虚则郑声，郑声者，重语也；直视、谵语、喘满者死；下利者亦死。”

有关阳明病胃家实对大脑的影响，现代医学也有类似的论述。现代医学有脑肠轴理论和脑肠肽概念，对脑与胃肠道相互作用的认识及胃肠道影响脑功能有比较深入的研究。

研究表明，胃肠道是在复杂的神经系统支配下发挥功能的一个整体。一方面，胃肠道受丘脑自主神经系统的支配；另一方面，胃肠道本身尚有自动调节的神经系统，即肠肌间神经丛与黏膜下神经丛，且总数与脊髓神经元相仿。许多存在于胃肠道内的肽类激素也存在于脑内，作为神经信息的遗传物质，故称为“脑肠肽”。这可能就是神经系统与胃肠系统之间存在的一种引起生长激素释放的多肽，主要由胃黏膜产生，可调节胃肠运动功能和能量代谢，影响心脑血管功能。

2. 提纲证概要

阳明病证候主要特点：发热不恶寒。

阳明病主要证候：身热，汗自出，不恶寒，反恶热。胃家实，日晡潮热，大便秘结，谵语，心中懊憹而烦，腹满痛，拒按，按之硬，发热汗多，或手足濈然汗出（热、燥、烦、满、实、大便难）。

阳明病病机：里热亢盛，热实内结，热盛津伤。

阳明病的核心病机：实热伤津。

阳明病治则：清法，下法。

第二节　阳明亦分里外证　证治要点必厘清

阳明病主要分为阳明外证（热证）和阳明腑实证。

一、阳明病外证（阳明中风证）

《伤寒论》第182条："问曰：阳明病外证云何？答曰：身热，汗自出，不恶寒，反恶热也。"

阳明病的特征是里热实证而不恶寒，胃中干燥，大便难，但还有反映在机体外部的证候表现——身热。因为阳明为里热证，里热亢盛，内外充斥，故全身发热、恶热，热从里蒸腾于外而汗自出。

二、关于白虎汤证的思考

《伤寒论》176条："伤寒脉浮滑，此以表有热，里有寒，白虎汤主之。"

关于这条，自古以来，颇多争议。我们研读《伤寒论》，一定要深入到条文的意境，前后互参，解析一定要贴近张仲景思维和条文叙述习惯，现在谈谈我对这一条的思考。

1. 有关白虎汤证脉证的古今医家主要注述观点

有认为是“白通汤证”者，如《金匮玉函经》云：“伤寒脉浮滑，而表热里寒者，白通汤主之。”王叔和注语谓：“旧云白通汤，一云白虎汤，恐非。”近代医家陆渊雷《伤寒论今释》说：“原注谓《千金翼》作白通汤，疑《千金翼》乃《玉函经》之误。”

有认为是“表里俱热者”，如林亿在该条注曰：“臣亿等谨按：前篇云，热结在里，表里俱热者，白虎汤主之。”清代医家柯琴《伤寒来苏集》中说：“旧本作里有寒者误，此虽表里并言，而重在里热，所谓结热在里，表里似热者也。”

有认为是错简者，如程郊倩《伤寒论后条辨》说：“此处表里二字错简。”

有认为是脱漏误抄者，如林亿注曰：“此云脉浮滑，表有热，里有寒者，必表里之字差矣。”清代医家钱潢《伤寒溯源集》谓：“此条脉浮，则风邪在里，不应即用白虎汤。脉滑则实热在里，又不应云里有寒矣，而以白虎汤主之，其义未详。恐有舛误脱落。”

有认为此处“寒”字为“邪”字，如《医宗金鉴》中有王三阳云：“经文寒字当邪字讲，亦热也。”

上述种种争议，归其一点，都认为此条文“白虎汤主之”有误。

2. 作者观点简述

我认为，白虎汤证条文有三层含义：

一是教人注重天人相应的整体性与宏观性。

二是教人鉴别诊断。

三是教人分辨阳明证发生发展的不同阶段和层次。

（1）关于注重天人相应的整体性与宏观性

脉浮为表热，亦即外热，脉滑既主阳气有余之热，即身热，也主痰饮。176条“表有热”为阳明外证，即外有身热，指太阳表证已罢而病传阳明，阳明初起阶段，只表现为阳明外证，外恶热而尚未里热结实。“里有寒”是指里有水饮，饮本于寒，《伤寒》之“寒”多含“饮”之意，正如《伤寒论》139条用“寒分”代指水饮。

身大热怎么会有水饮呢？人身生理为阴阳平和之体，得病则寒热互见，基本上无纯阳纯阴证者。人素有饮，外大热，胃气津液趋外抗热邪，而里则是相对虚寒的。

天人相应，大自然的夏天，外热难当，地表热气蒸人，而地下水却是寒凉的，如夏天的井水是冰凉的。所以夏天气候虽热，人应饮温热之水而不宜大量饮冷水以防寒凉伤中，正所谓“春夏养阳”。而人身与大自然相通应，生理上人身夏天表热而里寒，病理上身大热而里寒饮。

《金匮要略·痰饮咳嗽病脉证并治》中讲“脉浮而细滑，伤饮”，此“脉浮而细滑”与176条所述之“脉浮滑”基本相同，说明176条有里伤饮，即“里有寒”。

再者，《伤寒论》194条说：“阳明病，不能食名，攻其热必哕。所以然者，胃中虚冷故也，以其人本虚，攻其热必哕。”这说明，阳明热证原本有胃中虚冷的一面，即“里有寒”，所以不能攻其热，“这个攻，都指的大承气汤”（《胡希恕伤寒论讲座》），但不妨碍清法，可用白虎汤，白虎汤是清热而非攻热。

《伤寒论》169条说：“伤寒无大热，口燥渴，心烦，背微恶寒者，白虎加人参汤主之。”这里的“背微恶寒”，是胃中留饮所致。

《金匮要略·痰饮咳嗽病脉证并治》说：“夫心下有留饮，其人背寒冷如手大。”背相对于胃部，胃有饮邪积聚日久（留饮），寒饮通过背部腧穴的反应，就有寒凉的感觉，这也佐证了白虎汤证是“里有寒”的。

（2）白虎汤证条文有鉴别意义

从《伤寒论》350条“伤寒脉滑而厥者，里有热也，白虎汤主之”分析来看，也可证明“脉滑”是白虎汤证之脉，但此条的“里有热”与176条的“里有寒”并不矛盾，是教人鉴别证候的，仲圣常用类似的行文方式教人以鉴别诊断。“脉滑而厥”，里热甚而外厥冷，是提示我们辨别真热假寒证的。“里有热”，指的是阳明外证而用白虎汤清热，而不是阳明里实证用承气汤攻热。

白虎汤证为阳明中风，外证（表有热）身大热而里并未大热结实，会有里虚停饮（里有寒），但并不影响用白虎汤以清阳明无形之热。

《神农本草经》（以下简称《本经》）说石膏：“味辛微寒，主中风寒热，心下逆气惊喘，口干，舌焦（有作“苦焦”），不能息，腹中坚痛，除邪鬼，产乳，金创。”明代医家缪希雍《本草经疏》说石膏：“《别录》除时气头痛身热，三焦大热，皮肤热，肠胃中膈气，解肌发汗，止消渴烦逆，腹胀暴气，喘息咽热者，以诸病皆由足阳明胃经邪热炽盛所致。惟喘息咽热，略兼手太阴病。此药能散阳明之邪热，降手太阴之痰热，故悉主之也。”由这些论述可知，石膏非大寒而是微寒，辛能解肌发散，以治阳明外证中风之热邪上逆外发与热邪结聚；寒能清热即收降阳热，并有消痰化饮之功。

《本经》说知母：“味苦寒。主消渴热中，除邪气，肢体浮肿，下水，补不足，益气。”知母味苦寒而质柔润，苦寒清热泻火，质润滋津润燥，邪热清又得润则津液得救，故知母不仅化水饮为津液，补不足益气，并在救津的同时还能清利水饮。所以知母与石膏相伍，清中有润，润中有散，清润之中又能利水而治疗“表有热，里有寒”之外热里饮，是为佳配。

炙甘草、粳米养胃气补津液，以防寒凉伤中，又可顾护中焦胃气。阳明外证之热即使里有寒饮并不惧用白虎汤。

（3）阳明证发生发展的不同阶段和层次

我认为，白虎汤证、白虎加人参汤证、承气汤证是阳明证的三个阶段和层次，白虎汤证是白虎加人参汤证和承气汤证的一个层次，即一个过渡证（阶段）。

白虎汤证是外有热，即“表有热”，里尚有或素有寒饮，并无“口渴”之象，到白虎加人参汤证时，已经有“口渴”之象。所以，《伤寒论》169条说：“伤寒无大热，口燥渴，心烦，背微恶寒者，白虎加人参汤主之。”白虎加人参汤证比白虎汤证之热又进一步，已经津伤而渴，但仍然有一定的寒饮，即“背微恶寒”。

《伤寒论》168条：“伤寒若吐若下后，七八日不解，热结在里，表里俱热，时时恶风，大渴，舌上干燥而烦，欲饮水数升者，白虎加人参汤主之。”伤寒表证七八日，误吐误下，津液大伤，病传阳明，此时里热外蒸，口渴舌燥而烦，并因卫津不足以卫外而怕风。此“表里俱热”仍是阳明中风外证，未达阳明里热结实的程度，但此证之热已经伤津而渴，所以用白虎加人参汤，以人参之甘微寒清热补津止渴并除水饮。正如《伤寒论》170条所说：“伤寒脉浮，发热无汗，其表不解者，不可与白虎汤。渴欲饮水，无表证者，白虎加人参汤主之。”此“脉浮”也与176条之“脉浮”一样，为阳明外证而非表证。

到了承气汤证阶段或层次，才是真正的表里俱热，大热无寒而津大伤。因伤寒误治，过度发汗、利小便、吐下而伤津，津大伤而里热结实，胃中津燥，申酉戌之时高热，谵语，汗多，烦躁，腹胀满或满痛，大便硬难。正如《伤寒论》179条所说："正阳阳明者，胃家实是也；少阳阳明者，发汗利小便已，胃中燥烦实，大便难是也。"此热燥烦满谵语大便实等症，亟须承气汤攻热而急下救津。

我在临床上所治阳明外证中风高热不恶寒、汗出，或伴头身疼痛等症者不少，用白虎汤，或白虎加人参汤，或白虎加桂枝汤，从不避里有轻度寒饮或素有寒饮者，疗效很好。

3. 阳明外证主方的脉证、病机、治则和方药

（1）白虎汤证

辨证要点：身热，汗自出，不恶寒，反恶热。渴欲饮水，喜凉饮，或心烦，或背微恶寒，或表里俱热，舌上干燥而烦，欲饮水数升，舌质红或红绛，舌苔黄腻，脉滑数，或粗大有力，浮滑，洪滑等。

证候特征：身热，恶热不恶寒，汗自出。

病机：里热亢盛，有或无轻度寒饮。

核心病机：热盛气壅。

治则：辛寒清热（清法）。

方药：白虎汤方（《伤寒论》第176条等），或白虎加人参汤方（《伤寒论》第168条等）。

白虎汤方：知母六两，石膏一斤（碎），甘草二两（炙），粳米六合。

煎服要点：上四味，以水一斗，煮米熟汤成，去滓，温服一升，日三服。

（2）白虎加人参汤证

辨证要点：身热，汗自出，不恶寒，反恶热。渴欲饮水，喜凉饮，口干舌燥，或表里俱热，大渴，舌上干燥而烦，欲饮水数升，舌质红或红绛，舌苔黄腻，脉滑数，或粗大有力、浮滑、洪滑等。

证候特征：身热、恶热不恶寒，汗自出。

病机：里热炽盛，热伤津液。

核心病机：热盛气壅津伤。

治则：辛寒清热生津（清法）。

方药：白虎加人参汤方（《伤寒论》第168条等）。

知母六两，石膏一斤（碎），甘草二两（炙），人参二两，粳米六合。

煎服要点：上五味，以水一斗，煮米熟汤成，去滓，温服一升，日三服。

服药禁忌：伤寒脉浮，发热无汗，表不解者。里虚寒证如大便溏泄、脉微细或沉者。诸失血者。阳明里实证燥实内结，腹痛拒按者。

4. 阳明里实证主方的脉证、病机、治则和方药

《伤寒论》第181条：说："问曰：何缘得阳明病？答曰：太阳病，若发汗，若下，若利小便，此亡津液，胃中干燥，因转属阳明，不更衣，内实，大便难者，此名阳明也。"本条主要论述太阳病误治转属阳明病的因果。由本条可知阳明里实病机为津液亏损，热实内结。

（1）大承气汤证

《伤寒论》208条："阳明病，脉迟，虽汗出不恶寒者，其身必重，短气腹满而喘，有潮热者，此外欲解，可攻里也。手足濈然汗出者，此大便已硬也，大承气汤主之；若汗多，微发热恶寒者，外未解也，其热不潮，未可与承气汤……"

《伤寒论》209条："阳明病，潮热，大便微硬者，可与大承气汤，不硬者不可与之。"

《伤寒论》215条："阳明病，谵语有潮热，反不能食者，胃中必有燥屎五六枚也。若能食者，但硬耳，宜大承气汤下之。"

《伤寒论》217条："汗出谵语者，以有燥屎在胃中，此为风也，须下之，过经乃可下之。下之若早，语言必乱，以表虚里实故也。下之则愈，宜大承气汤。"

《伤寒论》220条："二阳并病，太阳证罢，但发潮热，手足漐漐汗出，大便难而谵语者，下之则愈，宜大承气汤。"

《伤寒论》238条："阳明病，下之，心中懊憹而烦，胃中有燥屎者，可攻。腹微满，初头硬，后必溏，不可攻之。若有燥屎者，宜大承气汤。"

《伤寒论》241条："伤寒若吐、若下后，不解，不大便五六日，上至十余日，日晡所发潮热，不恶寒，独语如见鬼状。若剧者，发则不识人，循衣摸床，惕而不安，微喘直视，脉弦者生，涩者死，微者但发热谵语者，大承气汤主之，若一服利，止后服。”

辨证要点：胃家实。不恶寒反恶热，日晡潮热，大便秘结，频转矢气，谵语，心中懊憹而烦，心烦不解或烦躁不安，脘腹痞满，腹满痛，或绕脐痛，拒按，按之硬，发热汗多，或手足濈然汗出，口咽干燥，口渴欲饮。

严重者发不识人，循衣摸床，惕而不安，微喘直视。或喘冒不能卧（气喘而头昏目眩）。

或目中不了了（视物模糊），睛不和（眼球转动不灵活）。或里热实证之热厥、痉病，或发狂等。

或少阴病口燥咽干。或少阴病，自利清水，色纯青，心下痛。或少阴病六七日，腹胀不大便。

舌质红或红绛，舌苔黄燥有芒刺，或焦黑燥裂。脉滑数，或滑实，或沉实有力，或弦长，或短涩，或迟而有力（腑气因实热而壅结不通，脉道瘀滞）等。

证候特征：热（里外热壅），痞（心下闷塞坚硬），满（胸胁脘腹胀满），燥（肠有燥屎，大便燥结不通），实（腹中硬满，疼痛拒按，大便不通，或下利清水而腹中硬满不减）。

病机：燥实内结，热盛津伤。

核心病机：热盛津伤，燥结气阻。

治则：峻下热实，荡涤燥结，急下存津（下法）。

方药：大承气汤方（《伤寒论》第208条等）。

大黄四两（酒洗），厚朴半斤（炙，去皮），枳实五枚（炙），芒硝三合。

煎服要点：《伤寒论》大承气汤方后注：“上四味，以水一斗，先煮二物，取五升，去滓，内大黄，更煮取二升，去滓，内芒硝，更上微火一两沸，分温再服，得下，余勿服。”就是说先煎煮枳实和厚朴，后下大黄，最后下芒硝。因大黄、芒硝煎煮时间短，可以增强泻下作用。

宜饭后1～2小时服用。只可暂时应用，不可久服，大便通下即停服。

（2）小承气汤证

《伤寒论》208条：“若腹大满不通者，可与小承气汤，微和胃气，勿令大泄下。”

《伤寒论》213条：“阳明病，其人多汗，以津液外出，胃中燥，大便必硬，硬则谵语，小承气汤主之。若一服谵语止者，更莫复服。”

《伤寒论》214条：“阳明病，谵语发潮热，脉滑而疾者，小承气汤主之。因与承气汤一升，腹中转气者，更服一升；若不转气者，勿更与之。明日又不大便，脉反微涩者，里虚也，为难治，不可更与承气汤也。”

《伤寒论》250条：“太阳病，若吐若下若发汗后，微烦，小便数，大便因硬者，与小承气汤和之愈。”

辨证要点：胃中燥，大便硬。谵语，潮热或发热，恶热而不恶寒。口渴，口燥咽干，多汗，微烦，腹满或腹痛，小便数。舌质红或红绛，舌苔黄干。脉滑而疾等。

证候特征：腹胀满或痛，大便硬。

病机：热实内结，腑气不通。

核心病机：热盛津伤，里实气结。

治则：通腑泄热，除结消满（下法）。

方药：小承气汤方（《伤寒论》第213条等）。

大黄四两，厚朴二两（炙，去皮），枳实三枚（大者，炙）。

煎服要点：上三味，以水四升，煮取一升二合，去滓，分温二服。初服汤当更衣，不尔者尽饮之，若更衣者，勿服之。

（3）调胃承气汤证

《伤寒论》29条：“若胃气不和谵语者，少与调胃承气汤。”

《伤寒论》207条：“阳明病不吐不下心烦者，可与调胃承气汤。”

《伤寒论》248条：“太阳病三日，发汗不解，蒸蒸发热者，属胃也，调胃承气汤主之。”

《伤寒论》249条：“伤寒吐后，腹胀满者，与调胃承气汤。”

辨证要点：胃中燥实，心烦，腹胀满，大便不通。不恶寒，但发热，蒸蒸发热，汗出。

证候特征：胃热心烦腹满，大便不通。

病机：胃热内盛，腑实初结，气滞较轻。

核心病机：胃热津伤，腑实微结。

治则：泄热和胃，软坚润燥（下法）。

方药：调胃承气汤方（《伤寒论》第207条等）。

甘草二两（炙），芒硝半升，大黄四两（清酒洗）。

煎服要点：上三味，切，以水三升，煮二物至一升，去滓，内芒硝，更上微火一二沸，温顿服之，以调胃气。

（4）承气汤类方服药禁忌

腹微满，大便初头硬，后必溏者。大便干兼有恶寒无汗之表证者。三阴里虚寒证者。肠胃无热结者。胃满痛而喜温喜按者。脉虚弱、微细或脉沉迟无力者。年老体虚、慢性病、阳气亏虚等见大便燥结者。

特别注意：应用承气汤类攻下的经方必须慎之又慎，谨防伤及正气，要牢记古训“伤寒下不厌迟”（清·杨璇《伤寒温疫条辨·卷四》）。

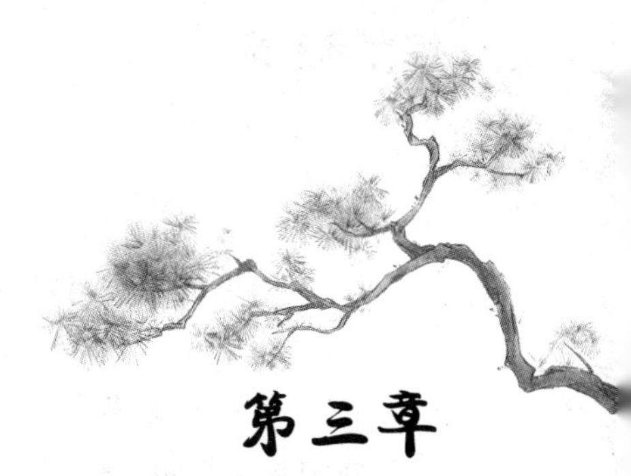

第三章
少阳病脉证病机与辨治法度

第一节　少阳有表复有里　津液损伤胃气虚

一、少阳病定位定性

少阳病是三阳的半表半里病证系统（《伤寒论》第148条“半在里半在外”“必有表，复有里”）。人体阴阳内外出入的孔窍黏膜、胸腹腔间、三焦之间、表里之间、脏与脏之间、腑与腑之间、脏与腑之间等区域系统皆属于半表半里。表证未罢，又传入里，病邪反应在表，同时反应于里，必有表、复有里，正邪交争，休作有时属于少阳病。

少阳病主胃气而统表里三焦气机。

病位：病位反应在三阳之半表半里，此病证反应即病邪引发证候所反应的部位，而不是病变所在的部位。

病性：病性属于半寒半热而偏于热，为半表半里阳（火）证，寒热往来。

病态：病态属于半虚半实而偏于实，半营半卫而偏于卫（津）。

少阳系统特征：横跨表里之间，纵横三焦上下，沟通太阳、阳明，又通过与厥阴的阴阳表里关系沟通厥阴，维持全身三阴三阳的和谐平衡。

二、少阳病提纲证条文析义

1. 条文基本含义

少阳病提纲证为《伤寒论》第263条："少阳之为病，口苦，咽干，目眩也。"

少阳病，是半表半里的阳证。半表半里，病位就是介乎于表和里之间，或上焦和中焦之间，或半在里、半在外，有表证，亦有里证。

少阳病邪是阻于上焦、中焦之间，即半表半里的阳位。

口苦：少阳火邪郁于胸腹腔间，即上焦、中焦之间阴阳气机出入的通道，上焦不通，火邪炎上而口苦。

咽干：少阳火邪郁阻于上焦孔窍灼伤津液，气机无法畅达生津和升津滋润，就会出现咽干。

目眩：原因有二，一则阴阳气机不得流通，病邪郁聚上逆于头目清窍，就会出现头晕目眩；二则少阳病胃气不和，中焦不制，下焦水饮上逆也会目眩。

上焦孔窍是上焦阴阳气机表里出入的重要通道，是机体与外界沟通的最敏感的部位，所以，邪犯少阳半表半里，气机不利，上焦孔窍症状尤为突出。因此，"口苦，咽干，目眩"六字就能够基本反映少阳病病位、病性的特点，也是少阳病认证的关键点。

2. 提纲证概要

少阳病的证候特点：半表半里偏于阳证，寒热往来，休作有时。

少阳病的主要证候：口苦，咽干，目眩。往来寒热，胸胁苦满，默默不欲饮食，心烦喜呕。脉弦。

少阳病病机：胃气不和，枢机不利，郁火伤津，水饮逆乱。

太阳病的治则：和法。

第二节　少阳本证小柴胡　千古杂病第一方

少阳病主要分为少阳病本证和少阳中风证。

少阳病本证发病的原因很多，不仅是外感病邪传变而来，更有其他经病证转化而来，也有少阳中风深入而致的。

一、少阳病本证（小柴胡汤证）的四大主症

《伤寒论》第96条："伤寒五六日，中风，往来寒热，胸胁苦满，默默不欲饮食，心烦喜呕，或胸中烦而不呕，或渴，或腹中痛，或胁下痞硬，或心下悸，小便不利，或不渴，身有微热，或咳者，小柴胡汤主之。"

这一条，是少阳病本证的证治。"往来寒热，胸胁苦满，默默不欲饮食，心烦喜呕"，是柴胡四大主症，也就是少阳病的四大代表症状。

二、小柴胡汤证的或然证

小柴胡汤证的或然证："或胸中烦而不呕，或渴，或腹中痛，或胁下痞硬，或心下悸，小便不利，或不渴，身有微热，或咳者。"

这些证然证多是因太阴水饮或阳明热参与而形成的，也可以说是少阳病的合并症了。

三、少阳病（小柴胡汤证）核心病机与证治要点

1. 少阳病（小柴胡汤证）核心病机关键点

《伤寒论》265条："伤寒，脉弦细，头痛发热者属少阳，少阳不可发汗，发寒则谵语，此属胃，胃和则愈，胃不和，烦而悸。"

本条为太阳表证汗出不解，津伤而病传少阳，脉弦（少阳脉）细（津亏），有表证头痛发热又现柴胡四症之一，属少阳（病）。少阳不可发汗，发汗则伤损胃津，致使胃中干（胃气不和），邪入阳明而谵语。所以，此属胃，因为胃是表邪入里、阴证转阳的基础。治少阳关键在于和胃气，因为胃和则愈，胃不和则津亏里热，则烦躁惊悸，重则谵语。

由此可知，少阳病的病机关键主要在胃，小柴胡汤的方药靶点也在胃（中焦枢机）。

2. 少阳病（小柴胡汤证）证治要点

《伤寒论》第230条："阳明病，胁下硬满，不大便而呕，舌上白苔者，可与小柴胡汤，上焦得通，津液得下，胃气因和，身濈然汗出而解。"

少阳病邪基本证候反映于三焦与腠理，所以其证候范围最广。陈修园对此深得其精义，阐释得也非常精辟，其《伤寒论浅注》说："少阳外主腠理，内主三焦。腠者，三焦通会元真之处，血气所注。"

小柴胡汤为少阳病本证方，应用后其要达到的基本效能就是"上焦得通，津液得下，胃气因和"，从此句话也能佐证少阳病病机核心属"胃"。

3. 小柴胡汤组方用药法度

小柴胡汤方：柴胡半斤，黄芩三两，人参三两，半夏半升（洗），甘草（炙）、生姜（切）各三两，大枣十二枚（擘）。

（1）柴胡法度

《本经》："柴胡，味苦，平。主心腹，去肠胃中结气，饮食积聚，寒热邪气，推陈致新。久服轻身，明目，益精。"

《名医别录》（简称《别录》）："柴胡，微寒，无毒。主除伤寒，心下烦热，诸痰热结实，胸中邪逆，五脏间游气，大肠停积胀，及湿痹拘挛。"

由上述可知，柴胡量轻主清热（火），升发疏解郁热（火），寒热邪气（风夹寒热邪气）；量重主疏泄，调达气机，疏泄心胸、肠胃中结气，推陈致新。

（2）黄芩法度

《本经》："黄芩，味苦，平。主诸热黄疸，肠澼，泄利，逐水，下血闭，恶疮疽蚀，火疡。"

《别录》："黄芩，大寒，无毒。主治痰热，胃中热，小腹绞痛，消谷，利小肠，女子血闭、淋露、下血，小儿腹痛。”

黄芩入少阳阳明，可入血分，清上焦郁火，祛瘀血闭结。

（3）小半夏汤法度

《本经》：“半夏，味辛，平。主伤寒寒热，心下坚，下气，喉咽肿痛，头眩，胸胀咳逆，肠鸣，止汗。”

《别录》：“半夏，生微寒、熟温，有毒。主消心腹胸中膈痰热满结，咳嗽上气，心下急痛坚痞，时气呕逆，消痈肿，胎堕，治痿黄，悦泽面目。生令人吐，熟令人下。”

《金匮要略·痰饮咳嗽病脉证并治》说：“呕家本渴，渴者为欲解。今反不渴，心下有支饮故也，小半夏汤主之。”半夏、生姜为小半夏汤经方单元，治水饮停聚于胃而上逆呕吐，能温胃化饮降逆。

（4）人参大枣法度

《本经》：“人参，味甘，微寒。主补五脏，安精神，定魂魄，止惊悸，除邪气，明目，开心益智。”

《别录》：“人参微温，无毒。主治肠胃中冷，心腹鼓痛，胸胁逆满，霍乱吐逆，调中，止消渴通血脉破坚积，令人不忘。”

《本经》：“大枣，味甘，平。主心腹邪气，安中养脾肋十二经，平胃气，通九窍，补少气，少津液，身中不足，大惊，四肢重，和百药。久服轻身，长年。”

《别录》：“大枣，无毒。补中益气，强力，除烦闷，治心下悬、肠澼。久服不饥神仙。”

人参大枣养胃气生津液。

（5）生姜甘草汤法度

《本经》：“姜，味辛温。主胸满咳逆上气，温中止血，出汗，逐风，湿痹，肠澼，下利。生者尤良，久服去臭气，通神明。”

《别录》：“姜，味辛，微温。主治伤寒头痛、鼻塞、咳逆上气，止呕吐。又，生姜，微温，辛，归五藏。去淡，下气，止呕吐，除风邪寒热。久服小志少智，伤心气。”

《本经》：“甘草，味甘，平。主五脏六腑寒热邪气，坚筋骨，长肌肉，倍力，金创，解毒。久服轻身。”

《别录》：“甘草，无毒。主温中，下气，烦满，短气，伤脏，咳嗽，止渴，通经脉，利血气，解百药毒为九土之精，安和七十二种石，一千二百种草。”

生姜、人参、大枣、甘草为生姜甘草汤经方单元，温中和胃，补胃气津血，《金匮要略》说：“治肺痿唾涎沫不止，咽燥而渴。”

小柴胡汤是和解少阳枢机的基本方，能养胃生津，和畅气机，疏利三焦，调达上下，宣通内外，上焦气机宣通，胃气自和，津液布达三焦，表里气畅。

4. 少阳病本证（小柴胡汤证）主方的脉证、病机、治则和方药

辨证要点：口苦，咽干，目眩。往来寒热，胸胁苦满，默默不欲饮食，心烦喜呕。或胸中烦而不呕，或渴，或腹中痛，或胁下痞硬，或心下悸，小便不利，或不渴，身有微热，或咳。舌质红苔白。脉弦或弦细。

证候特征：口苦，咽干，目眩，胸胁苦满，心烦喜呕。

核心病机：表里、三焦气机不利，胃气不和、郁热伤津。

病机：气机不利分三个层次。

（1）表里气机不利——正邪交争于半表半里

往来寒热，身有微热，头痛，发热，身热，恶风，颈项强，胁下满，汗出。《伤寒论》268条“三阳合病，脉浮大，上关上，但欲眠睡，目合则汗。”陈修园《伤寒论集注》注曰：“此虽三阳合病，而以少阳为主也”。

（2）三焦气机不利——正邪交争于半表半里

①上焦郁热（火）：口苦，咽干，目眩，目赤，两耳无所闻，心烦，口渴——郁热伤津。

②中焦胃气不和（胃虚）：不欲饮食，胸胁苦满，脘腹胀满——津液不下，胃气不和，津虚失养。

③下焦水饮逆乱：目眩，喜呕，腹中痛，胁下痞硬，心下悸，小便不利，咳——中虚不制，水饮逆乱，浊气上冲。

治则：和畅气机，宣通表里，疏利三焦（和法）。

方药：小柴胡汤方（《伤寒论》第96条等）。

柴胡半斤，黄芩三两，人参三两，半夏半升（洗），甘草（炙）、生姜（切）各三两，大枣十二枚（擘）。

煎服要点：上七味，以水一斗二升，煮取六升，去滓，再煎取三升，温服一升，日三服。

若胸中烦而不呕者，去半夏、人参，加栝蒌实一枚；若渴，去半夏，加人参合前成四两半、栝蒌根四两；若腹中痛者，去黄芩，加芍药三两；若胁下痞硬，去大枣，加牡蛎四两；若心下悸、小便不利者，去黄芩，加茯苓四两；若不渴、外有微热者，去人参，加桂枝三两，温服微汗愈；若咳者，去人参、大枣、生姜，加五味子半升、干姜二两。

服药禁忌：太阴病，中焦虚寒，寒饮内停，寒湿内盛，或湿热夹杂。脉迟浮弱。阳明病，胸下及腹满痛拒按，大便燥结。太阳病寒热如疟等。

小柴胡汤禁忌证的代表条文为《伤寒论》第98条："得病六七日，脉迟浮弱，恶风寒，手足温，医二三下之，不能食，而胁下满痛，面目及身黄，颈项强，小便难者，与柴胡汤，后必下重。本渴饮水而呕者，柴胡不中与也，食谷者哕。"

太阳病得病六七日，病没有好，又出现脉迟浮弱，恶风寒。脉迟为寒，浮弱为表虚，气血不足于外。恶风寒，为表证未罢。手足温，为表邪入里，但因里有寒湿，入里之热与寒湿相结，热势不甚，仅表现为手足温，这是太阴病的特征。

这就是外有表证，内有太阴寒湿和阳明微热。

而医者见到手足温，以为阳明里实，数次误用攻下之法治疗。下后一则更伤胃气，中虚更甚，故不能食；二则胃气虚，寒湿与热郁结于半表半里，出现胁下满痛。颈项强，为太阳病未解。小便难，湿邪不化，热与寒湿相结，三焦不利，湿邪没有出路，瘀热在里而发黄疸，故出现面目及身黄。这时病证为寒热错杂，呈现一种太阳表证未罢，少阳之证已现，里有太阴寒湿，又夹杂阳明微热的格局，为太阳太阴少阳阳明合病。

此时，极易认为不能汗，不能下，只有和，再加之人所共知胁下满痛和呕为少阳病的辨证眼目，所以辨为柴胡证而误用小柴胡汤。

重要的是，没有看到除"面目及身黄""小便难者"外，还有"渴饮水而呕"的水逆证。水湿不化津液不布会渴，渴欲饮水自救又会加重水湿，上逆而呕。

这几个证候所隐含的关键病机为湿热，湿多而热少。

这时，小柴胡汤就不适应了，小柴胡汤功能主要是疏利，偏于治疗半表半里热证。此病已经被反复攻下而伤及胃气了，就不能再用小柴胡汤继续疏泄，否则会更伤太阴，一则加重里虚寒湿，出现后必下重；二则中焦阳气更受损伤，饮气更逆，吃东西时会出现恶心呕吐，或呃逆等症。

所以，胁下满痛兼夹湿热者，或中焦停饮的呕，虽然都有胁下满痛和呕，看着类似于柴胡汤证，但不能用小柴胡汤。

第三节　少阳中风亦外证　血弱气尽病邪侵

一、少阳中风证特点

《伤寒论》第264条说："少阳中风，两耳无所闻，目赤，胸中满而烦者，不可吐下，吐下则悸而惊。"这一条说的是少阳中风证的证候。

病邪偏于表就是少阳中风，偏于里就是少阳本证。少阳中风应当理解为少阳病的外证。

少阳中风证，是由"少阳"和"中风"组成，说明这个证有"少阳病"，又有"中风证"。

少阳中风证主要症状为"两耳无所闻，目赤，胸中满而烦"，而既然冠以少阳病，就要具备少阳病提纲三症"口苦，咽干，目眩"。

二、少阳中风证与太阳中风证鉴别要点

少阳中风证所伴随的"中风"证，其证候应当与太阳中风证所表现的证候相似，如：

《伤寒论》第 99 条所说：“伤寒四五日，身热恶风，颈项强，胁下满，手足温而渴者，小柴胡汤主之。”

《伤寒论》第 144 条所说：“妇人中风，七八日续得寒热，发作有时，经水适断者，此为热入血室，其血必结，故使如疟状，发作有时，小柴胡汤主之。”

《伤寒论》第 265 条所说：“伤寒脉弦细，头痛发热者，属少阳。”

《伤寒论》第 379 条所说：“呕而发热者，小柴胡汤主之。”

还应有中风证的特有症状：汗出。

由这些论述可知，少阳病外接近表，内接近里，是位于为太阳病和阳明病之间的半表半里证，即二者的中间证，其证候一定会“必有表，复有里”，表现为太阳病和阳明病的一些症状特征。

正如《伤寒论》第 148 条所说：“伤寒五六日，头汗出，微恶寒，手足冷，心下满，口不欲食，大便硬，脉细者，此为阳微结，必有表，复有里也。脉沉，亦在里也，汗出为阳微，假令纯阴结，不得复有外证，悉入在里，此为半在里半在外也。脉虽沉紧，不得为少阴病，所以然者，阴不得有汗，今头汗出，故知非少阴也，可与小柴胡汤。设不了了者，得屎而解。”

这里的一系列症状表现就是三阳合病，也就是“半在里半在外”“必有表，复有里”。

“半在里半在外”一语，自从金代医家成无已理解为“半表半里”，并在《注解伤寒论》注解中多次使用之后，便一直沿用至今。

而少阳中风证又比少阳病本证更加接近表一些，位于少阳病本证之前。所以少阳中风证的表证有太阳中风证的一系列证候，如身热恶风，颈项强，头痛，身痛，出汗等。

半表半里证有少阳病本证，包括少阳病提纲证的一系列证候，如口苦，咽干，目眩，耳鸣或耳聋，两目充血红赤，胸中满而烦，胁下满，往来寒热，默默不欲饮食，呕而发热等。

里证有阳明外证如手足温而渴，头汗出等。

所以，这就是临床上为什么不少出现头痛，发热，身热恶风，或恶寒，颈项强，口渴，汗出等症状的感冒患者用小柴胡汤能够很快治愈的原因。同时，这也是小柴胡汤为什么在临床上应用的这么广泛的原因。

三、少阳中风证的脉证、病机、治则和方药

辨证要点：口苦，咽干，目眩。耳鸣或耳聋，两目充血红赤，胸中满闷，心烦。头痛，或头颞部痛，身热恶风或恶寒，颈项强，胁下满，手足温，口渴，汗出。往来寒热，胸胁苦满，默默不欲饮食，心烦喜呕。舌质红苔薄白。脉弦，或浮弦，或弦细。

证候特征：口苦，咽干，目眩。两耳无所闻。身热恶风，汗出，头颞部痛，颈项强或强痛，胸胁苦满。

核心病机：表里气机不利——正邪交争于半表半里。

病机：气机不利，表里不通，郁热伤津，三焦气机失畅。

治则：调和枢机，和解表里，通达内外，疏理三焦（和法）。

方药：小柴胡汤（《伤寒论》第96条等）。

柴胡半斤，黄芩三两，人参三两，半夏半升（洗），甘草（炙），生姜（切）各三两，大枣十二枚（擘）。

煎服要点：上七味，以水一斗二升，煮取六升，去滓，再煎取三升，温服一升，日三服。

若胸中烦而不呕者，去半夏、人参，加栝蒌实一枚；若渴，去半夏，加人参合前成四两半、栝蒌根四两；若腹中痛者，去黄芩，加芍药三两；若胁下痞硬，去大枣，加牡蛎四两；若心下悸、小便不利者，去黄芩，加茯苓四两；若不渴、外有微热者，去人参，加桂枝三两，温服微汗愈；若咳者，去人参、大枣、生姜，加五味子半升、干姜二两。

服药禁忌：太阴病，中焦虚寒，寒饮内停，寒湿内盛，或湿热夹杂。脉迟浮弱。阳明病，胸下及腹满痛拒按，大便燥结。太阳病寒热如疟等。

第四节 准确应用四逆散 辨证察机最关键

四逆散是《伤寒论》经典名方，对此方的理解众说纷纭，莫衷一是。学习经方医学提升疗效的前提，是在解读条文时前后合参，尽量契合仲圣思维，深入思考条文内涵和方证病机。对于四逆散，只要正确理解条文含义与方证病机，就能准确运用并拓宽临证应用范围。现将自己的思考和应用方法解析如下：

一、四逆散方证

《伤寒论》318条："少阴病，四逆，其人或咳，或悸，或小便不利，或腹中痛，或泄利下重者，四逆散主之。"

四逆散方

甘草（炙） 枳实（破，水渍，炙干） 柴胡 芍药

上四味，各十分，捣筛，白饮和服方寸匕，日三服。咳者，加五味子、干姜各五分，并主下利；悸者，加桂枝五分；小便不利者，加茯苓五分；腹中痛者，加附子一枚，炮令坼（注：裂开）；泄利下重者，先以水五升，煮薤白三升，煮取三升，去滓，以散三方寸匕，内汤中，煮取一升半，分温再服。

二、四逆散条文解析

1."少阴病，四逆"的含义

张仲景在"四逆"前冠以"少阴病"，是有阴证、阳证鉴别意义的，并不是说四逆散就是"少阴病"方，而是告诫我们见到"四逆"时不可只考虑少阴证，应与少阳或阳明证做鉴别。仲圣常以此行文方式教医者学会鉴别，依据如下：

一是本条列于《伤寒论》317条"通脉四逆汤"证之后，有鉴别深义。

《伤寒论》317条："少阴病，下利清谷，里寒外热，手足厥逆……通脉四逆汤主之。"此"手足厥逆"就是"四逆"，为里真寒外假热所致阴盛格阳、阴阳气不相顺接而津血不达四末的"四逆"。

二是《伤寒论》还有三条承气汤证条文，被后世称为"少阴三急下证"。此三条也常被随文衍义地解读，认为是少阴病，或少阴热化证等。试想，少阴病多见于素体虚弱或慢性虚损证中，津血虚衰，正气极弱，基本上不会热化到正气强、邪气盛实的阳明里实证阶段。

《伤寒论》320条："少阴病，得之二三日，口燥咽干者，急下之，宜大承气汤。"

《伤寒论》321条："少阴病，自利清水，色纯青，心下必痛，口干燥者，可下之，宜大承气汤。"

《伤寒论》322条："少阴病，六七日，腹胀不大便者，急下之，宜大承气汤。"

此三条虽列于少阴病篇，同样具有鉴别意义。仲圣是要我们明辨阴阳，识别寒热真假。因为阳明里实闭阻气机，阳气不达四末，也会出现类似少阴病的四逆等症；或热盛津伤，燥屎内结于里，气机闭阻，欲排不能，逼迫浊水从燥屎旁下流，会出现类似少阴病的口渴、下利等症。阳明病里实热证有"身大寒，反不欲近衣者，寒在皮肤，热在骨髓也"的真热假寒证；少阴里虚寒证有"少阴病……五六日自利而渴者，属少阴也"的阳虚寒盛，水饮不化津液证。

三是少阴病属于三阴证，津血亏虚，机能沉衰，辨治法度是不能汗、吐、下的，如《伤寒论》285条所说："少阴病，脉沉细数，病为在里，不可发汗。"

《伤寒论》285条说："少阴病，脉微，不可发汗，亡阳故也；阳已虚，尺脉弱涩者，复不可下之。"

少阴病治疗原则是温法，如《伤寒论》323条所说："少阴病脉沉者急温之，宜四逆汤。"

四逆散的方药组成是以寒凉微通下为主，功在清散郁火、破结通滞，是不能用于少阴病的。由此可知，"四逆""手足厥冷""手足寒"，虽为少阴病主症，但不唯出现在阴寒证的少阴病中，也可以出现在少阳病、少阳阳明合病及寒热错杂的厥阴病中。少阳气机内郁不达和阳明气滞不通，也会出现因气机郁遏而（阳气）津液不达四末所致的手足逆冷。

2. 条文症状及病机解析

血弱气尽腠理开，邪气因入于少阳、阳明，郁滞在表里之间，或郁滞于三焦，致使中上焦气机结滞不通，津液不得下，亦不能四达，胃虚不和而不制下，下焦水饮逆乱，就会出现与少阴病类似症状的“四逆”及其或然证。

气机结滞，上焦郁热伤津，或胃虚水饮上逆则“咳”。

气机结滞，上焦热扰心神，或水饮上逆则“悸”。

气机结滞，上焦津不得下，中焦胃气不和不制，下焦气化不行则“小便不利”。

气机结滞，上焦津不得下，中焦胃津虚而不制，下焦水饮逆乱则“腹中痛”。

气机结滞，上焦津不得下，中焦胃气虚而不制，下焦水饮下趋则“泄利下重”。

三、四逆散基本方义与功能

1. 四逆散配伍要点

四逆散属柴胡类方，为少阳阳明合病方，功能介乎于大、小柴胡汤之间。

柴胡入少阳，通表透里，功在清散郁火，祛寒热邪气，推陈致新。《本经》谓：“柴胡，味苦平。主心腹，去肠胃中结气，饮食积聚，寒热邪气，推陈致新。”

枳实入阳明，通补兼施，功在行气破积，除寒热结，通畅气机。《本经》谓：“枳实，味苦寒。主大风在皮肤中，如麻豆苦痒，除寒热结，止利，长肌肉，利五脏，益气轻身。”

芍药入阳明，水火并治，功在祛郁热，通结滞，敷布津液，除血痹，利尿化饮。《本经》曰：“芍药，味苦平。主邪气腹痛，除血痹，破坚积寒热，疝瘕，止痛，利小便，益气。”

枳实芍药相伍为枳实芍药散方证，功在破血行气利水，祛积聚，通结滞，止腹痛。

炙甘草入六经，调和阴阳，功在养胃补津，解郁热。《本经》谓："甘草，味甘平。主五脏六腑寒热邪气，坚筋骨，长肌肉，倍力，金创，解毒。"芍药甘草相伍，除血痹，通结滞，养胃气，输布津液。

柴胡、枳壳、芍药、甘草四味药，配伍严谨而圆融，其配伍特点为：阴阳相合，升降相因，通补兼施，虚实同疗，水火并治，气血同调，是为千古绝配。其功能为：破郁积、通结滞而调气机，上清郁火而下推陈致新，外助卫津而内除血痹，中养胃气而兼入血分。

2. **四逆散功能定位**

表里上下：破郁积通结滞而调气机——柴胡解表邪、清郁火、除里结、推陈致新而疏调气机。

气血水火：气血同调，水火并治——枳实芍药散，行气消满，破血通滞，清热利水。

通清补兼施：除气结，通三焦，养胃气，清虚热又兼入血分——枳实芍药散合芍药甘草汤，和胃补津养营，清虚热，除血痹，止痛。

四、四逆散方证病机与主治证（症）

六经（病）辨证：少阳病，少阳阳明合病，阳明里结轻证，气和水火错杂之厥阴病。

核心病机：表里和（或）三焦之间火郁而气滞、气结。

基本病机：三焦气机郁结不通，上焦火郁，中焦胃气不和（胃虚），下焦水饮上逆，水热互结，或里结轻症。证候具备核心病机和（或）基本病机二三项即可应用四逆散。

主症：四逆（阳郁不达四末），口苦，咽干，目眩，胸胁苦满，心烦或郁闷，或易怒。

表里三焦兼证：头目两侧痛，眼眶痛，皮肤瘙痒症，湿疹，咽痒，干咳，心悸，失眠，厥证（实证之气厥、痰厥），口干，口渴，耳聋，耳鸣，心悸，心烦，乳房胀满或疼痛，上腹胀满，喜呕，默默不欲饮食。咳嗽，心悸，喘息，腹痛，大便溏黏（湿热泻），或溏泄下重（湿阻气机），大便干或微结，肛门灼热，小便不利等。

舌象、脉象：舌质红，舌苔薄黄或薄黄腻微干，脉弦数，或沉弦而有力。

五、四逆散加味（《伤寒论》原方所附注加味）

（1）咳嗽，或下利等症，病机为胃虚，水饮上逆，或水饮下趋者，可加五味子、干姜，以温中化饮降逆。《本经》谓干姜："味辛温，主胸满，咳逆上气，温中，止血，出汗，逐风湿痹，肠澼下利，生者尤良，久服去臭气，通神明。"《本经》谓五味子："味酸温。主益气，咳逆上气，劳伤羸瘦，补不足，强阴，益男子精。"

（2）心悸，胸闷，咳嗽，喘息，咽痛不适等症，病机为饮气上逆者，可加桂枝补中益气，和营卫，降逆气，去结气。桂枝与甘草相伍为桂枝甘草汤，解表温中、降逆定悸。《本经》谓桂枝："味辛温。主上气咳逆，结气，喉痹，吐吸，利关节，补中益气。"

（3）小便频数，或艰涩而痛，余沥不尽，或癃闭等症，病机为气机结滞，气化不利者，加茯苓化气利水。《本经》谓茯苓："味甘平。主胸胁逆气，忧恚惊邪，恐悸，心下结痛，寒热烦满，咳逆，口焦舌干，利小便。久服安魂养神，不饥延年。"

（4）腹痛，胃痛，胁痛等症，病机为气机郁滞，伴虚寒或实寒者，酌加炮附子温阳祛寒通络。《本经》谓附子："味辛温。主风寒咳逆邪气，温中，金创，破癥坚积聚，血瘕，寒温，踒（《御览》作"痿"）躄拘挛，膝痛，不能行步。"

（5）胸闷不舒，泄利下重，少腹疼痛或坠胀，痔疮等症，病机为气机结滞，痰浊留滞者，加薤白通阳散结祛浊，下气行滞。薤白能上宣胸中之阳以开胸痹，下除阴寒之结以泄气滞。《本经》谓薤白："气味辛苦温滑无毒，主治金疮溃败。"《别录》谓薤白："味苦，无毒。除寒热，去水气，温中，散结。"

六、四逆散辨证五大眼目

1. 气郁

易于生气、郁闷或发怒者，如经常处于压力过大、郁闷、焦虑状态，或发病诱因为生气、郁闷、焦虑、压力过大，遇紧张即心慌或加重等。

2. 气滞气结

骤然气血阻滞，如胸胁部捩伤，手、足急性扭伤，落枕、气胸，胸闷胸痛，气短（通气汤），腹胀满，因大怒、生气阳郁不达而手足冰凉等。

3. 气逆乱

病证有急发倾向者，如病证有全身或局部有阵阵气窜感，或跳痛、急痛、窜痛，或惊厥、气厥，或一阵阵剧烈干咳（咳时憋得面红颈粗），或少痰，或急剧喘息（气夹水饮上逆），或骤然急头痛（气火上冲），或急腹痛（气机阻滞或气夹水饮逆乱）等。

4. 气机不利（阴阳气机交汇时段）

如中午 12 点左右，或夜间 12 点左右发病者，多咳嗽，眩晕，胸胁痛，头痛，失眠（失眠多由气郁所致，气郁则阴阳交通道路阻滞）等。

5. 半边（半身）肢体走窜痛或麻木

肢体走窜麻木或疼痛，或半边（半身）躯干和 / 或肢体发凉等感觉异常，或半边（半身）身体出汗等。

七、四逆散用法

依据病情新久轻重及体质状况，可研末为散，以大米汤水或稀面汤水送服；亦可以散为汤煎服，煎服时最好以米汤水或清稀的白面汤煎煮，以助养胃气津液，因原方为“白饮和服”。

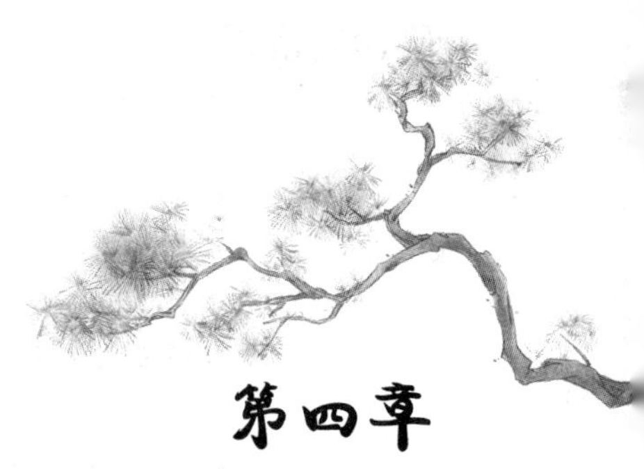

第四章 太阴病脉证病机与辨治法度

第一节　太阴三阴最里层　病性虚寒要辨清

一、太阴病定位定性

太阴病为里阴证。

太阴病主里（胃）虚寒而统气血。

病位：反应在三阴之里，此病证反应即病邪引发证候所反应的部位，而不是病变所在的部位。

病性：属于阴（寒）。

病态：属于虚。

太阴病与阳明病鉴别特征：太阴病与阳明病同为里证。

太阴病为里阴证，性质为里虚脏寒；阳明中寒，胃家虚（《伤寒论》："阳明病，若能食，名中风，不能食，名中寒。"《金匮要略》："中寒其人下利，以里虚也，欲嚏不能，其人肚中寒。"），中焦胃中津液不化，虚寒水饮。腹虚寒满食不下大便溏，眩晕呕吐。太阴中风（太阴外证）：四肢烦痛，汗出恶寒。

阳明病为里阳证，性质里热腑实。阳明病，阳明实热，胃家实，中焦胃中燥而不和，实热伤津。腑实热躁烦满实大便难，神昏谵语。阳明中风（阳明外证）则烦躁口渴，汗出恶热。

二、太阴病提纲证

1. 条文基本含义

太阴病提纲证为《伤寒论》第273条："太阴之为病，腹满而吐，食不下，自利益甚，时腹自痛。若下之，必胸下结硬。"本条主要阐明了太阴病提纲及太阴病的治疗禁忌。

太阴病病变反应在三阴的最里层，为里虚寒水饮盛之证。阳明为腑，太阴为脏，皆位于胸腹部的内脏。三焦包括整个胸腹部脏器及功能，明代张景岳在《类经·脏象类》中讲到："三焦者，确有一腑，盖脏腑之外，躯壳之内，包罗诸脏，一腔之大腑也。"（太阴病里证所反应的病位亦涵盖三焦，重点是中焦，中焦是人身胃气的发源地，如《灵枢·营卫生会》所说："中焦亦并胃口，出上焦之后，此所受气者，泌糟粕，蒸津液，化其精微，上注于肺脉，乃化而为血，以奉生身。"

胃气立极于中焦，为脾、胃等脏腑整体运化功能所生，是平人之常气，如《素问·平人气象论》说："平人之常气禀于胃，胃者，平人之常气也。"

《伤寒论》第398条有"脾胃气尚弱，不能消谷"之言，说明运化精微以奉生身的功能主在脾胃之气。

《伤寒论》第280条说："太阴为病，脉弱，其人续自便利，设当行大黄、芍药者，宜减之，以其人胃气弱，易动故也。"这里脉弱是太阴病的主脉，太阴病脉弱，自下利不止，即"自利益甚"，原因在于胃气弱，不能用大黄、芍药，否则会加重胃气虚弱。

由此可见，太阴病的关键病机就是胃气虚弱，辨治太阴病分上、中、下三焦，但关键是中焦胃气。

太阴病里阳虚衰，阴寒内盛，气血水饮与阴寒互结于下焦则腹胀满，正如《素问·异法方宜论》所说"脏寒生满病"。寒湿水饮内停不化，浊阴上逆于上焦则呕吐。里虚寒盛，中焦水饮不化，运化失常，则食不下。里虚寒盛，不能气化，寒湿水饮下注则下利。寒为阴邪，其性收引拘急，寒饮凝聚，气滞不通，故时腹自痛。

太阴病病机为里虚（胃气弱），寒饮（湿）盛，治法当以温里散寒化饮为主。若误用下法，则加重中阳损伤，胃气愈虚，阴寒气滞不运，下焦寒湿水饮无制而上犯心胸，则引起胸下痞结而硬。所以，太阴病禁用寒下之法。

《伤寒论》第277条说："自利不渴者，属太阴，以其藏有寒故也。当温之，宜服四逆辈。"本条概括了太阴病本证，也就是太阴里证的病机及治疗。

太阴里虚寒水饮（湿）盛，不能气化为津液，寒湿水饮下注则下利。阳虚寒盛，水湿不化，寒湿为阴邪，不热不燥，不伤津液，则不渴。

三阳病的下利多有口渴，是热盛伤津之故。太阴病的下利没有口渴，原因是脏有寒。由此可以得出一个辨证要点：下利而不渴，就属于太阴病。

太阴病是里虚寒、水饮盛，应当以温里化水饮的原则和方药治疗，故说"当温之，宜服四逆辈"。四逆辈应当是以附子、干姜为主要药物的方子，包括四逆汤、通脉四逆汤、干姜附子汤、甘草干姜汤、干姜附子汤、茯苓四逆汤、理中丸（人参汤）等诸多温里化饮方。

2. **提纲证概要**

太阴病证候特点：虚寒、畏寒而无热。

太阴病主要证候：腹满而吐，食不下，自利益甚或溏泄不爽，时腹自痛。若下之，必胸下结硬。自利不渴。或口干饮水不多，或喜热饮。胃中和腹中寒凉喜温。头晕头痛，胸闷，心悸，妇人带下清稀。舌质淡胖大边有齿痕，苔白腻或水滑。脉象沉弱，或沉弦。

太阴病病机：胃气弱，里虚寒盛，寒凝气滞，寒湿（饮）内盛。

太阴病的治则：温里散寒化饮（温法）。

三、太阴病里证三焦分治

太阴病病机为胃气弱，里虚寒盛，寒凝气滞，寒湿（饮）内盛。临证应分三焦论治。

1. 太阴虚寒水饮逆于上焦

（1）吴茱萸汤证的脉证、病机、治则和方药

《伤寒论》第378条："干呕吐涎沫头痛者，吴茱萸汤主之。"

本条阐述的是太阴虚寒水饮太盛，上逆于上焦而出现干呕，吐涎沫，上扰清阳则头痛，还会出现头晕等证候。

辨证要点：头痛，眩晕，干呕，呕吐，吐涎沫，下利等症。

证候特征：头痛，干呕或呕吐，吐涎沫。

病机：寒饮上逆。

治则：温中滋津，降逆化饮，表里双解。

方药：吴茱萸汤（《伤寒论》第386条等）。

吴茱萸一升（洗），人参三两，生姜六两（切），大枣十二枚。

煎服要点：上四味，以水七升，去滓，温服七合，日三服。

（2）苓桂术甘汤证的脉证、病机、治则和方药

《伤寒论》第378条："心下有痰饮，胸胁支满，目眩，苓桂术甘汤主之。"

《伤寒论》第67条："伤寒若吐若下后，心下逆满，气上冲胸，起则头眩，脉沉紧，发汗则动经，身为振振摇者，茯苓桂枝白术甘草汤主之。"

这两条阐述的是苓桂术甘汤能治疗因太阴虚寒水饮上逆于上焦而出现的头晕目眩，胸胁满闷等证候。

辨证要点：心下逆满，气上冲胸，胸胁胀满，胸闷气短，胸满咳嗽，心悸，腹部水声，眩晕，体位性眩晕，身为振振摇，眼昏花，昏蒙，或多泪，或眼痛。小便不利，或浮肿。或伴发热恶风寒、头痛，汗出，鼻塞流清涕等表证。舌质淡，或舌体胖大边有齿痕，舌苔白水滑。脉沉紧，或脉弦，或脉滑等。

证候特征：头晕目眩，心悸，心下逆满，胸胁满闷气短，脉沉紧。

病机：水饮上逆而虚寒不重。

治则：利水化饮降逆，兼以解表。

方药：茯苓桂枝白术甘草汤方（《伤寒论》第67条等）。

茯苓四两，桂枝三两（去皮），白术、甘草（炙）各二两。

煎服要点：上四味，以水六升，煮取三升，去滓，分温三服。

禁忌：禁用寒下之法。

2. 太阴虚寒水饮在中焦

《伤寒论》第386条说："霍乱，头痛发热，身疼痛，热多欲饮水者，五苓散主之；寒多不用水者，理中丸主之。"条文中的"寒多不用水"，即是里虚寒比较重，中焦阳虚，寒湿内阻，下利较重而寒多不渴。

太阴寒湿水饮留滞于中焦而出现脘腹胀满，或腹痛，或腹部喜温喜按，食不下，下利等证候，这就是理中丸（汤）证。

理中丸或人参汤方证的脉证、病机、治则和方药

在《伤寒论》中有2条关于理中丸的方证，在《金匮要略》中有1条关于人参汤的方证。理中丸和人参汤是同一个方，药味和用量相同，只不过是一个是丸剂，一个是汤剂。

理中丸方证后的注解说，理中丸"丸"的应用"然不及汤。汤法，以四物依两数切，用水八升，煮取三升，去滓，温服一升，日三服"，从这里来看，和人参汤的用量服法相同。所以，理中丸就是理中汤，也就是人参汤。

辨证要点：下利，呕吐，腹部胀满，或轻度腹痛，或饮食不下，或腹部喜温喜按，大病瘥后，喜唾，久不了了，胸上有寒，或心胸腹部胀满，短气，或兼有倦怠少气，四肢不温，甚则四肢厥冷，出冷汗，大便溏泄，舌质淡，或舌体胖大，脉沉迟无力，或微弱等。

这个方子的主治范围很广，现多用于急、慢性胃炎，胃窦炎，胃及十二指肠溃疡，胃下垂，冠心病，心力衰竭，肺心病，慢性肝炎等属于中焦阳虚，寒湿（饮）内盛者。

证候特征：下利，腹胀满或痛。

病机：里虚中寒湿（饮）盛。

治则：泄热通腑，消滞除满（下法）。

方药：理中丸方（《伤寒论》第386条等）。

人参、干姜、甘草（炙）、白术各三两。

煎服要点：上四味，捣筛，蜜和为丸，如鸡子黄许大。以沸汤数合，和一丸，研碎，温服之，日三四、夜二服。腹中未热，益至三四丸，然不及汤。

汤法：以四物依两数切，用水八升，煮取三升，去滓，温服一升，日三

服。若脐上筑者，肾气动也，去术，加桂四两；吐多者，去术，加生姜三两；下多者，还用术；悸者，加茯苓二两；渴欲得水者，加术，足前成四两半；腹中痛者，加人参，足前成四两半；寒者，加干姜，足前成四两半；腹满者，去术，加附子一枚。服汤后，如食顷，饮热粥一升许，微自温，勿发揭衣被。

服药禁忌：禁生冷、黏滑、肉面、五辛、酒酪、臭恶等物，以及腹拒按者。

3. 太阴虚寒水饮在下焦

赤石脂禹余粮汤方证的脉证、病机、治则和方药

《伤寒论》第159条说："伤寒服汤药，下利不止，心下痞硬。服泻心汤已，复以他药下之，利不止，医以理中与之，利益甚。理中者，理中焦，此利在下焦，赤石脂禹余粮汤主之。"

本条阐述的是，太阳伤寒证误下而致太阴寒湿水饮下注于下焦而利下不止，腹胀满等证候。这时因为反复误下伤了下焦之气，导致下元不固，统摄无权，阳气欲脱。虽然理中汤或理中丸是治疗虚寒水饮的方子，但主要是治疗中焦虚寒水饮之证，而这时是因下焦不固之证，用理中汤已经没有作用，所以要用赤石脂禹余粮汤尽快固摄下焦，收涩止泻固脱。

辨证要点：下利不止，久利，下利赤白，腹胀满，或痛而喜温喜按，脉沉或沉弱。

证候特征：久利不止，无呕吐或无纳差。

病机：下焦不固，统摄无权。

治则：涩肠固脱止利。

方药：赤石脂禹余粮汤方（《伤寒论》第159条）。

赤石脂一斤（碎），太一禹余粮一斤（碎）。

煎服要点：上二味，以水六升，煮取二升，去滓，分温三服。

四、太阴病中风证

1. 太阴中风证条文解析

《伤寒论》第274条说："太阴中风，四肢烦疼，脉阳微阴涩而长者，为欲

愈。”太阴病主要是里证虚寒饮盛，但也有外证，那就是太阴中风证，太阴寒饮又复感外邪之证。太阴里虚寒盛，水饮不化津液，感风邪后，风为阳邪，又燥伤津液，四肢不得津液滋养，就会烦痛。脉阳微阴涩，指的是脉浮取和沉取的脉象，浮取微，微是无力，无表证；沉取涩，涩为细而迟，沉取不足，为里证。

如果这种脉象伴脉长，则说明有胃气，人体自我修复能力正在恢复，向痊愈方向进展。脉长，是胃气尚旺，如《素问·脉要精微论》所说："长则气治。"

《伤寒论》第276条说："太阴病，脉浮者，可发汗，宜桂枝汤。"

《金匮要略·腹满寒疝宿食病脉证治》说："夫中寒家，喜欠，其人清涕出，发热色和者，善嚏……中寒其人下利，以里虚也，欲嚏不能，此人肚中寒。"

中寒，其人下利，为太阴病，里虚寒水饮下利。中寒家，就是太阴病中于风寒。

这里所说的都是太阴中风证。太阴中风有里虚寒水饮不化津液，尚不太重，而表湿较重，又感风邪燥伤津液，所以会四肢烦疼，身重。

太阴之脉本弱，今脉不弱而浮，即太阴病外感风邪，证候与桂枝汤证相似：四肢烦痛，身重恶风，微发热，汗出，喜欠，其人清涕出，发热色和者，善嚏。

桂枝汤外调营卫，内和阴阳，不单纯治疗太阳中风。少阴中风，太阴中风和厥阴中风皆可应用。太阴中风可以用桂枝汤微发汗，使邪从汗解。

2. 桂枝汤方证的脉证、病机、治则和方药

辨证要点：四肢烦疼，头痛，项强痛，头晕身重，恶风，汗出，四肢烦疼，喜欠，清涕出，发热色和者，善嚏或欲嚏不能，脉浮弱无力等。

证候特征：恶风，汗出。

病机：体虚风寒侵袭，营卫不和。

治则：补虚祛风，调和营卫。

方药：桂枝汤方（《伤寒论》第12条等）。

桂枝三两（去皮），芍药三两，甘草二两（炙），生姜三两（切），大枣十二枚（擘）。

煎服要点：上五味，㕮咀三味，以水七升，微火煮取三升，去滓，适寒温，服一升。

服已，须臾啜热稀粥一升余，以助药力，温覆令一时许，遍身漐漐，微似有汗者益佳，不可令如水流漓，病必不除。

若一服汗出病瘥，停后服，不必尽剂。若不汗，更服依前法。又不汗，后服小促其间，半日许，令三服尽。

若病重者，一日一夜服，周时观之。服一剂尽，病证犹在者，更作服。若汗不出，乃服至二三剂。

服药禁忌：禁生冷、黏滑、肉面、五辛、酒酪、臭恶等物。

3. *黄芪桂枝五物证的脉证、病机、治则和方药*

辨证要点：血痹，如风痹状，身体麻木不仁，或四肢烦痛，或头痛头晕乏力身重，恶风，汗出，脉阴阳俱微，寸口关上微，尺中小紧，或脉微涩，寸口关上小紧。

证候特征：血痹，身体肌肤麻木不仁，恶风，汗出。

病机：气虚血滞，风寒外袭，腠理不固，营卫不和。

治则：补虚祛风，温通血脉，调和营卫。

方药：黄芪桂枝五物汤（《金匮要略·血痹虚劳病脉证并治》）。

黄芪三两，芍药三两，桂枝三两，生姜六两，大枣十二枚。

煎服要点：上五味，以水六升，煮取二升。温服七合，日三服。

服药禁忌：由条文“夫尊荣人，骨弱肌肤盛”的体虚胖体质可知，本方不宜用于消瘦虚弱体质者，腹寒胀满者也不宜用。禁生冷、黏滑、肉面、五辛、酒酪、臭恶等物。

五、血分病辨治属于太阴病范畴

血分病属于太阴病的范畴。因为血乃水谷之精微所化，其生成在于中焦。中焦为太阴所属。

《灵枢·决气》说：“何谓血？岐伯曰：中焦受气取汁，变化而赤，是谓血。”血的生成就是中焦接受真阳及脏腑之气而为中焦阳气，在这种阳气的温运和气化作用下，汲取脾胃所受纳运化的饮食中的水谷精微物质，变化为红色的在脉络中运行而濡养周身的血。正如《灵枢·痈疽》中所说：“中焦出气如露，上注溪谷，而渗孙脉，津液和调，变化而赤为血。”

太阴病为里虚寒水饮证，其关键病机就是虚寒，治疗大则就是温法。

而从血生成的过程来看，一是中焦受纳运化的水谷精微；二是中焦阳气的温运气化。其中阳气的温煦和温运特别重要（“温煦”为温暖、和煦之意，可温暖人体内外体表及脏腑组织器官，有静的意义；“温运”为各功能器官特别是中焦胃气，在温的作用下发挥代谢运化气化等功能，有动的意义。所以，此处温煦和温运可以并列提出）。水谷精微之“汁”不得阳气的温运气化则不能变化而赤为血；而全身之气血不得阳气的温运则不能正常运行。

所以，在临床上治疗血虚、血瘀等病证往往需要温热的药物，如附子、干姜、黄芪、肉桂、当归及川芎等太阴药。

从营血二者之分，营为血中之清轻精华部分（含氧充足），为里（血）中之外，从三阴定位来分，属于少阴范畴；血为血中之重浊部分（含氧相对不足），为里（血）中之里，从三阴定位来分，属于太阴范畴。

因此，血虚、血瘀、血痹等血分病变都从太阴来辨治。

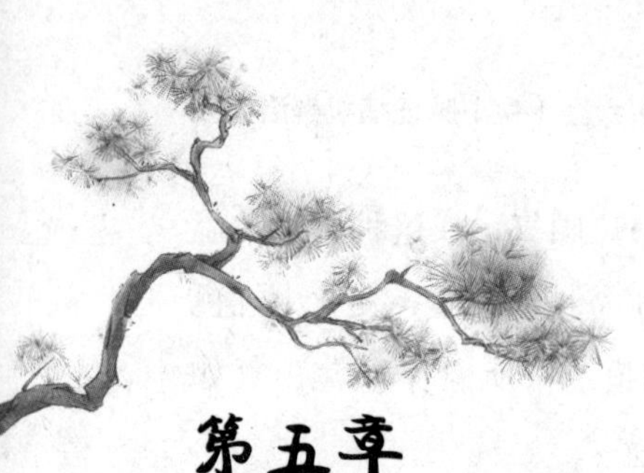

第五章 少阴病脉证病机与辨治法度

第一节 少阴属阴分表里 真阳虚寒为病本

一、少阴病定位定性

少阴病是三阴的表病，表里阴寒证。

少阴病主表里而统真阳真阴、营气。

病位：反应在三阴之表，为表阴证，此病证反应即病邪引发证候所反应的部位，而不是病变所在的部位。

病性：属于阴（寒），为阴证。

病态：属于虚，为虚寒证。

少阴病（表阴证，表虚寒证）临证基本定位：从表里论，为表，里阴之表位；从脏腑论，为脏，心为上焦表之里位，肾为下焦里之表位；从三焦论，为下焦，本于下焦真阳；从卫气营血论，为营。

少阴病特殊性：三阴在里，三阳在表，相对于三阳，少阴本证实质属于里证。少阴病是具有“既表又里”的双重身份的病证。

少阴为表但涵盖心肾之脏生理病理关系的基本理解：心肾皆有阴阳，心阳、心阴位于上焦，上焦为表，心火（阳）必下降于肾（下焦为里）而使肾水不寒，此理解为本于表而用之里，即阳之里。

肾阴（真阴）肾阳（真阳）位于下焦之里，肾水（阴）必上济心阴，制约心阳，使心火不亢。此理解为本于里而用之表，即阴之表。

少阴病与太阳病区别特征：少阴病（表阴证）与太阳病（表阳证）是相对的。

少阴病，为在表的阴证，无热恶寒；太阳病，为在表的阳证，发热恶寒并见。《伤寒论》第7条："病有发热恶寒者，发于阳也；无热恶寒者，发于阴也。"意为：病有发热恶寒者为发于太阳，无热恶寒者为发于少阴。

少阴病脉微细或浮弱，或脉弱浮大，或沉迟；太阳病脉浮紧或浮缓。

少阴病为表（里）阴证，真阳不足，正气弱，病性属于虚、寒，是基于机体正气相对虚弱的层面上的，机体整体虚弱沉衰，但欲寐，外邪侵袭时，机体呈现一派虚寒衰弱的证象。而少阴病真阳不足，多夹寒饮。

太阳病为表阳证，邪气盛，正气也盛，病性属于实证、热证，真阳不虚，外邪侵袭时，卫气津液聚集于体表，和上焦与邪抗争，机体呈现较强的抗邪能力，显示一派充实的证象。虽然太阳病有伤寒表实证和中风表虚证，但这个"虚""实"是表虚和表实，而非全身的虚象。太阳病是基于机体正气相对强盛的层面上的。太阳病可兼夹少许寒饮。

少阴病特殊点：少阴病虽定位为表，但三阳在表，三阴在里，相对于三阳，少阴病本证是里证，少阴病是具有双重身份的病证。

二、少阴病提纲证

1. 少阴病提纲证条文析义

《伤寒论》第281条所说的脉证："少阴之为病，脉微细，但欲寐也。"少阴病表证和少阴病里证都具备这个提纲证。

少阴病为三阴之表，为表阴证，即是一种表虚寒证。而三阴病都有虚寒的病机，所以少阴病也有里阴寒证的一面。

脉微细：这是少阴病的基本脉象。少阴真阳是机体的根本，真阳虚而寒盛，机体就会畏冷畏寒。人之气血需要阳气的温煦和推动，下焦真阳不足或虚衰，则津液营血虚寒，而寒性收引，心阳虚衰亦无力鼓动血脉而脉微细（微紧或偏浮弱）。

但欲寐：这是少阴病的基本精神状态，真阳不足或虚衰，表阴有余，气（津）血虚寒，心（神）、脑不得温煦濡养，就会畏寒无神，精神疲乏困顿，闭目不想睁眼，头昏沉，想睡又睡不着，或嗜睡——也就是呼之就醒，继而又睡的状况。

2. 少阴里虚寒证条文析义

少阴病比较特殊，相对于三阳来说，三阳在外，三阴在里，少阴病也属于里证。虽然为表，但是在三阴之表，也有里虚寒的脉证。里虚寒证，会传入太阴，阴寒水饮盛，可致真阳虚衰或欲脱而出现诸多危证。

《伤寒论》第282条："少阴病欲吐不吐，心烦，但欲寐，五六日自利而渴者，属少阴也，虚故引水自救。若小便色白者，少阴病形悉具。小便白者，以下焦虚有寒，不能制水，故令色白也。"

本条为少阴病里证的主症，也就是少阴真阳不足，虚寒水饮不化所致的一系列证候。

少阴病里虚寒证，既然冠以少阴病，就必须具备少阴病提纲证"脉微细，但欲寐"。真阳虚损，寒饮不化而内停，上逆就会有想吐又无物吐出的难受症状。阳虚水盛，水气凌心，则心悸烦乱。寒饮不化津液，心神不得濡养，则出现少阴病特有的"但欲寐"的证候，即精神疲乏困顿，想睡也睡不着，或失眠。

五六天自利而口渴，是病变传入太阴了，但只是单纯的自利，是少阴太阴合病，以少阴为主。口渴是因为真阳虚损较重，水饮不化津液，津液亏虚而口渴，所以说"虚故引水自救"。津液不足而渴，就要喝水来自救，这也是机体的一种自我修复。但喝多少又尿出多少，尿频尿多，是因为真阳不足，里有虚寒，不能制约水液，致使尿频而小便清长。

如果不渴就说明是病大部传入太阴了，如《伤寒论》277条说："自利不渴者属太阴，以其脏有寒故也。"太阴寒饮内停于中焦，脏有寒而无热，所以虽下利而不渴。

少阴病里虚寒证的病机与太阴病病机基本相同，所以治疗也是四逆汤类方药，正如《伤寒论》277条所说："自利不渴者属太阴，以其脏有寒故也，当温之，宜服四逆辈。"

三阴病都有虚寒水饮，四逆辈方证病机为真阳虚和寒饮盛，所以不论太阴还是少阴都可以用四逆汤类经方辨治。

3. 提纲证概要

少阴病的证候特点：表、里皆虚寒。

少阴病的主要证候：脉微细，或浮弱，或沉迟无力。但欲寐，即困倦嗜睡但睡不着，似睡非睡，或失眠。欲吐不吐，心烦，自利而口渴，引水自救但喜热饮。下焦虚有寒，如腰腹冷痛，小便色白，心痛，无汗或有汗，无热或无大热，畏寒怕冷，咽痛，颈项痛，或肩背痛，或四肢逆冷疼痛。

4. 少阴病病机分层

少阴病核心病机：真阳亏虚，表里寒盛，津虚营弱。

少阴病病机分层：

（1）真阳亏虚证病机与证候特点

①阳衰：下焦真阳不能温煦，表现为四肢逆冷、下利、小便白、女子宫寒。

②戴阳：下焦水寒而真阳外越，上热下寒，表现为面红如妆无光泽等。

以上二种情形方药主要用附子、乌头、干姜等。

（2）表阴证病机与证候特点

阳虚阴盛，机能沉衰，抑制太过，表现为神疲乏力、蜷卧嗜睡、畏寒肢冷、肢体软瘫等。

方药主要用附子、干姜、桂枝（肉桂）等。

（3）少阴表寒证病机与证候特点

表阳虚损，失于温煦，表现为头身四肢畏寒疼痛，肢体沉重酸软、胸阳不振等。

方药主要用附子、桂枝（肉桂）、吴茱萸、薤白、细辛等。

（4）少阴表（卫阳）虚证病机与证候特点

①阳气不足，卫表不固：易感外邪、恶风恶寒、自汗出、分泌物增多等。

方药主要用附子、桂枝（肉桂）等。

②少阴营（血）虚寒证病机与证候特点：营血虚寒，经脉凝滞表现为头面四肢厥寒逆冷疼痛，或紫绀等。

方药主要用附子、桂枝（肉桂）、当归等。

5. 少阴病辨证眼目

脉象：脉微细，或微紧，或偏浮弱。

舌象：舌暗或舌淡，舌体胖大，苔白或水滑。

精神状态：精神萎靡不振，疲乏困顿，无神或少神。

体征：虚弱畏寒或手足冷。发病或加重的时间为子时到寅时，即晚上11点至次日凌晨5点。

6. 少阴病的核心病机

阴寒阳虚（真阳）或阳（真阳）衰，机能沉衰。

7. 少阴病治则

扶阳祛寒解表，温化寒饮（温法）。

三、少阴病分证

少阴病一个总纲，三个分证。在第二节有详尽的阐释。

第二节　少阴表证有虚实　临证察机明辨识

一、少阴伤寒证

1. 少阴伤寒证之饮瘀凝滞证——麻黄细辛附子汤证

《伤寒论》第301条："少阴病，始得之，反发热，脉沉者，麻黄细辛附子汤主之。"本条阐述的是少阴伤寒证的主症及主脉。少阴真阳虚而表寒，伤于寒邪初发病，虽津虚营弱，但卫气尚能抗邪，反有温度不甚高之发热（无热恶寒者发于阴也，不发热为常），且为时甚短。脉沉，里虚（真阳虚，抗邪贮备不足）而有寒饮凝滞，病欲传里。

麻黄细辛附子汤证病机为外有伤寒表证，内有里虚寒饮，即表虚寒，饮瘀凝滞，兼夹里寒饮。

麻黄细辛附子汤证的脉证、病机、治则和方药

辨证要点：脉微细或微浮细紧，但欲寐，无热畏寒，或微发热，较严重的头项强痛、身疼、腰痛、骨节疼痛，无汗，咳喘，咽痛，鼻塞流涕，喷嚏，手足寒，小便清长等。

证候特征：脉微细，或细小弱浮，或微紧，但欲寐，无热畏寒，无汗。

病机：真阳不足，表虚寒，饮瘀凝滞表里。（注："饮瘀凝滞表里"是我依据麻黄细辛附子汤的方证药症所治而提出的病机，有助于准确应用此方。麻黄细辛附子汤证有表位和里位的寒饮瘀血互凝。方中各药有温阳解表，祛寒化饮祛瘀的功能。这样定病机，可以拓展该方的应用范围。）

治则：温阳解表，祛寒化饮祛瘀。

方药：麻黄细辛附子汤方（《伤寒论》第 301 条）。

麻黄二两（去节），细辛二两，附子一枚（炮，去皮，破八片）。

煎服要点：上三味，以水一斗，先煮麻黄，减二升，去上沫，内诸药，煮取三升，去滓，温服一升，日三服。

方义：

《本经》中说麻黄："味苦温。主中风伤寒头痛温疟，发表，出汗，去邪热气，止咳逆上气，除寒热，破癥坚积聚。"故麻黄可发汗透邪解表——这是麻黄在《本经》《别录》中药症的总括，我的理解和应用与教科书不太一样。麻黄解表力强，有发汗透解病邪出表的功能，不仅能解表祛邪，而且能发散水气，攻逐瘀血，开窍醒神。

《本经》中说附子："味辛温。主风寒咳逆邪气，温中，金创，破癥坚积聚，血瘕，寒温，踒躄拘挛，脚痛，不能行步。"故附子可温里祛寒，解表通脉，祛瘀化饮。

《本经》中说细辛："主咳逆，头痛脑动，百节拘挛，风湿痹痛，死肌。明目，利九窍。"《别录》里讲细辛："温中下气，破痰，利水道，开胸中，除喉

痹，癫疾，下乳结。汗不出，血不行，安五脏，益肝胆，通精气。”故细辛可通达内外，入阴蠲饮，除痹止痛。

近现代蜀中名医范中林在《范中林六经辨证医案选》中说麻黄细辛附子汤内外兼治：“内护真阳而散寒，外开腠理而固中。”

服药禁忌：从“余如桂枝法将息”可知，服用上方也要遵守“禁生冷、黏滑、肉面、五辛、酒酪、臭恶等物”的忌口法则。喜寒凉饮食者忌用。

2. 少阴伤寒证之胃弱津虚证——麻黄附子甘草汤证

《伤寒论》第302条：“少阴病，得之二三日，麻黄附子甘草汤微发汗。以二三日无证，故微发汗也。”该条说的也是少阴伤寒证，是少阴伤寒的轻症。少阴病感外邪，津血不足，胃气虚弱抗邪无力，发病二三日尚未传变他经合并他证时，故可以麻黄附子甘草汤证微发汗解之。“无证”就是没有里证，但有胃弱津虚，病位还在少阴表位。这时可以用麻黄附子甘草汤微发汗以扶阳解表，养胃补津。

少阴伤寒证的脉证除了表现为脉微细或脉浮弱，但欲寐，无发热或无大热等阴证虚寒衰弱之象外，其他证候与太阳伤寒证是基本相似的。因为都属于伤寒表证，所以证候表现都可见发热（少阴病一般不发热或热度较低），恶寒，无汗，头项强痛，身痛，身重，腰痛，骨节疼痛，咽痛，鼻塞流涕，咳喘等。

麻黄细辛附子汤证与麻黄附子甘草汤证相比，麻黄附子甘草汤证的寒邪轻于麻黄细辛附子汤证。

麻黄附子甘草汤证的脉证、病机、治则和方药

辨证要点：脉微细或微浮细紧，但欲寐，无热畏寒，或微发热，头项强痛，身疼，腰痛，骨节疼痛，无汗，咳喘，咽痛，鼻塞流涕，喷嚏，手足寒，小便清长等。证候与麻黄细辛附子汤基本相同，但症状轻于麻黄细辛附子汤。

证候特征：脉微细或微浮细紧，但欲寐，无热畏寒，无汗。

病机：真阳不足，表虚寒，胃弱津虚。

治则：温阳散寒解表，养胃补津。

方药：麻黄附子甘草汤方（《伤寒论》第302条）。

麻黄二两（去节），甘草二两（炙），附子一枚（炮，去皮，破八片）。

煎服要点：上三味，以水七升，先煮麻黄一两沸，去上沫，内诸药，煮取

三升，去滓，温服一升，日三服。

方义：

《本经》说麻黄："味苦温。主中风伤寒头痛温疟，发表，出汗，去邪热气，止咳逆上气，除寒热，破癥坚积聚。"透邪解表。

《本经》说附子："味辛温。主风寒咳逆邪气，温中，金创，破癥坚积聚，血瘕，寒温，踒躄拘挛，脚痛，不能行步"，温里驱寒，解表通脉，祛瘀化饮。

《本经》说甘草"主五脏六腑寒热邪气，坚筋骨，长肌肉，倍力，金疮肿，解毒。"《别录》说甘草："无毒。主温中，下气，烦满，短气，伤藏，咳嗽，止渴，通经脉，利血气，解百药毒，为九土之精，安和七十二种石，一千二百种草。"温中养胃气补津液，助阳解表。

服药禁忌：从"余如桂枝法将息"可知，服用上方也要遵守"禁生冷、黏滑、肉面、五辛、酒酪、臭恶等物"的忌口法则。喜寒凉饮食者忌用。

3. 少阴伤寒之营卫不利、饮瘀凝滞证——桂枝去芍药加麻黄细辛附子汤证

《金匮要略·水气病脉证并治》："气分，心下坚，大如盘，边如旋杯，水饮所作，桂枝去芍药加麻辛附子汤主之。"该条阐述气分病，阳衰阴寒饮凝，营卫气血被寒所滞而运行转化不利，在表则手足逆冷，恶寒身冷，骨节疼痛麻痹不仁；在里则气机运行紊乱而腹满肠鸣、矢气遗尿。

阴寒凝聚，胃虚停水，气不化津，水气结聚而出现心下硬满如盘、边如覆杯之水肿气鼓等证候，因营卫不利、气机不疏，水难消散，故以辛温散寒透表及温中化饮降逆之药温通阳气，调和营卫，养胃生津，散寒化饮而疏调气机，俾使大气一转，其气乃散。

胡希恕先生解释该方病机：实（气多而频矢）者矢气，虚（寒水多而不禁）者遗溺，皆营卫不利，寒水在里所致。

桂枝去芍药加麻辛附子汤含有多个经方元素，表里同治。

有麻黄细辛附子汤，真阳不足，寒邪束表兼夹水饮，能温阳解表，祛寒化饮。

桂枝去芍药加附子汤，真阳不足，里虚气逆，能温阳散寒，和胃养津，平冲降逆。

桂枝甘草汤（桂枝四两，甘草二两），胃虚津亏，浊气上逆，卫津聚表，能温胃通营，养胃补津，解肌发表。

大半个甘草附子汤（炙甘草二两，炮附子一枚，白术二两，桂枝四两），卫阳不足，津虚营弱，寒湿聚表，能温卫通营，散寒除湿，通痹止痛。

甘草麻黄汤（甘草二两，麻黄四两），风寒束表，卫津凝滞，能发汗解表，发越水气。

大半个生姜甘草汤（生姜五两，甘草四两，人参三两，大枣十二枚），胃虚津血不足，风寒水湿搏结，能温中和胃，补养津血，散寒除湿，发越水气。

桂枝去芍药加麻黄细辛附子汤证的脉证、病机、治则和方药

辨证要点：手足逆冷，恶寒身冷，心下硬满如盘、边如覆杯之水肿气鼓，头项强痛，身疼，腰痛，骨节疼痛（头痛、身疼、骨节疼痛较重），肢体麻痹不仁，腹满肠鸣，矢气遗尿，无热畏寒，或微发热，无汗，咳喘，咽痛，鼻塞流涕，喷嚏，小便清长，脉微细或微浮细紧，但欲寐等。

证候特征：脉微细或微浮细紧，但欲寐，手足逆冷，恶寒身冷，无汗，心下硬满如盘、边如覆杯之水肿气鼓。

病机：真阳不足，表里虚寒，营卫不利，饮瘀凝滞。

治则：散寒透表，温通阳气，疏调气机（大气一转，其气乃散），调和营卫，化饮降逆，养胃补津。

方药：桂枝去芍药加麻黄细辛附子汤（《金匮要略·水气病脉证并治》）。

桂枝三两，生姜三两，甘草二两，大枣十二枚，麻黄、细辛各二两，附子一枚（炮）。

煎服要点：上七味，以水七升，煮麻黄，去上沫，内诸药，煮取二升，分温服三服，当汗出，如虫行皮中。

方义：桂枝去芍药加麻辛附子汤内含多个方义。

内含麻黄附子甘草汤，针对真阳不足，寒邪束表，能温阳解表之病机，能微汗祛邪；内含麻黄细辛附子汤，针对真阳不足，寒邪束表而兼挟水饮之病机，能温阳解表，祛寒化饮；内含桂枝去芍药加附子汤，针对真阳不足，里虚气逆之病机，能温阳散寒，和胃养津，平冲降逆；内含桂枝甘草汤，针对胃虚津亏，浊气上逆，卫津聚表之病机，能温胃通营，养胃补津，解肌发表；内

含大半个甘草附子汤，针对卫阳不足，津虚营弱，寒湿聚表之病机，能温卫通营，散寒除湿，通痹止痛；内含甘草麻黄汤，针对风寒束表，卫津凝滞之病机，能发汗解表，发越水气；内含大半个生姜甘草汤，针对胃虚津血不足，风寒水湿搏结之病机，能温中和胃，补养津血，散寒除湿，发越水气。

服药禁忌：从“余如桂枝法将息”可知，服用上方也要遵守“禁生冷、黏滑、肉面、五辛、酒酪、臭恶等物”的忌口法则。喜寒凉饮食者忌用。

二、少阴中风证

1. 少阴中风（少阴表证中风）之真阳虚损，卫阳不固证

《伤寒论》第20条：“太阳病，发汗，遂漏不止，其人恶风，小便难，四肢微急，难以屈伸者，桂枝加附子汤主之。”该条阐释的是少阴中风证。

太阳伤寒或中风发汗太过导致表虚寒而腠理卫外不固，不耐风袭且虚汗不止；汗出过多伤津（气）损阳，真阳胃气皆虚又失于收敛顾护，津伤且失于温煦濡润则四肢拘急发痉难以屈伸；汗漏不止，津液不足，中、下焦皆阳虚津伤气化无力而小便少且不畅。

以桂枝加附子汤主之，附子温阳化气祛风固表止汗，桂枝汤养胃气津液而调和营卫解肌祛风，虚汗一止，卫阳得固，津液自和。

桂枝加附子汤的脉证、病机、治则和方药

辨证要点：面色无华，但欲寐，咽痛，头项强痛，身痛，支节烦疼，咽痛，汗出多或冷汗不止，鼻塞嚏涕，鼻鸣干呕，咳喘，四肢微急或疼痛，难以屈伸，恶风畏寒，四肢畏冷，无热或微发热，或小便难，脉微细，或缓，或细小弱，或偏浮无力等。

证候特征：脉微细或微浮弱，但欲寐，汗出多，恶风或恶寒，四肢冷。

病机：真阳虚损，精血津液不固，表虚寒，表饮，营卫不和，胃虚津虚营弱而表里不和。

治则：温阳解表固表，调和营卫，养胃补津。

方药：桂枝加附子汤（《伤寒论》第20条）。

桂枝三两（去皮），芍药三两，甘草三两（炙），生姜三两，大枣十二枚

（擘），附子一枚（炮，去皮，破八片）。

煎服要点：上六味，以水七升，煮取三升，去滓，温服一升。本云桂枝汤，今加附子，将息如前法。

方义：在桂枝加附子汤中，桂枝汤外可解肌发表，内能养胃气津液而调和营卫、阴阳。附子可表里双解，是扶真阳、祛阴寒、温表里之要药，既可温阳化气，又能祛风固表止汗，二者相伍，扶正祛邪，固表止汗，虚汗一止，津液自和。

服药禁忌：从“余如桂枝法将息”可知，服用上方也要遵守“禁生冷、黏滑、肉面、五辛、酒酪、臭恶等物”的忌口法则。

经方组方单元（方元）：

桂枝加附子汤内含多个方义，可针对多个病机施治。

大半个甘草附子汤（炙甘草二两，炮附子一枚，白术二两，桂枝四两），证见卫阳不足，津虚营弱，寒湿聚表，能温卫通营，散寒除湿，通痹止痛。

大半个生姜甘草汤（生姜五两，甘草四两，人参三两，大枣十二枚），证见胃虚津血不足，风寒水湿搏结，能温中和胃，补养津血，散寒除湿，发越水气。

桂枝甘草汤（桂枝四两，甘草二两），证见胃虚津亏，浊气上逆，卫津聚表，能温胃通营，补津和胃，解肌发表。

芍药甘草汤（芍药、甘草各四两），证见胃虚，津亏营弱，虚热水滞血痹，能养营除血痹，补津清虚热，滋血化微饮。

桂枝加附子汤，证见温阳化饮凝能养营通卫，解肌祛风，养胃补津。

2. 少阴中风证之真阳不足、津虚血痹证

《伤寒论·辨痉阴阳易差后病脉证并治》：“痉病，手足厥冷，发热间作，唇青目陷，脉沉弦者，风邪入厥阴也，桂枝加附子当归细辛人参干姜汤主之。”

痉病（项背强急痉挛抽搐）而手足厥冷（阴阳气不相顺接），发热间作，唇青目陷，脉沉弦，少阴厥阴合病。为真阳亏虚，胃虚停饮，瘀饮阻滞，气不化津，津亏血无所化，津血两虚，经脉痹阻之证，阴证为主兼夹阳明证。

桂枝加附子当归细辛人参干姜汤证

辨证要点：面色无华，唇青目陷，但欲寐，咽痛，头痛项强，身痛，风湿痹痛，血虚，血瘀，四肢微急或较重疼痛，难以屈伸，四肢麻木不仁，鼻鸣干呕，咳喘，恶风畏寒，手足厥冷，无热或发热间作，汗出多，或小便难，脉微细，或沉弦，或细小弱偏浮无力等。

证候特征：脉微细或微浮弱，但欲寐，项背强急，身重身痛，血虚，血瘀，手足厥冷，面暗唇青目陷，汗出多。

病机：真阳虚损，精血津液不固，表虚寒，表饮，营卫不和，胃虚津虚营弱而表里不和。饮瘀凝滞表里。

病机：真阳虚损，表虚寒，表瘀饮凝滞，里虚寒，胃弱津虚，血痹。

治则：温阳固表，温中养津血，调和营卫，活血化瘀，化饮除湿。

方药：桂枝加附子当归细辛人参干姜汤证（《伤寒杂病论·辨痉阴阳易差后劳复病脉证并治》白云阁藏本）。

桂枝三两，芍药三两，甘草二两（炙），当归四两，细辛一两，附子一枚（炮），人参二两，干姜一两半，生姜三两（切），大枣十二枚（擘）。

煎服要点：上十味，以水一斗二升，煮取四升，去滓，温服一升，日三服，夜一服。

服药禁忌：从“余如桂枝法将息”可知，服用上方也要遵守“禁生冷、黏滑、肉面、五辛、酒酪、臭恶等物”的忌口法则。

方义：附子温阳化气生津，当归养血通脉，细辛温通经脉祛寒化饮除痹止痛。

经方组方单元（方元）：

四逆汤，证见真阳亏虚，表里虚寒，能温阳祛寒，通表温里，化饮除湿，回阳救逆。

大半个甘草附子汤（炙甘草二两，炮附子一枚，白术二两，桂枝四两）：证见卫阳不足，津虚营弱，寒湿聚表，能温卫通营，散寒除湿，通痹止痛。

大半个生姜甘草汤（生姜五两，甘草四两，人参三两，大枣十二枚），证见胃虚津血不足，风寒水湿搏结能温中和胃，补养津血，散寒除湿，发越水气。

桂枝甘草汤（桂枝四两，甘草二两），证见胃虚津亏，浊气上逆，卫津聚表，能温胃通营，补津和胃，解肌发表。

大半个理中汤，证见中焦虚寒，能温中散寒，温固胃气。

四逆加人参汤，证见真阳亏虚，胃虚津伤，能温阳祛寒，固胃化饮，和胃补津。

《千金》内补当归建中汤（当归四两，桂枝三两，芍药六两，生姜三两，甘草二两，大枣十二枚），证见中焦胃虚，津血亏损，营卫瘀滞，能建中养胃，调和营卫气血，养血补津，温通血脉。

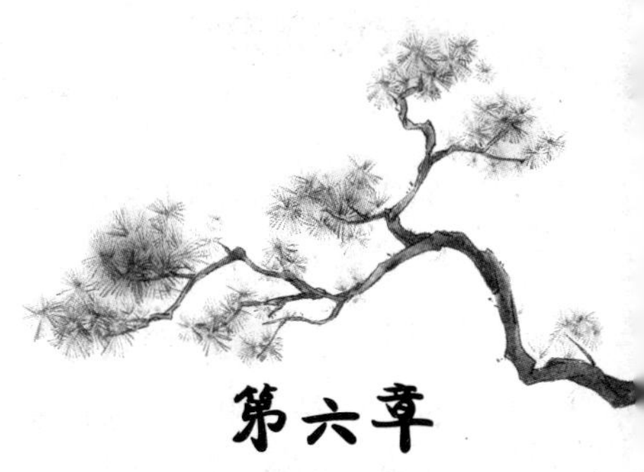

第六章
厥阴病脉证病机与辨治法度

第一节　寒热错杂厥阴病　阴阳营血必辨清

一、厥阴病定位定性

病位：在三阴之半表半里，为半表半里阴证，此病证反应即病邪引发证候所反应的部位，而不是病变所在的部位。

病性：属于阴（寒），为半寒热，寒热错杂。

病态：属于半虚半实，偏于虚。

厥阴的基本意义：厥阴如使者一样，除联系沟通太阴少阴外，还通过少阳而联系交通三阴三阳。正如《素问·阴阳类论》所说："雷公曰：臣悉尽意，受传经脉，颂得从容之道以合从容，不知阴阳，不知雌雄。帝曰：三阳为父，二阳为卫，一阳为纪；三阴为母，二阴为雌，一阴为独使。"

由此可知一阳（少阳）如枢纽，一阴（厥阴）像使者一般沟通少阴和太阴，同时也去和少阳沟通，进而沟通全身之阴阳。因为少阳承担着沟通太阳和阳明功能，是阴阳大循环的重要连接点。所以厥阴病在两阴之间，属阴，为根本。有太阴少阴证候，因与三阳沟通，阴极生阳，因而还有三阳部分证候，寒热错杂证多见，疑难病证多见，比较难治，一切慢性重症疑难病，基本上都是阴阳两经以上同病的，大都属于厥阴病的范畴。

厥阴病基本特点：《伤寒论》337条：“凡厥者，阴阳气不相顺接便为厥，厥者，手足逆冷者是也。”厥，阴阳气不相顺接，厥阴者，绝阴也，其有两大证：一是阴阳不交通，证见阴阳离绝（大厥逆）；二是营血不交通，证见手足厥冷（四逆）。

“厥阴”者，乃绝阴就阳之意，两阴交尽，阴之极而就阳，极而逆，逆则厥，其病多自下而上，处于阴尽阳生、阴极生阳之节点。所以病有阴阳合病，即寒热错杂（上下寒热，表里寒热）虚实夹杂阴阳不和、不通者，皆归属于厥阴病。寒热错杂，虚实夹杂，虚寒水饮与阳明里热互结者，为厥阴痞证。

厥阴生理：沟通表里上下，接续阴阳。

厥阴病机：表里上下不和，阴阳不通，营血不通，整体阴阳气血营卫失调，寒热错杂，寒热真假。

二、厥阴病提纲证

1. 厥阴病提纲证条文析义

《伤寒论》326条：“消渴，气上撞心，心中疼热，饥而不欲食，食则吐蛔，下之利不止。”该条阐释的是厥阴病津血不足、上热下寒的证候。

消渴，口渴较重，欲饮水自救，多饮不解渴，所以消渴。

气上撞心，上焦热重，下焦虚寒水饮不能气化为津液，中焦胃虚不制，下焦水饮乘虚上冲，所以气上撞心。

心中疼热，上焦热不下布，下焦虚寒水饮上冲与上焦的热互结交争冲撞而为寒热错杂之痞结不通，所以心中疼热。

饥而不欲食。中焦胃有热知饥，但又有寒饮不能受纳化食，所以知道饥饿还吃不下，此充分说明了寒热错杂病机。

食则吐蛔，胃气本虚，包括胃津虚，胃虚寒，如果强食则胃气更虚而不化不制，寒饮加重而上逆就会呕吐，有蛔则吐蛔，无蛔则呕吐。因为蛔虫喜暖而畏寒，寒饮加重时蛔会不安而乱窜，寒饮上冲时，蛔虫会受波及，随之上越而致吐出，这是以吐蛔来说明胃气虚寒，寒气水饮较重而上逆的病机。

下之利不止，虚寒水饮证本来就会下利，但这是寒热错杂、虚实夹杂的病证，如果误以为有心中疼热等上热见证而误以为是实证而用了下法，则更伤胃气，下焦不能固摄而致严重的下利不止。

2. 提纲证概要

厥阴病的证候特点：半表半里偏于阴证，厥热往复。

厥阴病的主要证候：气上撞心，心中疼热，饥而不欲食，食则呕吐，手足逆冷，下利或便秘，呕吐，腹满或腹痛，肢冷，乏力，胸胁满，心下满等。

厥阴病病机：寒热错杂，虚实夹杂，真寒假热，阴阳不通，营血不通。

厥阴病的核心病机：寒热错杂，阴阳不通，营血不通。

厥阴病治则：表里兼顾，寒热并治，补泻兼施，阴阳气血同调。

第二节　厥阴独使系三阴　阴阳气血治在通

一、厥阴病本证主方

1. 阴阳气血营卫失和（或水火失调）证（寒热错杂证）——乌梅丸方脉证、病机、治则和方药

《伤寒论》第338条说："伤寒脉微而厥，至七八日肤冷，其人躁无暂安时者，此为脏厥，非蛔厥也。蛔厥者，其人当吐蛔。今病者静，而复时烦者，此为脏寒。蛔上入其膈，故烦，须臾复止，得食而呕，又烦者，蛔闻食臭出。其人常自吐蛔。蛔厥者，乌梅丸主之。又主久利。"该条是详细论述厥阴病本证的证治。方证病机为上热下寒，寒热错杂，虚实夹杂，阴阳气血营卫失和，水火失调。

辨证要点：上热下寒症状特征：消渴，气上撞心，心中疼热，饥而不欲食，食则呕吐，下之利不止。溏便久利，厥热往复，口淡不渴或口苦口渴，心烦，胸闷或心慌，失眠，下利或便秘，呕吐，腹满或腹痛，畏寒肢冷，乏力，

手足逆冷，全身皮肤冷，风寒痹痛，心中躁乱不宁，时烦厥，口腔溃疡（口伤烂赤），胸胁烦满，胃腹冷痛，脉弦短而迟，或脉沉细微弱，或洪数沉取无力，某些症状夜间 3 ～ 5 点定时加重等。

证候特征：气上撞心，心中疼热，饥而不欲食，食则呕吐，手足逆冷，久利。

病机：表里同病，阴阳气血升降失和，上热下寒，营弱卫（津）虚，营瘀，胃虚饮逆。寒热错杂兼见少阴表里证，寒象为主。

治则：清上温下，调和阴阳营卫，调达气血，清热生津，温胃养津，化饮降逆，温通血脉。

方药：乌梅丸方（《伤寒论》第 338 条）。

乌梅三百枚，细辛六两，干姜十两，黄连十六两，当归四两，附子六两（炮，去皮），蜀椒四两（出汗，即微火炒蜀椒至油质渗出），桂枝六两（去皮），人参六两，黄柏六两。

煎服要点：上十味，异捣筛（药物分别捣碎，筛出细末），合治之，以苦酒渍乌梅一宿，去核，蒸之五斗米下，饭熟捣成泥，和药令相得，内臼中，与蜜杵二千下，丸如梧桐子大。先食（进食之前）饮服十丸，日三服，稍加至二十丸。

服药禁忌：禁生冷、滑物、臭食等。

经方组方单元（方元）：乌梅丸方中暗含《伤寒论》中 5 个经方的方药及方义：四逆汤（干姜、附子），大建中汤（蜀椒、人参、干姜），当归四逆汤（细辛、桂枝、当归），黄连汤（黄连、桂枝、干姜、人参），干姜芩连人参汤（干姜、黄连、人参）。

这个方寒热药并用，有温阳通脉，清上温下，清热除烦，燥湿止利，化饮降逆，益气补津等诸多功效，寒热表里气血同治和通治，是治疗厥阴病本证的代表方，凡正虚邪亦不盛，上热下寒，寒热错杂，虚实互见，寒饮、气机上逆之证都可用乌梅丸来辨治。

2. 阴阳不相顺接（或水火离绝）证（真寒假热证）——通脉四逆汤证脉证、病机、治则和方药

《伤寒论》317 条：“少阴病，下利清谷，里寒外热，手足厥逆，脉微欲绝，身反不恶寒，其人面赤色，或腹痛，或干呕，或咽痛，或利止，脉不出者，通脉四逆汤主之。”

辨证要点：

表证者，手足厥冷或四肢冷痛麻木、青紫，或酸软无力，怕冷畏寒，以胸背腰膝部为甚；里证者，或腹痛，或干呕或呕吐，或咽痛，或头眩，腹痛，烦躁不安，嗜睡，少气懒言，食谷不化，下利清谷。

舌脉体征：畏冷，面色赤，大汗淋漓，舌质淡胖，或紫暗，舌苔白或苔白水滑，脉微欲绝，或脉细涩，或者浮弱，或沉迟细弱。

证候特征：烦躁，嗜睡，少气懒言，手足厥逆（四逆），阴阳离绝。

病机：阳衰阴盛，真阳浮越，真寒假热，阴阳不通（阴阳不相顺接）。

治则：破阴回阳，宣通内外。

方药：通脉四逆汤方（《伤寒论》第317条）。

甘草二两（炙），附子大者一枚（生用，去皮，破八片），干姜三两（强人可四两）。

临证加减：面色赤者，加葱九茎；腹中痛者，去葱，加芍药二两；呕者，加生姜二两；咽痛者，去芍药，加桔梗一两；利止脉不出者，去桔梗，加人参二两。病皆与方相应者，乃服之。

煎服要点：上三味，以水三升，煮取一升二合，去滓，分温再服，其脉即出者愈。

3. 营血不相顺接（津血虚寒）证——当归四逆加吴茱萸生姜汤证脉证、病机、治则和方药

《伤寒论》351条：“手足厥寒，脉细欲绝者，当归四逆汤主之。”

《伤寒论》352条：“若其人内有久寒者，当归四逆加吴茱萸生姜汤主之。”

辨证要点：

表证者，手足发凉或四肢冷痛麻木、青紫，或酸软无力，头部发凉疼痛，或身冷，口唇紫绀，恶寒恶风发热，鼻鸣，鼻塞流清涕。里证者，痛经，月经延期，带下清稀色白，腹部寒痛，眩晕，吐涎沫，口淡不渴，但欲寐。

舌脉体征：畏冷，口唇淡白，面部无华，舌质淡，或暗淡，舌苔薄白，脉微而涩，或浮，或沉迟细弱。

证候特征：手足厥寒（四逆），手足发凉或四肢冷痛麻木。

病机：营血不通或虚少，寒凝表里经脉脏腑（营血不相顺接）。

治则：温表寒，通血脉，温通营卫气血。

方药：当归四逆加吴茱萸生姜汤方（《伤寒论》第352条）。

当归三两，芍药三两，甘草二两（炙），通草二两，桂枝（三两），细辛三两，生姜半斤（切），吴茱萸二升，大枣二十五枚（擘）。

煎服要点：上九味，以水六升，清酒六升和，煮取五升，去滓，温分五服。

服药禁忌：禁生冷、黏滑、肉面、五辛、酒酪、臭恶等物。

二、厥阴病类证主方

1.厥阴中风证条文析义

《伤寒论》第327条说："厥阴中风，脉微浮为欲愈，不浮为未愈。"

厥阴中风为半表半里的阴证，脉应当是以沉迟细弱，或沉弦为主，脉一旦见到微浮，就是正胜而邪退的征兆，病由阴出阳，阳气趋于来复，这就是要好了。如果没有出现微浮，说明疾病仍然维持原状。

这一条引出一个厥阴中风的概念。

《伤寒论》第147条说："伤寒五六日，已发汗而复下之，胸胁满微结，小便不利，渴而不呕，但头汗出，往来寒热，心烦者，此为未解也，柴胡桂枝干姜汤主之。"

这个柴胡桂枝干姜汤证，就是厥阴中风的典型证。

《金匮要略·疟病脉证并治》中说的"柴胡桂姜汤（即柴胡桂枝干姜汤）治疟寒多微有热，或但寒不热"，也是厥阴中风证。

伤寒五六日，是由表传入半表半里的时候，经汗后，又用下法，这种误治后不仅表邪不解，而且邪热内陷入于少阳阳明，汗后泻下，耗损津液，又伤里气，里有太阴寒饮，是寒热错杂的厥阴病。

汗下之后，表邪内陷中上两焦少阳病位，不仅可见往来寒热，胸胁苦满，心烦等半表半里的证候，还因少阳、阳明、太阴寒饮与热夹杂互结，有欲实之邪微结于胸胁的胸胁满微结之证。但这只是微有所结，不像阳明水热与瘀血痰水互结胸腹所致之结胸证一样的结实特甚。

汗下伤及里气，里虚会有太阴虚寒水饮，气不化水饮为津液，津液不足则口渴。气不化水饮为津液，及汗下伤津液都可致小便不利。胃中无停饮而不呕。

太阳中风表证不解和阳明之热上蒸上焦头部皆可致使头汗出。

寒热错杂，邪入少阳则往来寒热。少阳邪热阻于中上焦半表半里的部位，扰心则心烦；再者，阳明热伤津液，津不养心，心神不宁亦烦。

因为柴胡桂枝干姜汤证是少阳太阳太阴合病证，这三经病都有参与，所以很多症状的病机都是三病共有的。

柴胡桂枝干姜汤方证病机为枢机不利，表里不和，阴阳不通，水热微结，中虚津亏，寒热错杂。全方有调和枢机，解表清里，温中散结，清热养津，降逆除满等多重功效，所以这个方子临证用途最为广泛，用好了，疗效不可小觑。

方中虽有少阳之邪，但不呕就不用半夏、生姜。

2. 柴胡桂枝干姜汤证脉证、病机、治则和方药

辨证要点：

少阳中风柴胡证部分主症：胸胁或心下满微结，往来寒热，寒多微有热，或但寒不热，恶风或恶寒，四肢厥冷，心烦，口苦，咽干，目眩，耳鸣，不欲食。

中风证：恶风、微恶寒发热或无热，汗出，手足不温或四肢厥冷，或头痛，身痛，咽痛，肢节烦痛。

太阴虚寒水饮证：如腹满，食不下，腹痛，下利，小便不利，头晕，心悸。

阳明证：口渴，但头汗出，大便微干。

太阴虚寒水饮与少阳、阳明水热互结：胸胁或心下满微结。

舌脉体征：舌淡红或暗红，苔白厚腻，脉沉弦。

证候特征：半表半里证偏于寒多微有热，或但寒不热，见四肢厥冷，口苦，或咽干口干，胸胁或心下满微结，汗出或但头汗出，心烦。

病机：枢机不利，表里不和，阴阳不通，水热微结，中虚津亏，寒热错杂。

阴阳营卫不和（中风证）。

核心病机：三焦不利（上焦郁热津虚；中焦胃虚寒水饮，或寒热互结于胸胁或心下；下焦虚寒泄泻，或阳明微结）。

治则：调和枢机，调和阴阳寒热，解表清里，温化水饮，清热养津，温中散结，降逆除满。

方药：柴胡桂枝干姜汤方（《伤寒论》第147条）。

柴胡半斤，桂枝三两（去皮），干姜二两，栝蒌根四两，黄芩三两，牡蛎二两（熬，即现在的煅），炙甘草二两（炙）。

煎服要点：上七味，以水一斗二升，煮取六升，去滓，再煮取三升，温服一升，日三服，初服微烦，复服汗出便愈。

服药禁忌：禁生冷、滑物、臭食，以及证见热多微有寒，或但热不寒等。

下 篇

经方医案脉证病机辨治实录

导语

本篇为作者在北京中医药大学国医堂坐诊期间辨治部分病证的带教实录，选取其中有启发意义的医案32例在此，以启迪读者的经方医学辨证思维，拓宽其临证思路。

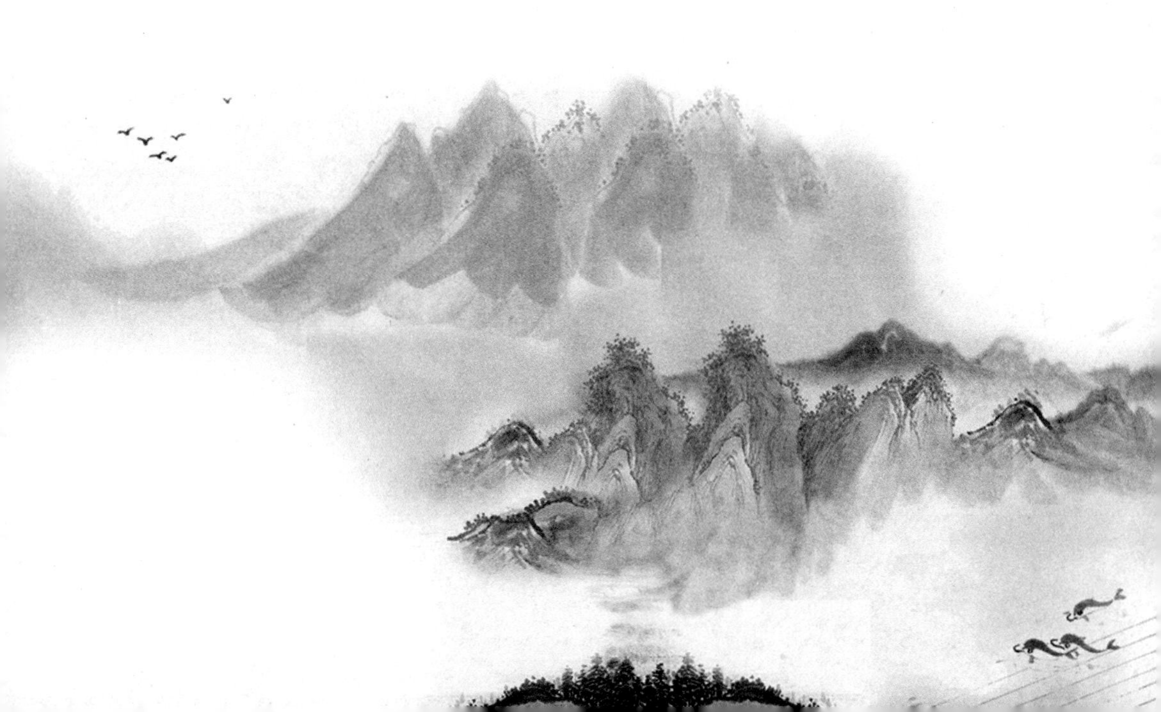

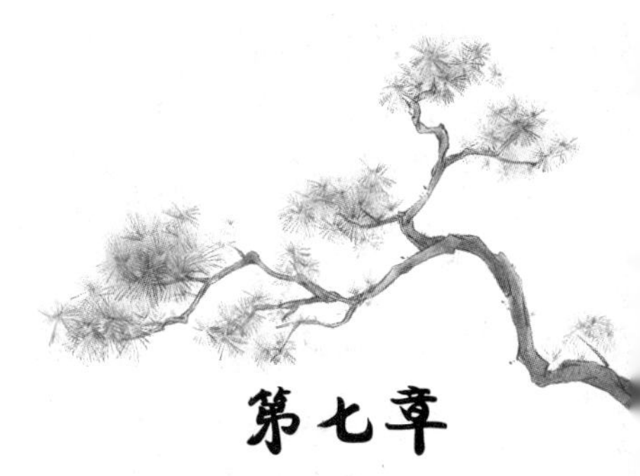

第七章 经方医案临床带教辨析

第一节 仲景经方重表证 首明阴阳辨六经

医案〔1〕感冒，痹证

【接诊情景】

隆某，女，61岁。2016年12月16日初诊。

主诉：颈项强硬酸痛伴咽痛3周。

病史概述：患者3周前患感冒流涕、咽痛，曾自服阿奇霉素、诺氟沙星、风热感冒颗粒等药，一直未愈，且愈加难受，遂求治。

刻诊：颈项部强硬酸痛，全身酸重疼痛不适，尤以肩部、后背、双前臂酸痛为甚，咽干痛，口干，不苦不渴，流黄涕，自觉鼻子冒火灼热难受，两颧红，怕冷怕风，动辄出汗，无发热，无头痛眩晕，无咳嗽咳痰，无恶心呕吐、无胸闷，走路快时即感到心慌气喘，情绪郁闷、易着急，常思虑过度，心烦，乏力，纳可，大便稍干，2天1次。唇暗，舌暗，舌边尖红，苔薄黄腻，脉弦细，左寸关滑尺稍沉有力，右寸浮尺沉。

六经辨证：少阳太阳阳明太阴合病。

病机：表虚寒，表滞，溢饮，胃虚，水饮，气机郁滞，津伤。

核心病机：胃虚津伤而表里三焦枢机不利。

方药：大阴旦汤。

【处方】

柴胡15g，前胡10g，黄芩10g，生晒参片10g，姜半夏15g，白芍15g，炙甘草10g，大枣15g（切开），生姜15g（自备，切片）。

10剂，日1剂，水煎分2次服。

嘱：忌辛辣刺激和过于油腻的饮食。

【辨析思路与答疑解惑】

〔学生A〕我发现老师问诊很细，问诊都需要注意哪些问题？

〔老师〕我们接诊患者时要重视问诊，问诊时一定要全面，一般按照清代医家陈修园《医学实在易》中记载的“十问歌”来问，这个“十问歌”实际上最早是见于《景岳全书》的，陈修园将其修改后更加完善并且通俗易懂。他在《医学实在易》中载：“问证是医家第一要事……一问寒热二问汗，三问头身四问便，五问饮食六问胸，七聋八渴俱当辨，九问旧病十问因，再兼服药参机变，妇人尤必问经期，迟速闭崩皆可见，再添片语告儿科，天花麻疹全占验。”大家最好能够熟记，每次接诊患者按照这个顺序来问诊，就基本上不会遗漏重要的症状了。

〔学生B〕老师，这属于哪一经的病？为什么用大阴旦汤治疗？

这个病根据症状舌脉来辨证，属于多经合病，这位患者当属于少阳太阳阳明太阴合病。

病机有几个层面：

一是有太阳中风外邪束表、表虚寒。

二是有水湿滞表，也就是风水。“风水”概念见于《金匮要略》的水气病篇，胡希恕先生在《胡希恕金匮要略讲座》中说得非常精辟：“什么叫作风水？又有水肿，又有外感。”风水就是表证中风兼夹水湿，或表证中风兼夹溢饮。《金匮要略》有段条文说到：“风水其脉自浮，外证骨节疼痛，恶风。”这个脉浮就说明病在表。《金匮要略》关于四饮中的“溢饮”这么说：“饮水流行，归于四肢，当汗出而不汗出，身体疼重，为之溢饮。”溢饮就是水饮流溢于四肢表位，汗也出不来，表位痹着，腰背四肢等表位沉酸重滞疼痛，外感夹肢体水肿，以及不少的风湿痹证都夹杂有溢饮。

三是有太阴胃虚水饮。

四是还有表不解而邪入少阳，少阳气机郁滞、郁火伤津。

因为患者主诉是颈项强硬酸痛伴咽痛，这就是患者当前所苦之症，所以要从所有病机中提取出核心病机来解决患者所需急治的所苦症状。因此这位患者的核心病机就是胃虚津伤而表里三焦枢机不利。

治法关键在于疏调三焦、表里，也就是调和枢机，将表邪从表位透出，将半表半里之郁火从三焦清泻，养胃气津液以助化饮降逆，并资助卫气津液固表并生津布津。

方子就选与核心病机最相应的“大阴旦汤”。

〔**学生C**〕老师，请您具体讲讲是如何辨证的，怎么辨出是少阳太阳阳明太阴合病的呢？

〔**老师**〕从这位患者的所有症状和舌脉信息来看：

咽痛，颈项部强硬酸痛，全身酸重疼痛及肩、背、双前臂酸痛，苔薄，脉寸浮，为太阳病，外邪束表。

怕冷怕风，动辄出汗，苔薄，为太阳病，中风表虚不固，营卫不和。

颈项酸痛，全身酸痛，肩、背、双前臂酸痛，腰酸，为水湿滞表。

情绪郁闷，易着急，常思虑过度，脉弦，为少阳病，气机郁滞。

咽干，鼻子冒火灼热，黄涕，两颧红，心烦，舌边尖红，苔黄，脉弦细，为少阳郁火，热扰上焦，郁热伤津。

心烦，大便稍干，舌苔黄，脉尺沉有力，为阳明里微结。

动辄心慌气喘，流涕，全身酸重疼痛，苔腻，脉沉弦，为太阴胃虚水饮，水湿，水饮上逆，水湿滞表。

唇暗、舌暗为有瘀血。

这些证辨出来，病机也就出现了。病机有外邪束表，表虚，水湿滞表，气机郁滞，郁热伤津，里微结。病机关键在于表里三焦，核心病机就是胃虚津伤而表里三焦枢机不利。所以，我们学《伤寒》经方医学，用经方治病，完全可以不用脏腑、经络辨证等方法去辨，纯粹用张仲景的六经，也就是六病辨证来辨证。

大家一定要注意，咱们所说的“经”，一定不要理解为经络的“经”。《伤寒论》中的六经，实际上是“六病”。这个“六经”的真正内涵，就是“六病”，就是人身三阴三阳六大层面的病证系统；也可以理解为“六法”，六大病证层面的辨治法度。辨证时，我们将所搜集的全部症状证据，按“六病”归类，分别归于六大类病证系列这个“方证辨治集合”中，再从“六病”系列证候中推出病机，再从病机中提取患者需要急治的核心病机，然后依据方证病机选出最合适的经方。

一、关于大阴旦汤的证治与病机

〔**学生D**〕老师，您为什么要选择大阴旦汤呢？关于大阴旦汤也看过主治证，有印象，但没有用过，这个方与小柴胡汤在用法上有什么区别呢？

〔**老师**〕选择“大阴旦汤”是因为这个方子的方证病机为疏利三焦、表里，养胃气津液，升清降浊，敷布津液。

“大阴旦汤”出自南北朝时期南朝齐梁间的著名医家和道教思想家陶弘景的《辅行诀脏腑用药法要》。这个《辅行诀》，可以说是《汤液经法》的节略本，里面有《汤液经法》的60首经方，而这60首经方中的重要方子如大小二旦汤、四神汤等，在《伤寒论》中有收录。所以在《辅行诀》中有句话说：“外感天行，经方之治，有二旦、六神大小等汤。昔南阳张机，依此诸方，撰为《伤寒论》一部，疗治明悉，后学咸尊奉之。”

胡希恕先生曾说过，《汤液经法》是《伤寒论》的蓝本。这个“四神二旦汤”不仅是《伤寒论》经方的关键方，也是《伤寒论》经方汤剂的分类标准、经方阴阳配伍和辨治的重要法度。

二旦大小方包括大小阳旦汤和大小阴旦汤，大阴旦汤就是其中之一。

大阴旦汤条文说：“治凡病头目眩晕，咽中干，每喜干呕，食不下，心中烦满，胸胁支痛，往来寒热方：柴胡八两，人参、黄芩、生姜各三两，炙甘草二两，芍药四两，大枣十二枚，半夏一升。”

这个方证条文和汤方组成与用量和《伤寒论》小柴胡汤差不多，只比小柴胡汤多了一味芍药，芍药入少阳阳明，入营血阴分。《本经》说芍药“味苦平。主邪气腹痛除血痹，破坚积寒热疝瘕，止痛，利小便，益气”。“破坚积”，可以除里结；“主寒热”，可以清热；“益气”，就是可助气化，敷布卫气津液；“利小便”，可利水饮除湿；通血痹血脉可以“止痛”。所以，这个方子在小柴胡汤调和气机、疏利三焦、透表通里的基础上，还可除血痹，清热利水，除阳明里热微结，敷布津液而止痛。凡是三焦表里气机不畅，津伤不养又伴有水湿滞表者用之最为合适，功在升阴中之阳以助解表，降浊气浊水以助通里。

这位患者外感表邪入里化热，但表证仍存在。怕冷怕风是仍有表证，动动就出汗提示营卫不和；咽干痛，舌尖边红，上焦有郁火伤津，舌中苔黄提示中焦有热有津伤，有热所以胃纳没影响，苔腻提示有痰湿，舌整体看是半表半里偏于热；容易紧张，思虑过度，心烦，爱着急，是气机郁滞；唇暗提示瘀血；颈项部强硬酸痛，全身酸重疼痛不适，尤以肩部、后背、双前臂酸痛，就是既有津伤不养又伴有水湿滞表。所以用这个方子是非常合适的。

二、用经方不要固化思维

〔学生 E〕老师，这个方子加上葛根是不是更好些？

〔老师〕我们学《伤寒》，用经方，关键在于辨准六经方证病机，谨守病机选方用药，能不加药就尽量不要滥加药以打乱经方格局。

该案颈项部强硬酸痛，不仅有津伤不养的病机，而且有湿邪滞表病机，所以，用小柴胡汤加芍药完全可治，不必再加葛根。

《伤寒论》第 99 条说：“伤寒四五日，身热恶风，颈项强，胁下满，手足温而渴者，小柴胡汤主之。”这是说的三阳合病，表证有“身热恶风颈项强”，两侧颈部和后面项部都强硬疼痛，既有太阳病，也有少阳病，三阳合病，能用和法，所以小柴胡汤就能解决，加味芍药可解决津伤不养又有湿邪阻滞脉络作用，就不用画蛇添足地再加葛根了。

《本经》说葛根：“味甘平。主消渴，身大热，呕吐，诸痹，起阴气，解诸毒。”葛根属于阳明药，“身大热”就是能够清阳明热，“主消渴”就是能够生津液，“起阴气”，能使所生津液上布外达，也就是升津。葛根的治疗靶点主要在颈背部津伤筋脉不养。这位患者不仅有颈项部强硬酸痛，还有全身酸重疼痛不适等症，大阴旦汤已经照顾得很全面，再加葛根，方势趋于上，不利于整体治疗。所以不要固化思维，见颈部疼痛就只想到加葛根。

按：该患者一诊即愈。10剂药后我用手机回访，患者说疗效比较明显。第3剂药后症状就逐渐减轻，特别是颈项强硬疼痛，全身酸重疼痛及肩、背、双前臂酸痛减轻明显，10剂药后，痊愈。嘱停服汤药，平时注意防寒保暖，预防感冒。

第二节　经方治咳重病机　证变机变方相宜

医案〔2〕咳嗽（肺炎），感冒（上呼吸道感染）

【接诊情景】

徐某，男，27岁。2016年9月8日初诊。

主诉：咳嗽伴高热1周。

病史概述：患者1周前因受凉开始全身疼痛，继之发热咳嗽，并逐渐加重，每天下午较重，去某医院检查，胸部CT示：双肺下叶炎症，左下肺著，心包少量积液。在社区卫生服务站服西药并静脉点滴，也服过几剂中药（具体药物不详），无明显疗效，1周来因发热不退，全身难受不适而无法工作，遂求治于中医。

刻诊：面红，发热无恶寒，下午体温较高，最高39.9℃，咳嗽较频，咳痰而痰液较稀黏，难以咳出，咳甚时胸部闷，无喘息，上腹部轻度胀满不适，咽干咽痛，咽痒不适，口稍苦，口干不渴，头痛，头发蒙，高热服退热药后出大汗退热，旋即体温又升，平时正常出汗，心烦，身困乏力，纳可，二便可。舌暗边尖红，舌体胖大，边有齿痕，苔薄白腻，脉弦数，寸浮关尺沉。

六经辨证：太阳少阳太阴合病。

病机：枢机不利，郁热津伤，卫气津液滞表，营卫不和，胃虚水饮夹气上逆。

核心病机：表里、三焦枢机不利，营卫不和而饮夹气逆。

治法：和解表里，调和营卫，养胃补津，化饮降逆。

方药：柴胡桂枝汤合桂枝加厚朴杏子汤。

【处方】

柴胡30g，前胡10g，黄芩15g，党参15g，炙甘草15g，姜半夏20g，桂枝15g，白芍15g，厚朴15g，炒苦杏仁20g，大枣6枚（自备，切开），生姜15g（自备，切片）。

4剂，日1剂，水煎分2次服。

【辨析思路与答疑解惑】

〔学生A〕老师，这位患者为什么用柴胡桂枝汤合桂枝加厚朴杏子汤？

〔**老师**〕用什么方子的前提是要先辨证，那就还按我们一直强调的六经辨证方法来辨。

从我们搜集的这位患者的症舌脉的证据中，先看看有没有表证：

头痛，发热，咳嗽，咳甚时胸闷，咽痛，汗出，舌红苔薄白，脉寸浮。为太阳中风证，病机为卫津聚表抗邪，营卫不和，表虚。

再看看有没有半表半里证：

面红，发热咳嗽下午较重，咽干咽痒不适，上腹轻度胀满，口稍苦口干，心烦。舌边尖红，舌体胖大边有齿痕，苔薄白腻，脉弦数关尺沉。为少阳病，枢机不利，上焦热扰津伤，中焦胃虚。

再看里证：

头发蒙，身困乏力，咳嗽咳痰，痰稀，上腹部轻度胀满不适，舌暗，舌体胖大边有齿痕，苔白腻，脉弦关尺沉。为太阴病，胃虚水饮内停上逆，气不化津血，津血不养。

这些辨证明晰以后，就可判断为太阳少阳太阴合病，实际上就是寒热错杂、虚实夹杂的厥阴病。

病机：枢机不利，少阳阳明热扰津伤，太阳卫气津液滞表，营卫不和，太阴胃虚水饮夹气上逆。

核心病机就是：表里、三焦枢机不利营卫不和而饮夹气逆。也就是表里、三焦气机不利，影响卫气津液趋表抗邪，中焦胃气虚不制下而饮夹气逆。

治法关键就是和解表里，调和营卫，养胃补津，化饮降逆。

方选柴胡桂枝汤、桂枝加厚朴杏子汤二方合用最切合病机。

这位患者现在还在发热，可以配合耳穴压贴治疗，就是在特定的耳穴上压贴王不留行籽，同时给予耳尖放血。不要小看这个耳穴压贴疗法，这是我们中医有效的传统治疗方法，疗效有时出乎意料。

【治疗情景】

用手指将耳尖、耳郭轻揉至充血，然后以75%酒精消毒，左手将耳郭折叠露出耳尖固定，右手持一次性无菌注射针对准耳尖处迅速点刺，深度为1～2mm，然后轻轻挤压针孔周围的耳郭，使其自然出血，放血8～10滴，用无菌棉签吸附血滴后再酒精消毒局部，以防感染。

耳尖放血后，患者诉咽痛明显减轻。

然后实施耳穴压贴疗法，以王不留行籽贴（每贴2粒）贴压耳穴，选穴：咽、喉、口、肺、气管、内分泌、神门、交感。

一、关于耳穴疗法

〔学生B〕老师，耳穴还真是神奇，当时就见效。这个病用针刺耳穴，不用贴压，疗效是不是更好一些？

〔**老师**〕耳穴疗法是我国古代流传下来的一种极具智慧而有效的传统疗法，人的耳朵实际上是一个全身的缩影，也就是体内各脏腑组织器官的全息图，与全身脏腑经络息息相关。

耳郭含有丰富的神经纤维，中医认为“有诸内必形诸外”，当人体某些脏腑功能失调发生疾病时，可在耳郭相应的部位出现“阳性反应”点，如压痛、变形、变色、结节、丘疹等反应，这些反应点就是“耳穴”的刺激点，用针刺或压贴等方法刺激耳郭上的这些穴位，就能治疗外感、内伤很多疾病。特别在缓解疼痛、退热等方面有时立竿见影。

我们从事中医的不仅要对经方医学理论有自信，因为这是“道”的层面；还要尽可能掌握一些实用的中医特色疗法，也就是“术”的层面，如耳针疗法等。这样就成为“道”“术”兼具的临床实战家，就可以多为患者解除痛苦。

但是要注意一点，耳针疗法，要以穴贴为主，除耳垂、耳尖放血外，尽量不要针刺耳郭上的穴位。因为耳郭主要由软骨组成，除耳垂外，有3/4～4/5的组织是通过弹性软骨来支撑耳郭的外形。与身体其他器官不同，耳郭皮下分布的血管与淋巴管都比较细小，血液循环相对比较差，所以如果发生感染，很容易形成软骨膜炎，造成软骨的液化和坏死，很难治愈，严重时需要将耳郭切除。这样一来，基本上意味着毁容，在当前医患关系这么紧张的环境下，是很难处理的，所以提醒大家当心一些。

因此，用耳穴治病，尽量选择压贴疗法，非必要就不要首选针刺。实际上，如果穴位压贴准确，疗效基本上和针刺一样，我在临床已经反复验证过。即使是压贴耳穴，也要严格按消毒程序来实施。压贴前用酒精消毒，以无菌棉签擦干后再贴。不宜用碘伏消毒，因为碘伏比较黏滑，胶布难以粘上贴紧。贴穴后一定要定期更换，一般3～5天更换一次。

二、方势与合方

〔学生C〕我注意到老师一般很少用合方，这次为什么用到了合方？

〔老师〕在临床上，我体会到用六经辨证，如果病机辨证准确，能用一首经方解决的问题，就尽量不用合方或滥加药。经方医学辨治要追求高层次，层次愈高用方愈精准，方药能直达病机靶点。

因为合方或加药不严谨会打乱经方作用的整体格局而影响疗效。但如果一个方子涵盖不了所有的证，可以根据方势合方以增强疗效。

什么叫方势呢？就是所合方的方子作用趋势与主方作用趋势基本相同，而不是互相掣肘，就像中药配伍单行、相须、相使、相杀、相畏、相恶、相反这“七情”一样，两方或三方相合，要对病机靶点起到相须或相使的作用。现在有医生见一个症状就合一个方，有时甚至合方3～4个，不论病机是否相合而凭想象合方，一合就是几十味药，这样也会影响疗效。

对于一个寒热错杂、虚实夹杂、表里同病者一定要据证抓主要病机，方势集中主要矛盾，针对主要病机用方才能提纲挈领，一方中的。如果不能全部照顾到所有的症状，可以酌情合方，最好只合一两个方，如果还涵盖不住症状，就要重新选方。

三、柴胡桂枝汤与桂枝加厚朴杏子汤

该案一诊辨为太阳少阳太阴合病。证属于太阳表证未解，又内陷少阳太阴，病机是太阳卫气（津液）滞表、少阳郁热津伤、太阴水饮夹气上逆，主方就用柴胡桂枝汤。

《伤寒论》146条："伤寒六七日，发热微恶寒，肢节烦痛，微呕，心下支结，外证未去者，柴胡桂枝汤主之。"方证病机有表虚，津血凝滞在表，上焦郁热，胃虚，水饮上逆，与这个病的核心病机相合，所以主方就选柴胡桂枝汤。

柴胡桂枝汤为小阳旦汤和大阴旦汤合为一体的方子，临床上治疗范围非常广泛。小阳旦汤主要升阳开表，调和津血，发散外邪；大阴旦汤主要降浊通里，扶阴敷布津液，推陈致新。

柴胡桂枝汤的主治病机虽有太阴水饮上逆，但降逆气的力量并不是太强，这个患者所苦的主要症状就是咳嗽频繁，咳痰而痰黏难咳，咳嗽重时胸闷，说明不仅痰饮上逆较重，而且有气结于胸咽，所以就合上桂枝加厚朴杏子汤。

桂枝加厚朴杏子汤的方势与柴胡桂枝汤方势相须，除解表外，还可除胸中气结、降浊逆而助解表，加强降逆止咳祛痰的力度。

《伤寒论》第18条说"喘家作，桂枝汤，加厚朴杏子佳"，第43条亦说"太阳病下之微喘者，桂枝加厚朴杏子汤主之"，这个喘家的病机就是饮随气上逆。因为下后表证不解，入里而造成阳明上焦气结气逆而喘，所以方中桂枝汤解表调和营卫，再加上厚朴、杏仁除气结，降饮气上逆。

《本经》说厚朴："味苦温。主中风，伤寒，头痛，寒热，惊悸气，血痹，死肌，去三虫。"厚朴不仅能主中风、伤寒、头痛、寒热而解表，更是能破气滞气结，降气夹水饮上逆，为什么呢？这从厚朴主"惊悸气"这句话可以看出来。惊悸气就是有气夹水饮上逆的病机，在桂枝加厚朴杏子汤中能加强化饮降逆气的功用。

《本经》说杏仁："味甘温。主咳逆上气，雷鸣，喉痹下气，产乳，金创，寒心，贲豚。"杏仁可治疗奔豚气，说明它的降逆之力更强，是降逆气而治咳喘的一味好药。

所以说桂枝加厚朴杏子汤这个方子不论解表还是降逆，都能与柴胡桂枝汤相互加强作用，这就是方势相须。

四、关于《名医别录》

〔学生D〕老师，您之前说到的《别录》，这是哪个朝代的书？

〔**老师**〕《别录》是《名医别录》的简称，约成书于汉末，作者不详，这部书也是经典，是秦汉以来医家用药经验汇集的古代药学著作，可以说能与《神农本草经》（简称《本经》）齐名，是《本经》的充实本，里面记载的内容除了充实《本经》里中药的药性药症功用主治等内容外，又补记了365种新的药物。

这本书原书已佚失。但在南北朝齐梁间医家陶弘景撰注的《本草经集注》中，不仅收载了《本经》中的365种药物，也辑录了《别录》中的365种药物，才使《别录》的基本内容保存了下来。所以说，陶弘景为《别录》流传下来是功不可没的。

《名医别录》是与《神农本草经》一样重要的药学著作，也是经方的用药基础，我们学经方，除了要熟读《本经》外，也要参看《别录》。

二诊（2016年9月10日）：

【接诊情景】

患者诉服2剂药后体温已降，最高38℃左右，咳嗽咳痰减轻，痰液已能咳出，痰多清稀，白痰黄痰夹杂，头蒙消失，头痛明显减轻，身困乏力减轻，胸闷腹胀消失。近两日因加班又受凉，出现轻度怕风怕冷，鼻塞流涕，面红，心烦，无汗，咽痛明显减轻，咽已不干，仍咽痒，口干不苦微渴。舌暗，舌边红，舌体胖大边有齿痕，薄白苔上微罩黄滑，脉弦数，寸浮微紧关滑尺沉。

六经辨证：太阳太阴阳明合病。

病机：卫（津）滞表（趋表抗邪的卫气津液留滞于表或闭束于表），营卫郁闭，阳明热扰津伤，胃虚水饮上逆。

核心病机：外寒里饮兼夹郁热伤津。

治法：辛温解表，清热布津，化饮降逆。

方药：小青龙加石膏汤。

〔**学生A**〕老师，这次开的方子和上次不一样呀？

〔**老师**〕是的，大家看看，从我们这次搜集的这些舌脉症分析后得出诊断结论，患者六经辨证为太阳太阴阳明合病。

病机为太阳卫气（津液）滞表，营卫郁闭，阳明热扰津伤，太阴胃虚水饮上逆。核心病机为外寒里饮兼夹郁热伤津。

治法主要是辛温解表，清热布津，化饮降逆。

处方用小青龙加石膏汤正对核心病机。

继续予耳穴压贴配合治疗，选穴同前。

五、小青龙加石膏汤方证病机

〔**学生A**〕老师，这次用方为什么改为小青龙加石膏汤呢？

〔**老师**〕这就是用方的圆机活法，证变机变方亦变。

患者经一诊治疗后不到4天，症状都有明显好转，但还有发热，咳嗽咳痰，这次是又有复感外邪，怕冷怕风无汗，证变了，病机也变了，六经辨证为太阳太阴阳明合病。病机主要为太阳卫气（津液）郁表、太阴胃虚水饮上逆，兼夹阳明里热，寒热错杂，所以用小青龙加石膏汤，外解表邪，内化寒饮，兼清阳明郁热。这是符合张仲景“观其脉证，知犯何逆，随证治之”的六经辨治法度的。

《金匮要略·肺痿肺痈咳嗽上气病脉证并治》说：“肺胀，咳而上气，烦躁而喘，脉浮者，心下有水，小青龙加石膏汤主之。”小青龙加石膏汤方证病机是外寒里饮兼夹里热，方中小青龙汤解表散寒、祛水饮降逆气，加石膏清阳明热而除烦，并辛能解表，这个表就是阳明中风外证，石膏味辛又主中风可以解表退高热。《本经》说石膏：“味辛微寒。主中风寒热，心下逆气惊喘，口干苦焦，不能息，腹中坚痛，除邪鬼，产乳，金创。”这个方子是标本兼治，表里同治，很好用。

这也说明了太阴饮是会伴有阳明热的，生石膏在有饮的情况下是不避用的，人身生理为阴阳平和之体，病理则寒热互见，人生病时单纯的热证和单纯的寒证都是很少见的。

六、麻黄服后失眠的原理

〔**老师**〕给大家说个注意事项，凡给患者服用含有麻黄的方子，晚上该服的那一汁最好是在下午 6 点以前就服下，不要拖延到晚上睡前服用，这样是会影响患者睡眠的。麻黄服后有失眠的副作用，原因是麻黄有宣发卫气、开窍醒神的功能，卫气昼行于阳夜行于阴，卫气因宣发而不能入阴就难以入眠。

〔**学生 B**〕老师，原来我一直不明白患者吃了麻黄类的方子为什么睡不着觉，听了您的讲解，对我真的很有启发。

七、见病知源，辨证识机，随核心病机而治

〔**老师**〕通过对这位患者的治疗，我们应当能得到两点启示。

一是见病知源，辨证识机，随核心病机而治。

《伤寒论》第 16 条说："太阳病三日，已发汗，若吐、若下、若温针，仍不解者，此为坏病，桂枝不中与之也。观其脉证，知犯何逆，随证治之。"

我认为，这 12 个字就是辨六经方证病机的核心。观其脉证，就是辨六经证候；知犯何逆，就是通过六经之证而察知证候病机；随证治之，就是方证病机相应而选方治之。

该案一诊辨为少阳太阳太阴合病。证乃太阳表证未解，又内陷少阳太阴，病机乃太阳卫气（津液）郁表、少阳郁热津伤、太阴水饮夹气上逆，用柴胡桂枝汤合桂枝加厚朴杏子汤以调达三焦，解表降饮气上逆。

二诊证变机亦变，六经辨为太阳太阴阳明合病。太阳卫气（津液）郁表、阳明里热、太阴水饮上逆，寒热错杂，用小青龙加石膏汤，外解表邪，内化寒饮，兼清阳明郁热。

因患者症舌脉已经变化了，证随机转，机随证变，证变机变方亦变，这就

是遵循“观其脉证，知犯何逆，随证治之”的六经病机辨治法度。

二是我们中医人不仅要对中医经典经方有自信，还要勤学苦练，尽可能多地掌握实用中医特色疗法，要成为中医的多面手，不仅会辨证开方药，也会用针灸、耳穴等中医特色疗法为患者解除痛苦，古代医家都是中医全才，如扁鹊、张仲景、孙思邈等古医圣贤除了会开汤药外，也都是针灸高手。

按：10天后，患者微信反馈药后逐渐退热，咳嗽咳痰逐渐减轻，药服完后诸症基本消失，就是感觉身有乏力，嘱其停药饮食调养，避免受风寒感冒。

这种肺炎的治疗是比较难缠的，西医治疗一般都采取大剂量的抗生素联合静脉点滴才能控制住病情。而这个病例只用纯中医治疗，辨六经方证，谨守病机而用经方，再结合中医特色的耳穴贴压、放血疗法就比较快地控制住了病情，这说明不论是急性还是慢性病症，经方的疗效是确切的，也说明充分发挥中医特色的综合疗法是有巨大潜力的。

第三节　咽痛严重非小病　辨证察机思路清

医案〔3〕咽痛（上呼吸道感染）

【接诊情景】

徐某，男，27岁。2016年11月12日。

主诉：咽痛2月余。

病史概述：患者9月份曾患肺炎，经服中药治疗而愈，近2个月来咽痛不适，时轻时重，严重时进食吞咽疼痛难忍，曾服过多种中成药和西药治疗，无明显疗效，求治。

刻诊：咽痛不适，咽时干，偶有少量痰，无咳嗽，无胸闷，无头痛头蒙，无恶寒发热，无身困乏力，正常汗，口不苦，口渴口干喜饮微温的水，时心烦，纳可，食后轻度腹胀，二便可。舌暗，边尖红，舌体胖大边有齿痕，舌体上中部苔黄厚水滑，脉左寸关弦尺沉，右脉寸涩关尺滑。咽后壁淋巴滤泡增生。

六经辨证：少阳阳明太阴合病。

病机：少阳阳明热扰上焦，津伤，太阴中焦胃虚水饮。这次辨证阳证多而阴证少，虽有太阴水饮证据，但水饮比较轻。

核心病机：热扰上焦，胃虚津伤。

治法：清热养津，养胃气，化饮降逆。

方选：黄芩加半夏生姜汤。

【处方】

黄芩15g，白芍10g，姜半夏15g，炙甘草10g，大枣15g（切开），生姜15g（自备，切片）。

12剂，日1剂，水煎分2～3次服。

【辨析思路与答疑解惑】

〔**学生A**〕老师，患者这次主要是咽痛，平时我们在临床上遇到的咽痛患者也有不少，这病看似简单，但治疗还比较复杂。很多方子都能治疗，但感觉有时看似对症却疗效不好。这是为什么呢？

〔**老师**〕咽痛一症看似简单，但阴阳的表证、里证、半表半里都可涉及，但合病者居多，如甘草汤证属于阳明证、麦门冬汤证属于太阴阳明合病证；五苓散证属于太阳或少阴太阴合证；桔梗汤证属于阳明证；半夏散及汤证属于太阳或少阴太阴合病证；猪肤汤证属于阳明里热津伤证……临证时需要认真辨证察机，不要一见咽喉疼痛就给清热泻火解毒药。

这位患者两个月前曾因肺炎咳嗽伴高热来诊，经治疗后痊愈。目前就是容易感冒，这和他病后体质较差有一定的关系，况且患者因工作性质关系，经常加班熬夜，也影响对疾病的抵抗能力。

近2个月来患者咽部经常疼痛，时轻时重，应该与9月份那次呼吸道感染有一定的关系，一般重病后胃气和津液都有一定程度的损伤，容易随时受风寒而感冒。

现在患者主要来治疗咽痛，咱们从患者的症状和舌象、脉象来辨证一下，看看是属于哪一经的病变。

咽痛不适，咽干，心烦，舌边尖红，苔黄，脉弦，为少阳病，上焦郁热，热伤津液。咽后壁淋巴滤泡增生，心烦，口渴口干，喜饮微温的水，因为现在是冬季，渴喜热水是正常现象，如只是渴喜微温的水而感到舒服就是有里热了。舌尖红，舌体上部苔黄厚中有裂纹，脉寸涩关尺滑，为阳明病，上焦热伤津液，上焦微结。少量痰，食后轻度腹胀，舌体胖大边有齿痕，舌体中部苔厚水滑，脉弦尺沉，为太阴病，中焦胃虚停饮，水饮上逆。

六经辨证为少阳阳明太阴合病。病机为少阳阳明热扰上焦，津伤，太阴中焦胃虚水饮。这次辨证阳证多而阴证少，虽有太阴水饮证据，但水饮比较轻。核心病机就是热扰上焦，胃虚津伤。治法为清热养津，养胃气，化饮降逆。最适合的方子就是黄芩加半夏生姜汤。

一、黄芩加半夏生姜汤与小柴胡汤

〔学生 B〕老师，这次能用小柴胡汤吗？小柴胡汤证有咽干的症状。

〔老师〕这次虽有少阳证，但不仅仅是少阳津伤，也有湿热病机，也就是有阳明太阴湿热互结的病机，如舌苔黄厚水滑，咽干、咽后壁增生淋巴滤泡增生等，所以，仅用小柴胡汤顾及不了湿热互结的病机。因为小柴胡汤方证的病机靶点之一就是津伤，上焦津不足、不布，舌苔应当薄黄或薄白，舌苔厚腻就不能单纯用小柴胡汤。再说这个患者少阳病证并不是太重，用小柴胡汤也有些过了。所以选用少阳阳明合病的方子黄芩加半夏生姜汤比较合适。黄芩加半夏生姜汤既能敷布津液又能降逆化饮，津伤与湿热同治，是个好方。

〔学生 B〕黄芩加半夏生姜汤我们只知道是治疗太阳少阳合病下利和呕，没想到还能用在治疗咽痛上？您是怎么考虑的？

〔老师〕所以，我常常讲用经方一定要学会抓病机，病机辨准了，就能够拓宽经方应用的思路。

二、黄芩加半夏生姜汤方证病机

黄芩加半夏生姜汤出自《伤寒论》第 172 条：“太阳与阳明合病，自下利者，与黄芩汤；若呕者，黄芩与半夏生姜汤主之。”这就是说，得了太阳病，治疗不得当，表证还没有完全解除，但病邪又入于少阳阳明，里有水热互结的下利，也有水饮上逆的呕。这一条主要治疗半表半里证和里证，也就是少阳阳明合病，因为黄芩能入少阳清上焦少阳郁火，也可入阳明清上焦阳明热及下焦湿热下利等。

黄芩与黄柏、黄连等苦寒燥湿药相比，还是唯一能入于血分的药，对少阳阳明热伤及血分也非常合适，《本经》说黄芩："味苦平，主诸热黄疸，肠澼泄利，逐水，下血闭，恶创疽蚀，火疡。"这里面的功效"下血闭"就说明能治疗热入血分。

黄芩加半夏生姜汤的方证病机是：上焦郁热津伤，中焦胃虚饮逆，下焦水热互结。

这个病例用这个方子的关键在于既能清解上焦少阳阳明郁热，还能降逆散结、利咽止痛。半夏在降逆散结、利咽止痛中是非常必要的，在《本经》中半夏的药症是："味辛，平。主伤寒寒热，心下坚，下气，喉咽肿痛，头眩胸胀，咳逆肠鸣，止汗。""心下坚"就是痞结，半夏是除痞破坚结，降逆化饮，止咽痛的良药。

按：微信回访，患者诉，药服完，诸症悉除。

第四节　气饮逆证多见　半夏厚朴方神奇

医案〔4〕咳嗽（支气管炎）

【接诊情景】

魏某，女，51岁。2016年12月17日初诊。

主诉：咳嗽20余天，加重1周。

病史概述：患者20天前感冒头痛，鼻塞流涕，经治疗后遗留咳嗽，至今反复咳嗽咳痰不断。近1周来，咳嗽加重，严重时咳得两胁部胀痛、通身出汗，有时痰中带血丝，曾去医院检查，排除肺结核与支气管扩张等症，诊为

“支气管炎”，多方治疗无明显疗效，遂来国医堂求服中药治疗。

刻诊：咳嗽，咳痰量晨起量较多，昼日量小，白黏痰难以咳出，有时痰中少量血丝，咳嗽重时两胁部胀痛伴头蒙，晚上咳嗽加重。近两天晚上前胸后背汗出如水，胸闷胁胀，无气短，咽喉痒，如有物阻塞不适感，唇干，口干较重，不渴不苦，无头痛身痛，无眩晕，怕风怕冷，易感冒，无腹胀，食欲不振，纳食不馨，因阵阵咽痒咳嗽而眠差，二便可。舌暗，胖大，边有齿痕，苔稍厚微黄腻滑，脉弦细，左寸关滑尺沉，右寸浮关尺沉。

六经辨证：太阳阳明太阴合病。

病机：营卫不和，表虚，胃虚，饮气上逆，津血伤。

核心病机：胃虚而气夹水饮上逆。

治法：调和营卫，补胃气，养津血，化痰饮，降逆气。

方药：半夏厚朴汤合桂枝汤加厚朴杏子汤。

【处方】

姜半夏15g，厚朴20g，茯苓30g，炒紫苏子15g，桂枝15g，白芍15g，炙甘草10g，炒苦杏仁15g，大枣15g（切开），生姜15g（自备，切片）。

6剂，每日1剂，水煎分2次服。

嘱：患者药后忌食辛辣刺激、油腻饮食，忌烟酒。

按：该患者为女性，不抽烟，但也要交代到，因为目前女性抽烟者也不少见。

【辨析思路与答疑解惑】

〔老师〕大家平时治疗咳嗽都是用什么方子？分析一下这个病怎么辨治？

〔学生A〕我对经方治疗咳嗽不太熟悉，知道小青龙汤可以治咳，但这个患者汗出比较重，小青龙汤显然不适用。

〔学生B〕我一般按教科书上外感内伤咳嗽分型治疗，这个病应该是外感咳嗽风寒袭肺型，这一型本来是三拗汤合止嗽散治疗的，但这个病例因为有汗，不敢用三拗汤。

〔学生C〕我认为，患者有痰黏，还痰中带有血丝，应该是风燥伤肺，可以用桑杏汤加减。

一、关于咳嗽的用方问题

〔**老师**〕在内科病中，一般咳嗽、哮喘是比较难治的。俗话说：“内不治喘，外不治癣。”说明喘和癣的治疗都是很棘手的病。咳嗽、哮喘有外感引起的，也有内伤诱发的，病因复杂。现在这种病一旦出现，患者多首先找西医治疗，轻者口服各类抗生素和止咳药，重者静脉点滴大量抗生素，或用清热解毒药，或用地塞米松针剂激素，输入大量的这些液体都属于水饮。一般来说，咳喘患者特别是久病患者的胃气都是比较弱的，所以化水饮为津液的功能也会差一些，输液后水饮病邪增多上逆而加重咳喘；大量寒凉药又会伤损胃气也加重水饮；地塞米松属于免疫抑制剂，不能滥用，否则降低呼吸道免疫能力，伤正助邪，西医也有地塞米松或泼尼松会刺激咳嗽中枢而加重咳嗽可能的说法。如果误治，就会将病治成坏病，寒热错杂，虚实夹杂，缠绵难愈。

小青龙汤可以辨治咳喘，但要辨证用方，小青龙汤主要用于太阳太阴合病，或少阴太阴合病，病机属于外有伤寒表证，里有太阴水饮上逆的证，但以太阴水饮上逆为主，痰液多是量大清稀的，痰黏无汗者不宜用。

中医教科书分型治病并非不对，但未免有些机械，因为人们得病是不会按照书上的证型得的。疾病多数情况下都是表里同病、寒热并见、虚实夹杂、多型证候同时出现，仅按这个分型来套是不行的。辨证分型只是个一般规律，是教会我们如何学习和理解中医辨证论治的理念，我们要理解这个分型的内涵，但不能拘泥于这个分型来治病。

止嗽散、桑杏汤都是治疗咳嗽的好方，但用时也需辨证。时方如果以中医辨证的思维来用，用好了疗效也是很不错的。但现在不少医生都是疏于辨证而凭印象、凭感觉，甚至凭西医对中药的药理实验结论来开中药方子，这样开的话，疗效是会大打折扣的。

止嗽散这个方子出于清代医家程钟龄的《医学心悟》，功能是止咳化痰，疏表宣肺，是治疗外感风邪伤肺所造成的咳嗽咽痒、痰黏而少者，主要作用在于疏风宣肺气而散寒，但降气化痰之力稍有逊色。

桑杏汤出清代温病学家吴鞠通，功能是清宣温燥，润肺止咳，主治外感燥邪所造成的干咳无痰者，主要作用在于润燥补津，也不宜用于较严重的痰饮上逆者。

〔学生D〕老师，这个病的辨证思路是什么？

〔**老师**〕咱们还是纯粹从六经的方法来辨证，不掺杂任何其他理论如经络、脏腑辨证等。

这位患者咳嗽，怕风怕冷，易感冒，出汗较多，脉浮，为太阳中风证，表虚寒，营卫不和。

咽喉部如有物阻塞不适感，胸闷胁胀，咳嗽重时两胁部胀痛，为气机阻滞逆于上焦。

食欲不振，纳食不馨，舌胖大边有齿痕，苔厚腻滑，脉弦、滑，为太阴胃虚停饮。

咳嗽，咳黏痰，咳嗽重时两胁部胀痛伴头蒙，胸闷胁胀，舌胖大边有齿痕，苔厚腻滑，脉沉弦，为太阴水饮上逆（随气上逆）。

咽痒不适，咳痰少量血丝，唇干，口干较重，苔微黄，脉细，为痰饮郁久化热，阳明微热伤津、伤血络。

六经辨证为太阳阳明太阴合病，太阳中风表不解，邪入太阴阳明，太阴多而阳明少。也属于寒热夹杂。病机为营卫不和，表虚，胃虚，饮气上逆，津血伤。核心病机为胃虚而气夹水饮上逆。治法主要是调和营卫，补胃气，养津血，化痰饮，降逆气。

方子就选半夏厚朴汤合桂枝汤加厚朴杏子汤，虽然是两个方子合方，药味也不复杂，但可直接针对病机靶点治疗。

二、半夏厚朴汤与桂枝汤加厚朴杏子汤

〔学生E〕老师，这个病用半夏厚朴汤与桂枝汤加厚朴杏子汤合方的思路是什么？

〔**老师**〕这个病例中，半夏厚朴汤是主方，原因是患者咳嗽日久，咽喉处

因为痰阻难以咳出而有阻塞不适感，还胸闷胁胀，上焦气机阻滞较重，需要通畅气机。又加之痰也不少，特别是早晨痰多。

《伤寒论》六经病欲解时说："厥阴病，欲解时，从丑至卯上。"丑至卯在一天之中，为凌晨1点至上午7点的时段，这个时段，厥阴病阴尽阳生，是机体欲借阳气生发而排出体内阴邪的时段，所以晨间痰多需要排出。因为病久气滞而夹痰饮逆于上焦，所以感觉咽中有痰难以咳出并有阻塞不适感，还伴有胸闷胁胀等症，这都与气滞有关。俗话说"水往低处流"，水饮也是趋于下的，之所以水饮上逆，一般都与气机逆乱有关，痰饮常随气逆而上致病。所以治饮常需同时治气。

病机痰气上逆为关键，半夏厚朴汤作为主方最为合适。

《金匮要略·妇人杂病脉证并治》说："妇人心中如有炙脔，半夏厚朴汤主之。"半夏厚朴汤方药组成为：半夏一升，厚朴三两，茯苓四两，生姜五两，干苏叶二两。"炙脔"原意是烤肉块，咽中如有炙脔，是指咽中气凝痰饮结滞，患者自觉咽中如物阻塞不适，吐之不出咽之不下，如孙思邈在《千金要方》中所描述："治妇人胸满心下坚，咽中帖帖，如有炙肉脔，吐之不出，咽之不下方。"

这描述的症状就是后世所说的"梅核气"，也就是西医所说的"咽部异感症"或"癔球症"，患者感到咽部或颈胸部有团块阻塞感、闷胀感、烧灼感、痒感、紧迫感、黏着感。病机为上焦气结气逆，痰饮凝滞。清代医家尤在泾也说过半夏厚朴汤主治"凝痰结气，阻塞咽嗌之间"（《医宗金鉴·订正仲景全书金匮要略注》）。

这个方子在临床上治疗太阴水饮上逆并夹上焦气滞的咳嗽喘息等证是很有效的。因为方子里面的5味药都有降逆气、除水饮的功用，咱们来看看《本经》都是怎么说的：

半夏："味辛平。主伤寒寒热，心下坚，下气，喉咽肿痛，头眩，胸胀，咳逆，肠鸣，止汗。"半夏能化痰饮、降逆气而散结，可以治疗咽痛呕吐咳嗽。

厚朴："味苦温。主中风，伤寒，头痛，寒热，惊悸气，血痹，死肌，去三虫。"主在破气滞气结，还降气夹水饮上逆，为什么呢？这从厚朴主"惊悸气”这句可以看出，在半夏厚朴汤中能增强半夏化饮降逆散结的功用。

茯苓：“味甘平。主胸胁逆气，忧恚惊邪恐悸，心下结痛，寒热烦满，咳逆，口焦舌干，利小便。久服安魂魄养神，不饥延年。”这味药能治疗胸胁气逆、满闷咳喘，还能化水饮为津液布达上焦，并利尿除水饮，治水方中最为常用。

姜：“味辛温。主胸满，咳逆上气，温中，止血，出汗，逐风湿痹，肠澼下利，生者尤良。”这个姜往往被人忽视，但在《伤寒》经方中却是重要的一味中药，它能益胃气，化水饮，降胸中气逆。生姜发越水气而止呕、解表；干姜温中祛寒而止咳止利，还入血分而止血。

紫苏在汉末药学著作《别录》中被这样记载：“味辛温。主下气，除寒中，其子尤良。”紫苏辛温散寒，温散上焦痰浊而降逆气，还可行气除满而宽中。紫苏全草都是宝，叶为苏叶，偏于发散风寒解表；果实为苏子，偏于降气化饮祛痰止咳喘；还有茎为苏梗，偏于理气宽胸而治胸闷气滞，还安胎，安胎作用在于行气，气机通畅则胎气自和。

我用半夏厚朴汤治疗外感咳嗽咳痰的经验：如外感咳嗽咳痰，一般常常苏叶苏子同用，各是原量的一半；如慢性支气管炎或慢阻肺急性咳喘发作，无外邪者，多用苏子降气止咳平喘。

这个病例中合用桂枝加厚朴杏子汤。桂枝汤加厚朴杏子汤的功能，我以前也给大家讲过，在这个病例中不仅可以调和营卫而解表止汗，还能加强半夏厚朴汤降逆气、祛痰饮的功用，因这两个方子的方势相须。

《伤寒论》第 18 条讲“喘家作，桂枝汤，加厚朴杏子佳”，第 43 条亦说“太阳病下之微喘者，桂枝加厚朴杏子汤主之”，这个“喘家”的病机就是饮随气上逆。下后表邪不解又陷入阳明上焦，但阳明证轻微，只是气结。这个阳明微热用白芍可解，气结厚朴可除。

在这个病例中有痰中带有血丝一症，说明阳明虽微，但已经伤及血分，用方还要考虑治血，杏仁就有了用武之地。

《本经》说杏仁“味甘温。主咳逆上气，雷鸣，喉痹下气，产乳，金创，寒心，贲豚”。说明杏仁不仅能够强力降逆气，还能通过治“金创”而化上焦瘀血之功，瘀血不去，新血不生，咳嗽引起的血络损伤瘀血祛除之后，新血则生而达止血的目的。

所以说桂枝加厚朴杏子汤不论解表还是降逆，都能与半夏厚朴汤相互加强作用，还能化瘀生新，这就是方势相须。

三、服中药时饮食禁忌的经典法则

〔学生F〕老师，您刚才反复交代患者要忌口，这个忌口的食物有哪些，为什么要忌口？

〔**老师**〕服中药的忌口法也是很重要的，古人就非常重视，我们现在大多数中医都忽略了这个问题。

俗话说："患者不忌嘴，医生跑断腿。"如果吃中药不忌口，是会影响疗效的，大家一定不要忽视，开方子后都要交待患者忌口。忌口的原则就是《伤寒论》桂枝汤的方后注："禁生冷、黏滑、肉面、五辛、酒酪、臭恶等物。"这个法则不仅适合于服桂枝汤，服用一切中药汤剂都应当遵循这个法则来忌口，我将这个法则称为服中药时饮食禁忌的经典法则。

为什么服药期间应当遵守这个法则呢？

一是因为生病期间，患者往往脾胃功能比较虚弱，再食入生冷油腻饮食，会更加重脾胃的负担。有胃气则生，无胃气则危，胃气盛则有助于药力发挥作用，胃气损伤，不但不能运化饮食，而且不能运载药力，会导致病情加重或延缓疾病的康复，所以治病及饮食都要时时注重顾护胃气。

二是因为中药来自于自然，俗话说"药食同源"，许多食物也有一定的药性。中医治病是以草木金石药物寒热温凉的不同属性，来治疗疾病的寒热虚实，纠正人体阴阳的偏盛偏衰。中药方剂药物寒热温凉的配比格局是有法度的，服药期间如果再吃一些有寒热偏性的食物，会扰乱中药在体内发挥燮理阴阳寒热的功效。

三是一些荤腥食物，如羊、猪头肉、鱼、虾、蟹及蛋、牛奶等高蛋白食物，或具有特殊刺激性的食物，都是俗话所说的"发物"，会诱发旧病宿疾或

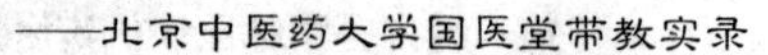

加重病情。

什么叫“发物”呢？这个“发”，顾名思义，有“散开”“扩大”“膨胀”的意思。发物就是指吃了某些食物后能引起旧病复发或新病加重的食物。

发物的范围很广，大多将寒凉、荤腥、助热、助痰湿的食物都看作是发物：如各类寒凉性质的水果；辛辣刺激食物饮品如葱、姜、花椒、胡椒、辣椒、酒等；不良嗜好如吸烟、嚼槟榔等；荤腥食物如猪头肉、狗肉、鱼肉、虾、蟹、鹅肉等。例如《本草纲目》曾说鹅肉“气味俱厚，动风，发疮”。这些食物服中药时都应慎食。

但对于发物也不能一概而论，如葱、姜、花椒等，葱能通阳解表，白通汤中沟通表里、回真阳必用；特别是姜，是一味温中散寒的重要药物，张仲景的很多经方都离不了它；还有羊肉，方中须用时一定要用，如当归生姜羊肉汤治疗虚劳寒疝，温中补虚必用；猪蹄有发乳下乳的作用，这些肉食入药时例外。

按：微信回访，患者诉疗效很好，第1剂药服后，咳嗽就有减轻，6剂药服完，咳嗽咳痰明显减轻，说没想到这个方子真有效。嘱其原方继服6剂，后又反馈病证痊愈。嘱停药后注意防寒保暖，防感冒。

第五节　圆通用方治咳衄　疗效关键识病机

医案〔5〕咳嗽，鼻衄

【接诊情景】

李某，男，8岁。2016年9月10日初诊。

主诉：咳嗽伴鼻衄2月余。

病史概述：患者2个月前因上呼吸道感染而遗留咳嗽至今不愈，咳嗽严重时还伴有流鼻血，曾被诊为“支气管炎、鼻衄”，服大量抗生素及止咳化痰药等，也曾在某医院开过10剂汤药，只服了5剂，因药味多、药量大，服后感到胃中难受、干呕、纳差而停服。因多方治疗无明显疗效，遂来国医堂求治。

刻诊： 面暗黄，形体较瘦，阵发性咳嗽，早晨和晚间气温低时咳嗽较频，咽痒即咳，咳痰较黏量少。咳嗽严重时流鼻血，量不大，但每日都流，以棉球塞鼻即可止住，时流稠鼻涕，吃甜食后呕吐。汗出正常，口不干渴，无恶寒发热，无头痛身痛，咽干咽痒，纳差，大便可，2天1次，小便稍黄。舌质淡红胖嫩，舌边尖红，苔白腻而润，脉细，左寸关浮滑尺稍沉，右寸浮关尺弦。

六经辨证： 太阳太阴阳明合病。

病机： 太阳表束，郁热伤津及血络，中焦胃虚，饮气上逆。

核心病机： 里虚而饮气上逆。

治法： 解表散寒，养胃补津，清热止血，降逆化痰饮。

方药： 半夏厚朴汤合麦门冬汤加冬花。

【处方】

姜半夏15g，厚朴12g，茯苓15g，炒紫苏子6g，紫苏叶6g，麦冬20g，党参10g，炙甘草10g，炙款冬花15g，大枣10g（切开），生姜10g（自备，切片）。

10剂，每日1剂，嘱用米汤水煎药，日分2～3次温服。

嘱：忌饮冷、凉食、甜食及过于油腻的食物。

【辨析思路与答疑解惑】

〔**学生A**〕老师，您是怎么分析该患者病机的？讲讲辨证和用方思路吧。

〔**老师**〕大家看看，患者面部暗黄，形体较瘦，纳差，咳嗽，咳痰，吃甜食后呕吐，舌淡胖嫩，苔白腻而润，脉关浮，这就可以辨为太阴中焦胃虚，痰饮内停上逆。

时流鼻涕，咳嗽，咳痰，早晨和晚间较频，脉寸浮，是太阳风寒束表，卫气不和，早晨和晚上气温相对较低，所以一遇冷气，卫津就要趋表抗邪，所以咳嗽加重。

咳嗽重时流鼻血可以辨为饮气上冲上焦血络，也可以是上焦热伤血络。

咳痰黏而量少，咳嗽严重时流鼻血，咽干咽痒，流稠鼻涕，小便稍黄，舌质红，舌边尖红，脉细，寸关滑，为阳明郁热，热伤津液，热扰上焦，阳明热已经伤及血络了。

这个病脉证合参，应该辨为太阳太阴阳明合病。因为证候比较复杂，有咳嗽又有流鼻血，所以需要用到合方。

从这个合病中辨识病机是选方的关键，这里的病机有表证太阳中风，还有里证太阴中焦胃虚、饮气上逆，又夹杂阳明郁热伤津并伤及血络，也是个寒热错杂的证。

病机就是太阳表束，郁热伤津及血络，中焦胃虚，饮气上逆。

核心病机就是里虚而饮气上逆。治法关键在于着手解决胃虚而饮夹气逆的问题。方药就用半夏厚朴汤合麦门冬汤为主加味。

一、遣方用药切记不可伤及胃气

〔学生 B〕老师，这个小患者的奶奶说曾在别的医院开过 10 剂汤药，只服了 5 剂，就因为药量大，吃药后胃里难受、干呕，现在还不想吃饭，这是不是不对症？还是伤到了胃？您这方子里也没有白术、砂仁等治胃的药呀？

〔老师〕这个问题很好，等空闲时我给大家好好说说这个事儿。

大家要注意，给这个小患者用药切记不要伤及胃气，我们中医给任何人治病都要处处要顾护胃气，这是医圣张仲景时时告诫我们的一个重要法度。

在这之前患者服过的药中，不是说一个药罐子几乎填满了吗？这说明药味多、药量大，所以伤及胃气，服后就会感到胃中难受、干呕、不想吃饭。中药开的量过大，疗效并不一定好，吃中药主要在于帮助人体从阴阳整体来通闭解结、燮理人体阴阳气机，反之于平。这就是说，人自身的阴阳气机平衡调畅了，病邪就会靠人体自我修复能力来由里出表，由阴转阳，阴阳自和而自己痊愈。这里面起关键作用的就是胃气。

《灵枢·海论》说："胃者，水谷之海。"《素问·玉机真藏论》也说："五藏者，皆禀气于胃。胃者，五脏之本也。"金元医家李杲在《脾胃论》中讲："人以胃气为本。"明代医家名张景岳在《景岳全书》中提到："凡欲察病者，必须先察胃气；凡欲治病者，必须常顾胃气。胃气无损，诸可无虑。"

这些论述都说明，胃气根于先天之本真阳，是人生命机能的依托，为五脏六腑之气的后天本源，人身之气有赖于胃气而生化。胃气担负着人体的运化给养功能，关系到人体正气的强弱，营卫气血的生成运行输布，是人身生长发育及抗病愈病之能源，须时时顾护。

保胃气，仲景经方是典范，《伤寒论》六经辨治始终都贯穿着保胃气的思想。为什么《伤寒》经方用药少而精且配伍严谨？少则1味（甘草汤），多是3～6味，大多不超过10味药，除针对证机准确外，其主旨就是最大限度地顾护人的胃气不受药物伤害，以助于人体自我修复调节机能发挥最大的作用。《伤寒论》58条："凡病若发汗、若吐、若下、若亡血、亡津液，阴阳自和者必自愈。"无论什么病，过于发汗、误吐、误下，这都是攻法，攻法用得不当，都会伤损胃气。胃气不仅是人生长发育的基础，更是人体愈病的基础，胃气一伤，肯定影响疾病痊愈，甚至会导致病情加重。

俗话说："是药三分毒。"这个"毒"，就是药物的偏性。因为药是以药的偏性，也就是药物所含的"毒"来克病，就是我们常说的"以毒攻毒"。而任何药物的"毒"，对于人体中土，即不偏不倚、中正平和的胃气都有一定的影响。所以中药不可杂乱无章地加大药味或药量滥用，否则会伤及胃气。

我发现，很多中医用药，开方唯恐不大，药味唯恐不多，常见十七八味甚则三十余味以上者。原意是唯恐漏了症状，想大撒网般地将患者的病证一网打尽，心是好的，但开方药味太杂，多是胸无定见。见一个症状加一味药，阴阳不辨，寒热不明，头痛医头，脚痛医脚，法度不严，杂药乱投……这样不仅剂大功少，疗效难明，而且伤损胃气，增加胃肠道副反应，以至于患者对服中药深感畏惧，实有损中医声誉，更是有悖仲景"保胃气"之大法。

实际上，中医是道，治病靠辨证寻源知机，然后靠中药的四气五味升降浮沉组方，从整体平衡的认知来把握调和人体阴阳气血，养胃补津，扶正祛邪，或祛邪助正，恢复人体自我修复机能以达中和平衡之境。

二、经方医学理论的胃气内涵与层次

自古医家理解"胃气"的内涵不一，但不论如何理解，其内涵都存在着一定的关系，都是以胃的消化吸收功能为基础的。

经方医学理论的胃气内涵的层次是：后天之本——谷气——胃津。

什么意思呢？这就是胃气为人身后天之本，胃气充沛健运则人体化生有源，阴平阳秘，精神乃治。胃气虚损或衰败，则人体阴阳失衡，百病丛生。胃气为主运化水谷之气，关系到饮食消化，人体正气的强弱，营卫气血的生成运行输布，基础就是水谷之气。胃气与津液同源，胃气如果健运充沛，津液就化生有源。也就是说，吸收的水液可以顺利化生为津液，这种津液就是化生营血的重要基础物质，通过三焦通路，畅达三焦上下表里内外，可润养五脏六腑四肢百骸及经络血脉。

胃气是能源，是根本，胃气功能的正常运行，一靠真阳温运，二靠津液润养，不能过寒，亦不可过热。

明代新安医家徐春甫在《古今医统》中有句话说："汉张仲景著《伤寒论》，专以外感为法，中顾盼脾胃元气之秘，世医鲜有知之者。"由此可知，不少医生不理解张仲景保胃气的苦心和用药法度。

《伤寒论》太阳病条文占一大部分，谈误治的最多，救误的方法亦最多。误治就是汗、吐、下法的误用，都会伤及胃气津液，胃津一伤，中焦枢纽虚损以致功能障碍，上不能奉养上焦心、脑等组织器官，下不能制约下焦浊水浊气，脏腑阴阳失调，营卫失和、气血失调，水饮逆乱，以致杂病坏证丛生，有病难治，重病则危。治病救误也时刻不离顾护胃气，也就是说外感内伤、疑难杂病、危急重症、久病痼疾，有胃气则生，无胃气则危，难病危症痼疾，必先救胃气，保得一分胃气，便有一分生机。

三、仲景经方医学法度贯穿保胃气理念

张仲景《伤寒论》和《金匮要略》的辨治法度始终都贯穿着保胃气的思想。

《伤寒论》中有多处条文阐述胃气的相关理念，全书开首就将胃气所派生的营卫之气作为太阳病发生的主要原因，并进一步结合胃气的强弱以及是否能食，作为六病发展、变化及转归的基本依据。

如"胃气弱"，《伤寒论》280条说："太阴为病脉弱，其人续自便利，设当行大黄芍药者，宜减之，以其人胃气弱，易动故也。"明确说明胃气虚寒不可

误用下药。

如“胃气强”,《伤寒论》247 条说:“趺阳脉浮而涩，浮则胃气强，涩则小便数，浮涩相搏，大便则硬，其脾为约，麻子仁丸主之。”这个胃气强不是胃气充盛的正常状态，而是阳明热亢盛而伤及胃津。

如“胃中虚”,《伤寒论》158 条说:“伤寒中风，医反下之，其人下利，日数十行，谷不化，腹中雷鸣，心下痞硬而满，干呕，心烦不得安。医见心下痞，谓病不尽，复下之，其痞益甚，此非结热，但以胃中虚，客气上逆，故使硬也。甘草泻心汤主之。”此“胃中虚”为误下而致胃气虚而不制下焦，水饮逆乱。

经方医学的胃气的病机概念有胃气虚（受纳运化功能减弱），胃虚寒（温煦功能减弱，偏于寒），胃津虚（濡润功能减弱，偏于热），胃气强（热亢损伤胃津，偏于热）。胃气虚为病机根本，胃虚寒、胃津虚、胃气强最终都会伤及胃气。胃气是人身气机升降的枢纽（立足于中焦），津血精化生的本源，胃气一伤，不仅不能气化生津血，而且中焦枢纽失于制约，下焦水饮会逆乱上犯。

“胃气”内涵不一，但不论如何理解，其内涵都存在着一定的关系，都是以胃的消化吸收功能为基础的。

经方医学理论的胃气就是全身的中枢，其内涵的层次是：后天之本，谷气，胃气（津）。

什么意思呢？这就是胃气为人身后天之本，胃气功能主运化水谷之气，关系到饮食消化，人体正气的强弱，营卫气血的生成运行输布，基础就是水谷之气。胃气与津液同源，胃气如果健运充沛，津液就化生有源，也就是说，吸收的水液可以顺利化生为津液，这种津液就是化生营血的重要基础物质，通过三焦通路，畅达三焦上下表里内外，可润养五脏六腑、四肢百骸、经络血脉。

胃气是能源，是根本，胃气的功能一靠真阳温运，二靠津液润养，不能过寒，亦不可过热。

《伤寒论》一部大论，可以说是处处顾护胃气，告诫我们不能误下误吐误汗而伤及胃气（津),《伤寒》经方有很多都使用炙甘草、大枣、姜（生姜或干姜）和人参。张仲景确立了一个“建中”“理中”的理念，这就是辨治病证的重要法度。

“建中”就是建立中焦胃气，“理中”就是治理补养中焦胃气。二者使胃气不得败绝，不能寒，也不能过热，胃气充沛健运则人体化生有源，阴平阳秘，精神乃治。胃气虚损或衰败，则人体阴阳失衡，百病丛生。

《伤寒论》治则中特别强调“无犯胃气”。《伤寒论》145 条说：“妇人伤寒，发热，经水适来，昼日明了，暮则谵语，如见鬼状者，此为热入血室，无犯胃气及上二焦，必自愈。”外感初得，又逢来月经，热入血室，白天清醒，夜晚说点胡话，也没多大的事，这是热与血结，但月经得下，很快就好。所以不要过用发汗攻下的药乱治，别损伤胃气及上焦中焦，病情可以治愈。

全书经方的组成中，多见人参、甘草、大枣、干姜、生姜、白术、茯苓等顾护胃气之药。并在煎药、服药及药后调护等各个环节也都处处体现顾护胃气的原则。如汗法的桂枝汤，用炙甘草、大枣补中养胃气津液，特别在药后调护法中强调药后啜热稀粥。粥可以内充谷气，既可益胃气以扶正，又可助发汗以祛邪。药后禁忌生冷、黏滑、肉面、五辛、酒酪、恶臭等物，也是预防伤及胃气。

调胃承气汤，虽苦寒攻下，但方中有炙甘草甘缓和中，既可缓芒硝、大黄的峻下之力，使之偏于泻热和胃，又可保护胃气，以防伤中。

柴胡剂不论大小柴胡汤都以人参、炙甘草、大枣和中益胃气养胃津。

清法的白虎汤辛寒清热，易伤人的胃气，则加入粳米，炙甘草益气和中，补益津液，既能防寒药伤正，又可补汗血之源，助胃气以利祛邪。

病后饮水，张仲景也是提醒不要大喝急饮，以免伤及胃气。

《伤寒论》71 条说：“太阳病，发汗后，大汗出，胃中干，烦躁不得眠，欲得饮水者，少少与饮之，令胃气和则愈。”这就是说，太阳病发汗过了，胃中津液也会缺失，津伤化热，胃中干，胃气不和，烦躁而渴，给水不要太多，要让他少少地饮用，慢慢地喝进去。这样一来，胃得了滋润后胃津渐渐恢复，胃气和了，不但不渴、不烦躁了，病也容易恢复了。

就是病后养护饮食，也考虑到患者病情初愈，胃气尚弱，不可过食，交代患者要节制饮食，适当减少食量，使胃气渐渐恢复运转，恢复自我修复功能。

《伤寒论》最后 398 条有个瘥后饮食调理条文说：“患者脉已解，而日暮微烦，以病新差，人强与谷，脾胃气尚弱，不能消谷，故令微烦，损谷则愈。”

这就是说，得病后初愈，脾胃气尚弱，运化功能不及，所以不可过食，如过食或勉强饮食，就会导致饮食难以消化，积滞于肠胃化热伤津、上扰上焦，所以损谷节食是保胃气的最好方法。

四、“药过十三，医必不沾”的含义

现在开方用药伤及胃气的情况比较多见，有不少医生辨证不精，不是整体考虑开方，多凭症状加药，有几个症状就加几味药，一开中药都是大方子，认为药味多，用量大，所有症状都能兼顾。这样方药杂乱，章法不明，疗效不好又损伤胃气，不仅有悖于医圣张仲景处处顾护胃气的用方法度，而且因疗效不好，胃肠反应重而影响中医声誉。

因为人患病后，每每影响胃的消化功能，药多则加重胃肠道负担，更影响消化吸收，造成恶心、胃胀、腹痛、腹泻等副作用的很多见。实际上，中医的疗效并不与药量大成正比。药量大，杂药乱投，超过机体代谢和胃肠的承受的限度，反而伤害人的胃气。多数情况下，从燮理阴阳气血整体入手用方，方简、用量适当反而见效更快。

自古有句俗话讲“药过十三，医必不沾”，也有“药过十三味，方子大杂烩”之说。说得虽然有点儿绝对，但是不无道理。

这个十三，本意是《素问·至真要大论》所讲中药配伍原则中的大剂，如“君一臣二，制之小也。君二臣三佐五，制之中也。君一臣三佐九，制之大也。”就是说开方时君药一味，臣药二味，这三味药组成处方就是小剂；君药二味，臣药三味，佐药五味，这十味药组成处方就是中剂；君药一味，臣药三味，佐药九味，这十三味药组成处方就是大剂。这说明自古以来医家重视方药组成基本规矩的。中药剂量恰到好处既不伤正，又能治病，如果开方超过大剂的十三味药，基本上就是用药没有法度的诸药性味杂陈，章法混乱了。

五、要懂保胃气，必须学经典

要懂保胃气，必须学经典，用经方，必须深入体悟经方医学“保胃气”的精髓，遣方用药须以经方法度为准则。清代医家徐灵胎《慎疾刍言》中有句名言很精辟："要知药气入胃，不过借此调和气血，非药入口，即变为气血，所以不在多也。"这是深得仲景心法的真知灼见。

的确是这样，譬如说，现在有些学扶阳的医生没有真正弄懂扶阳学说的真正内涵，动辄大剂量或超大剂量开附子，这就是误用。扶阳并不是大量的附子吃到体内，你的阳气就增加了，而是在于附子能祛阴寒、破坚结、逐湿痹、通经活血，以扶助机体自身阳气通达而回阳救逆，即咱们经常说的"少火生气"。而多用滥用附子就是壮火，不仅不能扶阳，而且会伤阳，伤及中阳，也就是《内经》所说的"壮火食气"。补气血，并不是说吃了大量的黄芪、当归，气血立马就充足，而是在于黄芪、当归功能是帮助体内生化气血的机能恢复正常，从而使机体自身生化气血。

总之，张仲景在教我们辨证施治时，遣方用药要处处注意不可伤及胃气。扶正自然是保胃气，而祛邪时也多兼顾保胃气以助药力，以助愈病。

现代北京名医蒲辅周遣方用药也很重视保胃气。他曾说道，人患病后，每每影响胃的消化功能，药多则加重胃肠道负担，更影响消化吸收。蒲老认为那种以为药味多，用量大，花钱多，疗效就好的说法是一种偏见，并指出疗效并不与上述因素成正比。药量大，超过身体承受的限度反伤害人的正气（抗病能力）和胃气（消化功能），倘若用得适当，药量小，亦可甚为有效。

六、麦门冬汤方证病机

〔学生 C〕老师讲得真细，听后启发很大。老师讲讲半夏厚朴汤合麦门冬汤的思路吧。

〔老师〕半夏厚朴汤病机为上焦气结气逆，痰饮凝滞。对痰涎壅盛、嗓子如有物阻塞难受不适而咳嗽咳痰者疗效很好。

为什么合用麦门冬汤呢？一是麦门冬汤与半夏厚朴汤方势相须，有协同降逆化饮止咳之功，二是麦门冬汤不仅降逆气，而且补胃津。

《金匮要略·肺痿肺痈咳嗽上气病脉证并治》说："大逆上气，咽喉不利，止逆下气者，麦门冬汤主之。"其方药组成为：麦门冬七升，半夏一升，人参二两，甘草二两，粳米三合，大枣十二枚。这个“合”字，用于容量单位是念 gě。

在汉代，容量单位有五种：龠（音 yuè）、合、升、斗、斛（音 hú），二龠为一合，十合为一升，十升为一斗，十斗为一斛，大家可以了解一下，这在班固的《汉书·律历制》中有记载。折合成现在的量就是 1 合等于 20mL，10 合为 1 升就等于 200mL，10 升为 1 斗就等于 2000mL，10 斗为一斛就等于 20000mL。但“合”如何换算成“g（克）”呢？这两个是不一样的单位，“合”是容积单位，“g（克）”是质量单位也就是重量单位。

我曾看过多位专家考证汉代中药剂量的有关文献资料，麦门冬 1 升（200mL）有等于 143g 的，有等于 120g 的，有等于 119g 的，有等于 90g 的，总之都在 100g 左右。那么，1 升等于 10 合，1 合麦冬就是 10g 左右。方中麦门冬七升就是 700g 左右，量太大，不必要。我用麦冬基本上在 15 ～ 60g 就有疗效。

大逆上气的“大”，有人说是“火”之误写，教科书上也在“注”中这么认为的。我认为还应是“大”字，麦门冬汤方证病机为上焦热随气逆伤津，中焦胃虚水饮夹杂津伤结气。上焦有阳明热伤津液会导致咽喉干燥不利，气不肃降，热上冲与水饮夹杂上逆，会咳嗽喘息。

《本经》说麦门冬：“味甘平。主心腹结气，伤中伤饱，胃络脉绝，羸瘦短气。久服轻身，不老不饥。”这就是说麦冬甘平滋润，主心腹结气就是能解胃中因津伤枯燥之结气，为补胃津之药，能清润阳明胃气，防阳明里结成实，可润通胃中结气，避免胃中脉络闭阻。

大家看看这个半夏厚朴汤合麦门冬汤内含几个方的元素，如《金匮要略》的生姜半夏汤、小半夏加茯苓汤、大半个苓桂草枣汤。

生姜半夏汤病机为寒饮搏结于上焦、中焦；小半夏加茯苓汤病机是胃失和降水饮上逆；大半个苓桂草枣汤病机是胃虚水饮内动上冲。这些方子相须，共同起到养胃气补津，补中制下，化饮降逆的作用。

加款冬花是因为《本经》说款冬：“味辛温，主咳逆上气，善喘，喉痹，诸惊痫，寒热邪气。”不仅解表，还可治疗咳嗽、咽喉肿痛。

按：10 天后电话回访患者奶奶，说这次的中药比他此前服用的任何中药都有效，药量还不大，服药期间没有任何干呕难受等胃肠道反应。服第2剂后咳嗽就逐渐减轻，鼻衄已经停止，10剂药服完痊愈。

第六节　长期发热须详识　经方辨治有优势

医案〔6〕长期发热

【接诊情景】

李某，男，55岁。2016年7月9日初诊。

主诉：发热2个月余。

病史概述：患者2个月前因感冒后出现发热、头痛、身痛、鼻塞、流涕、咳嗽等症，曾静脉滴注和口服抗生素等药物对症治疗，其他感冒症状基本消失，但发热症状至今迁延不愈。每天下午开始发热，体温在38℃左右，曾去某医院做过各项化验及胸部X光片等，无明显异常，多方治疗后无明显疗效，经人介绍来国医堂求治。

刻诊：体态偏胖，发热，每天下午2点左右开始体温逐渐增高，常在38℃左右，自诉每次发热前像疟疾一样有轻度发冷感，上身热，膝盖下凉，身出凉汗。患者诉在感冒初期治疗时曾多次药物发汗，现在不用药也出虚汗。热起时浑身酸重无力，头昏蒙沉重如带箍子一般，无头痛，但颈项部僵硬疼痛不适，胸闷，胸骨食道处发胀疼痛，无咳嗽，咽喉中有少量痰涎，咽干痛，口干不苦不渴，无腹满腹痛，因发热反复发作长期不愈而心烦，纳差，大便一天一次，量少稍干，难排，不黏。舌暗红，舌下瘀紫，舌稍胖大无齿痕，苔薄白腻。脉数，左寸关涩尺沉弦，右寸浮大关弦滑尺沉。

六经辨证：太阳太阴阳明合病，属厥阴。

病机：表虚津滞，胃虚，水饮上逆，气结，津伤。

核心病机：营卫不和夹气结、气逆。

治法：调和营卫，养胃生津，除结降逆。

方药：桂枝加厚朴杏子汤加味。

【处方】

桂枝 10g，企边桂 10g，白芍 20g，炙甘草 15g，厚朴 20g，炒苦杏仁 15g，生黄芪 30g，三七粉 3g（冲服），大枣 7 枚（自备，切开），生姜 20g（自备，切片）。

14 剂，日 1 剂，加水文火煎煮 40 分钟滤出药汁后加入三七粉，分两次温服。

嘱：药后喝稀面汤适量，休息，微汗更好。

【辨析思路与答疑解惑】

〔**学生 A**〕老师，这个患者已经发热 2 个多月了，属于感冒发热，还是内伤发热？

〔**老师**〕患者虽然发热反反复复 2 个多月，感冒症状也不多见，这次是以发热为所急所苦来就诊，应当还属于外感发热。因为当初患病时是风寒之邪袭表的太阳病，治疗不当而表邪不除，邪又入于里，表里同病，但仍以发热和部分表证为主。

外感发热的患者，或素体虚弱、有慢性病的人罹患感冒，日久不愈会造成气血阴阳亏虚、脏腑功能失调，从而引起内伤发热，如肺结核、心肌炎、癌症等伴发热。但内伤发热无外感表证或外感表证已除，由于机体气滞、血瘀、痰饮、湿阻、气血阴阳亏虚所导致，一般为低热，也有高热者但不多见，或自己感到发热但体温测量正常。不要以为发热时间长就是内伤发热，临床上必须辨清。

〔**学生 B**〕老师，这个患者应该怎么辨证？

〔**老师**〕发热，发冷，颈项部僵硬疼痛，胸骨食道处发胀疼痛，咽痛，头沉重如箍，上身热，膝盖下凉，身出凉汗，脉右寸浮大，辨为太阳中风证，营卫不和，表虚津滞。

每天下午发冷、发热，上身热，膝盖下凉，苔白，脉尺沉，辨为厥阴病，阴阳不和，厥热往复，上热下寒。

头昏蒙沉重，浑身酸重无力，纳差，胸闷，胸骨食道处发胀疼痛，咽喉中有痰涎，舌稍胖大，苔白腻，脉沉弦辨为太阴胃虚生饮，水饮上逆，水湿滞表。

胸闷，胸骨食道处发胀疼痛，脉寸关涩，辨为上焦气滞，为饮气互结上逆。

咽干，口干，心烦，大便量少稍干难排，舌暗红，脉数滑，辨为阳明热扰上焦，阳明里微结，热伤津液。

舌下瘀紫，脉涩，为瘀血，太阴伤血。

这个六经的大框架已经辨出来了，也是一个寒热夹杂的证。六经辨证为太阳太阴阳明合病，属厥阴。病机为表虚津滞，胃虚，水饮上逆，气结，津伤。核心病机为营卫不和夹气结、气逆，这是用方的主要靶点。治法就是调和营卫，养胃生津，除结降逆。最合适的方子就是桂枝加厚朴杏子汤加味。

一、桂枝加厚朴杏子汤方证病机

〔学生 C〕老师，为什么用桂枝加厚朴杏子汤？患者没有咳喘呀？

〔老师〕《伤寒论》中有两条桂枝加厚朴杏子汤证的条文。一是第 18 条："喘家，作桂枝汤，加厚朴杏子佳。"这条是说，素有哮喘病的人，因外感风寒之邪患了太阳中风证，外邪仍在而引动宿疾，体内素有的积痰浊气上逆，就在桂枝汤的基础上加厚朴、杏仁。

二是第 43 条："太阳病，下之微喘者，表未解故也，桂枝加厚朴杏子汤主之。"这是说，患了太阳中风证，当微汗解表，但误用了下法，下得不重，表证没解，津液轻度缺失，造成表邪轻度内陷阳明上焦，里不虚而气结，并向上向外冲逆，素有积滞的痰饮随浊气上逆，出现气喘、咳嗽或胸闷等证候。这个实是上焦素积痰饮秽浊化热成实而气结、气逆，但不太实，可在桂枝汤解表而调和营卫的基础上，再加厚朴杏子去通气结、化痰饮、降逆气。

从这两条看，桂枝加厚朴杏子汤里的厚朴苦温，能解表也能通气滞、降气逆、祛水饮，治疗气机逆乱而致的惊悸不安。阳明气结和太阴虚寒水饮上逆都可以用，阳明病可以用这个药配伍寒凉药，如三个承气汤、厚朴三物汤、厚朴七物汤。

杏仁甘温，可化虚寒痰饮夹气上逆。

桂枝加厚朴杏子汤的方证病机为营卫不和，里微热气结，气夹水饮上逆。

这个患者发热有时间规律，又有营卫不和的一些症状如怕冷、发热、出汗、颈项部僵硬疼痛等症状，所以选桂枝汤调和营卫。

患者虽无咳嗽，但有胸闷，胸骨食道处发胀疼痛，可以拓宽临证思路，视为阳明上焦气结气滞，所以加厚朴杏仁化痰降逆，通滞解结。

《伤寒论》54条说："患者脏无他病，时发热自汗出而不愈者，此卫气不和也。先其时发汗则愈，宜桂枝汤。""脏无他病"，是说里没有什么病，就是一直定时发热汗出，而且经久不愈。这实际上还是指患了太阳中风，迁延不愈，表证仍在，为什么会定时呢？表邪已经祛除一部分，而另一部分虽然力度减小，但仍然不时地侵袭机体，而机体卫气津液也会应时趋表抗邪，一般在太阳病欲解时，正邪交争比较剧烈而引起发热自汗。先其时，就是说要在定时发热自汗没有发作之前给予桂枝汤以截断病邪。

《本经》说厚朴："味苦温。主中风，伤寒，头痛，寒热，惊悸气，血痹，死肌，去三虫。"厚朴在该案中能够解表治疗中风、伤寒、寒热，也能破气滞气结，通气降逆。只要是气机阻滞或逆乱而引起的惊悸不安或滞塞疼痛，无论寒热，它都可以对治。

气滞、水饮凝聚和血瘀这三者一般是狼狈为奸的。气滞为主，只有气滞才会血瘀，只有气滞气机逆乱，才会夹水饮逆乱。所以，治痰饮治血，都要注重治气。

《本经》说杏仁："味甘温。主咳逆上气，雷鸣，喉痹下气，产乳，金创，寒心，贲豚。"杏仁可治疗"欬逆上气""贲豚"，说明它的通气降逆之力很强。

所以说桂枝加厚朴杏子汤不论是解表还是降逆，都能兼顾。

〔学生D〕老师，为什么要加黄芪和三七粉？

〔老师〕加黄芪在于加强扶正补虚祛风之力，《本经》说黄芪："味甘微温。主痈疽久败创，排脓止痛，大风，痢疾，五痔，鼠瘘，补虚，小儿百病。"黄芪能够补虚，治大风。这种风既包括外感风邪，也包括内伤化风。

二、关于参三七

三七又叫“参三七”，为什么叫参三七呢？来自《本草纲目拾遗》：“人参补气第一，三七补血第一，味同而功亦等，故称人参三七，为中药之最珍贵者。”

我对三七的应用还是有一定体会的。我在临床上观察发现，不论是外感还是内伤，长期发热而不愈的患者，凡见有瘀血体征，加上三七粉冲服，都可以增强疗效。这位患者长期发热并有舌暗红、舌下瘀紫体征，说明体内有瘀久而不去，会使气血不畅，营卫壅遏，也会造成长期发热难以治愈。

清代医家黄元御在《玉楸药解》中说三七：“味甘，微苦，入足厥阴肝经。和营止血，通脉行瘀。”清代医家黄宫绣在《本草求真》中记载：“三七气味苦温，能于血分化其血瘀。”三七既能止血，又能活血，还能养血。而且张锡纯在《医学衷中西录》还说：“病愈后不至瘀血留于经络，证变虚劳。”在治疗该病加一味三七冲服，可以通利营卫。

所以三七适时适病机而用，用量并不大，但能起到很妙的辅助疗效作用。并不仅用于止血活血化瘀之证。

按：患者是朋友介绍来看病的，半月后，朋友来电话说，患者疗效很好，已经痊愈。

第七节 紫癜病久证复杂 里邪出表是大法

医案〔7〕过敏性紫癜、感冒

【接诊情景】

王某，女，9岁。2016年11月11日初诊。

主诉：紫癜2年，加重伴感冒1周余。

病史概述：患者2014年无明显诱因患过敏性紫癜，曾去某医院诊为：①过敏性紫癜（皮肤型，腹型）；②紫癜肾炎（蛋白尿型）；③左肾静脉胡桃夹临界阳性；④浅表性胃炎；⑤十二指肠炎糜烂。经治疗紫癜及紫癜肾有所好转。现每周都做一次尿潜血检查，上周查尿潜血（±）。身体虚弱，不敢去上学，非常怕风，遇风寒即感冒。几乎每月都有感冒，此次又感冒1周余，紫癜也再次增多，多方治疗不愈，遂来国医堂求治。

刻诊：头痛，鼻塞流涕，干咳，咽干咽痛，咽充血，双下肢膝关节、踝关节轻度疼痛，小腿多处绿豆大小暗紫色瘀点、瘀斑，压之不褪色。无发热，怕风怕冷，出虚汗多，口不苦不渴，纳可，消化不好，平时胃不胀，饭后感到胃胀不适，大便每日一次，初头硬后溏，面白红润，下眼睑缘赤红，唇干。舌嫩略胖大，舌尖红，舌苔薄白水滑，中部腻苔略黄，余处剥落苔，脉细，左脉寸浮弱关弦尺沉，右脉弱，尺不足。

六经辨证：少阳太阴少阴阳明合病，属厥阴。这是寒热错杂，虚实夹杂之证。

病机：表虚，营卫不和，上焦郁火伤津，营血虚瘀，中焦胃虚停饮，下焦水饮上逆。

核心病机：营卫不和，津伤及营血，饮逆。

治法：解肌散寒，清热养津，调和营卫，降逆化饮。

方药：处方一：竹叶前胡汤。处方二：《小品》黄芪汤。

【处方】

处方一：竹叶前胡汤。

竹叶前胡汤：前胡15g，黄芩6g，生晒参片6g，姜半夏10g，炙甘草6g，桂枝10g，白芍10g，淡竹叶12g，当归10g，大枣15g（切开），生姜10g（切片，自备）。7剂，每日1剂，水煎分2次温服。

处方二：另手书一方交给患者的母亲。

《小品》黄芪汤：黄芪12g，桂枝12g，赤芍12g，炙甘草12g，黄芩6g，熟地黄12g，麦冬12g，当归10g，大枣20g（切开），生姜12g（切片）。

嘱：忌饮冷、凉食、甜食、过于油腻食物。感冒好后间断服用《小品》黄芪汤治疗紫癜，预防感冒，每周服3剂。

配合耳压疗法。

【治疗情景】

以75%酒精消毒双耳，棉签擦拭干净后，实施耳压疗法（王不留行籽贴，每贴2粒，贴压耳穴），选穴：肺，气管，过敏区，脾，肾，内分泌，交感。

【辨析思路与答疑解惑】

〔**学生A**〕老师，什么叫作左肾静脉胡桃夹临界阳性？

〔**老师**〕这是西医的一个病名，又叫左肾静脉压迫综合征，就是西医所说的“胡桃夹现象”，是儿童非肾性血尿的常见原因之一。这是因为有些儿童的左肾静脉在汇入下腔静脉的行程中，因为走行于腹主动脉和肠系膜上动脉之间形成的夹角受到挤压而引起尿潜血等症状。

目前西医对于这个病还没有什么好的治疗方法，患者一般预后良好。成年后，由于侧支循环的建立和肠系膜上动脉起始部周围的脂肪结缔组织增加，可使左肾静脉受压的程度得到缓解，所以大多数血尿会慢慢好转的。

这些只是作为了解，不管西医怎么治疗这种病，咱们就按中医辨证来治疗这个病。

〔**学生B**〕老师，对这个小患者应该怎么辨证呢？

〔**老师**〕我们就从刚才搜集的患者的所有症状来辨。

怕冷，鼻塞流涕，出虚汗多，关节痛，舌苔薄白水滑，左脉寸浮弱，尺不足，这是少阴中风证，表虚，表寒，表滞，营卫不和。

流涕，咳嗽，舌嫩略胖大，脉弦为太阴胃虚停饮，水饮上逆。

干咳，咽干充血，下眼睑缘赤红，唇干，舌苔薄，中部略黄，剥落苔，脉弦细，为少阳郁火伤津，这些都是孔窍的病变。

消化不好，饭后感到胃胀不适，并有西医检查结论：浅表性胃炎，十二指肠炎糜烂，辨为太阴中焦胃虚。

小腿部暗紫色瘀点、瘀斑，这是少阴伤营。

下眼睑缘赤红，唇干，咽充血，舌尖红，有红点突起，苔黄为阳明热伤津液。

大便初头硬，这是阳明里结。

六经辨证为少阳太阴少阴阳明合病，属厥阴。这是寒热错杂，虚实夹杂的证。病机就是表虚，营卫不和，上焦郁火伤津，营血虚瘀，中焦胃虚停饮，下焦水饮上逆。

核心病机为营卫不和，津伤及营血，饮逆。

治法为解肌散寒，清热养津，调和营卫，降逆化饮。

开两个方子，一方是竹叶前胡汤，二方是《小品》黄芪汤。

〔**学生C**〕老师，为什么开两张方子？

〔**老师**〕一是解决目前的病证，用竹叶前胡汤；二是平时预防，预防很重要，用《小品》黄芪汤。

患者紫癜病久，长期存在尿潜血，还见双下肢小腿处有多处绿豆大小暗紫色瘀点、瘀斑，又非常容易感冒。脉症合参，寒热错杂，虚实夹杂，属于厥阴病，也就是半表半里阴证，伤及血分。

胡希恕先生认为半表半里阴证为厥阴病，是一个非常睿智的理念，能解决不少临床问题。大家如果看过冯世纶教授编写的有关胡希恕先生解读《伤寒论》的一系列讲座后，都知道半表半里阴证有一首著名的方子是柴胡桂枝干姜汤，胡希恕先生也非常善用这个方子治疗很多慢性疑难杂症。

一、半表半里阴证的两首重要经方

我在临床上发现，半表半里阴证依据病机层次，有两个方子可以对治。

一是柴胡桂枝干姜汤。辨治半表半里阴证，证属三焦不利，中焦胃虚津伤，病邪偏于表，邪结于胸胁心下，水饮较盛者。功在调和阴阳表里寒热，温中化饮，清热养津，降逆除痞结。

二是竹叶前胡汤。辨治半表半里阴证，证属三焦不利，中焦胃虚津伤，病邪偏于里，邪逆于上焦，并且伤及血分者。功在调和营卫表里寒热，补中化饮，清热养津血，解表通里，降逆除痞化瘀。

二、竹叶前胡汤方证病机

〔学生D〕老师，竹叶前胡汤没用过，这是出自哪里，用竹叶前胡汤的思路是什么？

〔老师〕竹叶前胡汤出自孙思邈的《千金要方》。

这个方子非常好，临床应用非常广泛，对证属于半表半里阴证，也就是厥阴病方，既能清热发散表邪，又能通里敷布津血，并能活血化瘀。

《千金要方》有两个记载“前胡汤”的条文，为便于区别，这个前胡汤含有竹叶，就称为竹叶前胡汤，还有一首前胡汤含吴茱萸，可称为萸黄前胡汤。

竹叶前胡汤原方条文是：“治胸胁逆气，心痛彻背，少气不食，前胡汤方。前胡、甘草、半夏、芍药各二两，黄芩、当归、人参、桂心各一两，生姜三两，大枣三十枚，竹叶一升。”

从这个方药组成来看，竹叶前胡汤方证病机有太阴胃虚水饮，阳明热，津伤，营血虚瘀。

为什么会胸中逆气？是因为中焦胃虚不能制下，下焦水饮随浊气上逆而导致的，所以方中有前胡、半夏、黄芩、芍药除痞结，散寒热，降饮气上逆，推陈致新。

心痛彻背，水饮浊气上逆到上焦心胸会导致心痛，疼痛严重时会表里皆痛，这就是心痛连及背痛。上焦和背部皆为表位，外邪袭表，或内伤瘀血水饮郁结滞表都会导致背痛，这也说明这个方证病机是表里同病。所以方中有半夏、生姜，也就是小半夏汤加前胡除上焦胸胁痞结，降逆化饮；桂枝、芍药、生姜、大枣，也就是桂枝汤加当归能调和营卫、升阳解表、养血活血、疏通瘀饮结滞。其中的桂枝甘草汤能温通上焦、散结气、降逆气。治疗心悸心痛一般少不了桂枝和甘草的药物组合。

少气不食，说明有胃虚寒或胃津不足的病机，所以用人参、炙甘草、桂心、大枣和生姜共奏温中、补中、健胃气、养津液之功。

这个方子与柴胡桂枝汤的方药组成差不多，但柴胡桂枝汤是半表半里阳证偏于表的方证，调和寒热，治疗热证为主，偏于清泻；而竹叶前胡汤是半表半里阴证偏于里的方证，调和寒热，治疗寒证为主，偏于温养。二者都是寒热互见，虚实夹杂，表里同病。

竹叶前胡汤含有多个经方元素，如小前胡汤、桂枝汤，桂枝甘草汤、芍药甘草汤、小半夏汤、生姜甘草汤、黄芩加半夏生姜汤。功能解表散邪，调和营卫，温中化饮，养胃补津，降逆止呕止咳。

这个方子是厥阴病方，临床用途非常广泛，如胸痹心痛、中风、咳嗽、喘证、眩晕、月经不调、乳腺增生症、脂溢性皮炎等证见半表半里偏于阴，半寒半热，半虚半实，寒热错杂，虚实夹杂，表里同病，阴阳营卫失调，三焦气机不畅，胃气虚，津血虚，营血瘀（郁）滞，水热夹杂者都可以应用，而且疗效特好。此处所讲的“郁”为轻度营血滞而不畅，“瘀”为重度营血滞而不通，临床常见。

竹叶前胡汤中的前胡这味药很重要，正好针对这个厥阴病病机。

《别录》说前胡：“味辛甘微寒，主痰满，胸胁中痞，心腹结气，风头痛，主伤寒寒热，推陈致新。”前胡味甘能够补益，治疗胃虚津伤、营血少，温养卫气；味辛能解表发散邪气，能疏风散热，治伤寒寒热，降逆化饮；能调和胃气，制化浊水浊气上逆，降下逆气，治心腹结气，推陈致新，通利五脏。《日华子本草》说这味药能“止嗽，破癥结，气喘，安胎”，说明孕妇也能用。

三、关于桂心和桂枝

〔**学生 E**〕老师，桂心和桂枝有什么区别？

〔**老师**〕关于桂心、桂枝和肉桂，不少人还不太清楚，容易弄混，现在给大家讲一下吧。

首先注意弄清一个概念，我们经方药用的桂枝、桂心和肉桂的树与我们常说的“中秋八月桂花香”的桂花树是不同的两种植物。很多人分不清，误以为桂枝、肉桂就是桂花树的枝、根，这是不正确的。

桂花，又名木犀、岩桂，丹桂、月桂、九里香等，为木犀科常绿灌木或小乔木，分布于我国西南部，主要用于园艺、美化环境。桂花的皮和树枝不能入药，只有桂花有一定的药用价值，有芳香除癖，开胸化痰的功能，能治痰多咳嗽、肠风血痢、牙痛口臭、食欲不振、经闭腹痛。

我们经方药用的桂枝不是桂花树的枝，而是樟科常绿乔木肉桂树的嫩枝，大家一定要弄明白这个问题。肉桂树与桂花树是不同的两种植物，很多人分不清，误以为桂枝、肉桂就是桂花树的枝、根。实际上，这两者所属的科不同，桂花是木犀科，肉桂是樟科。

桂枝、桂心、桂皮和肉桂都是生长在肉桂树上的。

肉桂树又称牡桂、官桂、玉桂、菌桂等，是樟科常绿乔木，原产于斯里兰卡和印度南部一带，高达 10 米以上，树皮灰褐色，树皮厚可达 13 毫米，具有强烈辛辣芳香味。

肉桂是选用肉桂树新鲜优质的树皮，将其剥下，去除外层的软木质，经干燥而成，靠近树干中心剥出制得的肉桂为上等品。

严格地说，桂皮与肉桂也是有一定区别的，桂皮为天竺桂、细叶香桂、川桂等的树皮。桂皮树和肉桂树一样同属樟科常绿乔木，但树高约 3 米，树皮比肉桂厚而且粗糙，原产于牙买加群岛一带，现在中国、缅甸、越南等地都产。虽然桂皮和肉桂香味相似，但桂皮与肉桂相比，在甘甜中夹带着苦涩味。中国、缅甸、越南等地都生产桂皮。目前，常将桂皮与肉桂混同一物，也无大碍。

《本经》说牡桂："味辛温。主上气咳逆，结气，喉痹，吐吸，利关节，补中益气。"张仲景时代，桂枝和肉桂在药用上是没有严格区分的。

桂枝、桂心和肉桂都是肉桂树上的不同部位，桂枝是嫩枝，肉桂是树皮。

桂心与肉桂为同种，肉桂为肉桂树的皮，干燥后为桶状，称"桂通"，而"桂心"是去掉"桂通"外层粗皮后的药物。

牡桂（桂枝、桂心、肉桂）一味，千古第一药，亦药亦食，六经（病）之首品，六经都可用这味药。

桂枝辛开表，攻泄卫强，旁流气机，谓可主上气咳逆及诸气逆也；甘滋养，补津少荣弱，谓可主喉痹吐吸也；温补升通，谓可补中益胃气，升阳通经通络通脉，利关节也。诸功能为调和营卫之大旨也。根据病机，表证一般用桂枝，里证多用肉桂或桂心，有时二者同用。桂枝看似普通，但用之机巧不凡，用好了疗效不可思议，大家临证须多思多悟。

〔学生F〕没想到竹叶前胡汤这么好，以后得学着用用。老师，第二张方子的思路是什么？

〔老师〕因为这位小患者有紫癜，又经常感冒，一感冒紫癜就加重，形成恶性循环。所以，预防感冒是一个重要的环节。下面就要给大家讲讲《小品方》里的黄芪汤。

四、关于《小品》黄芪汤

黄芪汤出自东晋南北朝陈延之著的《小品方》，也是一部较为重要的中医经典著作，里面收录有张仲景的经方。值得一提的是，秦汉以来的医籍存世者应该较多，但唐代政府只把《伤寒论》与《小品方》两书并列为医家必修之书，足以证明《小品方》的学术价值之高和在当时的影响之深。

黄芪汤的方证病机是祛风固卫，解表散邪，养胃气津血。让患者一周服3剂，不仅可以预防感冒，还可以治疗紫癜。紫癜是表证，是津血溢表，可以视为出汗的病机，《小品》黄芪汤内含的桂枝加黄芪汤可以固表温卫阳；方内含的当归建中汤，建中养津血；方内还有麦冬可通胃络、健胃气；内含的黄芩汤可以清实热利湿，还能清虚热、敷布津液。

大家可以看看，张仲景的每一首经方都含有几个经方元素，可以针对多重病机应用。所以咱们用经方，就不必要画蛇添足，自己乱加药，滥合方，打乱经方的格局。

〔学生D〕老师，《小品》黄芪汤也是经方吗？经方是不是也包括这一类的方子？

〔老师〕经方除《伤寒论》《金匮要略》方外，还应当包括王焘的《外台秘要》，陈延之的《小品方》及深僧师的《深师方》中的方剂。经方在东汉末年到两晋为鼎盛时期，魏晋至唐曾广为流传，汉唐盛而后世日渐式微，唐之后民间转为密授，唐后经方渐衰，《千金》《外台》后无真正经方著作。

五、对“经方”流于表面的思考

近年来，“经方”一词比较盛行，大大小小的中医学术会，很多都标榜“经方”论坛，或“经方”研讨会，或高级“经方”班。

一些老师或专家不论是否真正明白或临床应用《伤寒》经方学术，也美其名曰讲“经方”，但其学术观点或医案却与《伤寒》经方思维相去甚远。

报纸杂志中的一些医案虽然冠以“经方治疗某某病”，但基本上是名不副实，有的病案中只有经方的影子，但夹杂了大队的自拟药，打乱了经方的格局。

如名曰“小柴胡汤”治疗某病者，却只用小柴胡汤中的三四味药，而自拟十多味药，将小柴胡汤原方严谨的配伍法度弄得支离破碎，这还会有小柴胡汤的功效吗？

名曰“桂枝汤”治疗某病者，不仅桂枝汤药物间配比不是原方法度，而且加入杂方或自拟药甚多，处方庞杂。

名曰“麻黄附子细辛汤”治疗某病者，麻黄附子细辛汤只三味药，却自拟了十多味药在里面，而且麻黄细辛配伍比例也与原方大相径庭，这还能起到麻黄附子细辛汤扶阳祛寒蠲饮、表里兼治的作用吗？

诸如此类，不一而足。

不论是“经方”学术论坛还是经方学术文章，真正以经方法度辨治及解析的不多，更鲜见有比较纯正的《伤寒》六经（病）辨治思维、经方临证特色、经验和方法的。

按理说，“经方热”应当是个好现象，说明中医人已经开始认识到了中医经典方药治病疗效的重要性。但凡事就怕混乱，就怕名实相悖。

一些医者并无什么真才实学，不曾读过或潜心研究过《伤寒论》《金匮要略》，更不论读过《经方小品》《千金》《外台》了，临证思维并没有经方的法度，便一窝蜂地都打着“经方”的旗号来哗众取宠、自我吹嘘、扩大影响、获取名头以盈利，这实在是一种学风的浮躁和学术的退化。殊不知如此下去有三个弊端：一是开方法度不明，疗效不好，会败坏“经方”的声誉；二是理法不清，牵强附会，任意曲解而误导求学者；三是因理论混乱而影响仲景《伤寒》经方学术的真正传承和弘扬。

当然，治病救人重在疗效，不论经方、时方、自拟方，有疗效就是好方，但目前中医的疗效是真的提升了吗？我曾见过不少患者有病西医治不好，而天南地北遍访名中医亦治不好，他们多感叹“好中医”真是难找呀！这说明有疗效的好方难求。

大家应该可以觉察到目前不少中医所开的汤方疗效总体处于滑坡的趋势。个中原因，多与辨证思路不清，证机靶点不明，治病凭感觉、按症状堆砌药物有关。这样别说治疗疑难杂病，就连一般的感冒，如果如此阴阳不明，寒热不辨，处方杂乱，也是治不好的，甚或治成坏病。

既然不是经方的辨治法度，就不应当打着“经方”的名头而混淆对“经方”的认知。真正以经方法度思维临证是真能够见效快捷的，关键是要抽出一些时间，下一些功夫，潜下心来，扎扎实实地正本清源多读《伤寒论》，读些古今经方理论和临证的书，理论不要掺杂混淆，思路不能混乱不清，要真学、真悟。

开悟了，明白了，就能体会到经方法度的严谨、疗效的魅力，也能悟到后世所创制很多有效的时方，多发源于经方，一旦明白经方理法之后，也非常有助于时方的活用。

六、“经方”的内涵

什么叫作“经方”？

“经方”认知理念有二：一是指经方医学；二是指经方方剂（法度）。

为适应临床的区别和应用，我将其界定为广义“经方”和狭义“经方”二类。广义“经方”即指经方医学；狭义“经方”即指经方方剂（法度）。

1. 广义“经方”

首先谈谈广义“经方”。广义“经方”是指经方医学体系，记住，是经方医学，是一个包括经方辨证法度和方药的医学体系，不单纯是某一首经方方子。也就是说，“经方”医学是中医学里偏重临床及实证、实效的一个医学流派，是与“医经”医学流派相并列的古代两大重要的医学流派。

为什么这么说呢？因为将“经方”界定为医学体系自古有之。

东汉史学家班固《汉书·艺文志》序及方技略中将“方技”（古代医学体系）分为四种（类）：医经（七家）、经方（十一家）、房中（八家）和神仙（十家）。

在论述“经方”时说：“经方者，本草石之寒温，量疾病之浅深，假药味之滋，因气感之宜，辨五苦六辛，致水火之齐，以通闭解结，反之于平。及失其宜者，以热益热，以寒增寒，精气内伤，不见于外，是所独失也，故谚曰：‘有病不治，常得中医。’”

所谓“经方者”即指经方医学流派。

“经方”医学体系渊源和成熟完善的基本脉络。

（1）经方起源于《神农本草经》（《本经》）

《本经》用药理论渊源起于战国，经秦汉医家不断抄录增补，成书于西汉。为什么这么说呢？

《礼记》为战国至秦汉年间儒家思想的资料汇编。《礼·曲礼》曾谓：“医不三世，不服其药。”原文注疏曰：“所谓三世者，一曰《黄帝针灸》，二曰《神农本草》，三曰《素问脉诀》。”

《汉书·艺文志·方技略》经方十一家之中有《神农黄帝食禁》七卷的记载。《神农黄帝食禁》虽于唐代初年佚失，但由于其临床价值较高，已流落民间传抄收藏辑为《本经》。

《本经》是我国最早的药学专著，其最大特点就是药物分类简明实用，四气五味、有毒无毒、生长环境等阐释清晰，主治症针对性强，药物作用靶点明确。其为《伤寒杂病论》中经方配伍、剂型确立、寒热药物运用的重要依据。也就是说，有了《本经》独特的药物性味主治理念，方有《汤液经法》和《伤寒论》《金匮要略》等经方化天地之机、调阴阳和合的配伍奥妙及疗效出神入化的境界。

所以说，欲学好《伤寒》经方，就必须弄懂《本经》药症。

（2）经方发展于《汤液经法》(《伊尹汤液经》)

《汤液经法》三十二卷最早记载于《汉书·艺文志》，说明《汤液经法》成书于秦汉时期。

南朝梁时医药学家陶弘景《辅行诀》云:“商有圣相伊尹，撰《汤液经法》……为方亦三百六十首……实为万代医家之规范，苍生护命之大宝也。”

《汤液经法》传说为伊尹所著，伊尹为中国商朝初年丞相、政治家、厨祖，精通医术，说明《汤液经法》在商代时已有理论雏形，后经历代医家们搜集增补一些临证确实有效的经方，成书于西汉，当时确立为医家用方之规范。

《汤液经法》已经佚失，但从其节略本《辅行诀脏腑用药法要》中所引《汤液经法》方药理法，如五脏虚实补泻辨治内伤病证法度，以及二旦六神汤辨治天行外感病证法度等可以看出经方理论已经从经验逐渐上升到理论，渐趋成熟。

（3）经方完善于《伤寒杂病论》

东汉末年成书的《伤寒杂病论》，为经方医学的理论根基。

张仲景“勤求古训，博采众方”，圆融运用了《本经》药物的阴阳配伍理论；拓展增益并升华了《汤液经法》中二旦六神阴阳升降及五脏虚实补泻理法；借鉴了《内经》六经概念（《伤寒论》仅借《内经》六经基本概念而非同一体系），创立了独特的三阴三阳六病辨治体系。

《伤寒杂病论》理论核心是三阴三阳六病辨治大法，条文言简意赅。察证候而不明言病机，病机蕴含于条文方证之中；出方剂而不言药性，药性蕴含于经方配伍之内。

《伤寒杂病论》自问世起，即标志着经方医学体系臻于完善，全书旨在示人以辨脉证并治的法度，是纯粹的临床术，被誉为历代医家辨证施治之圭臬。

2. 狭义“经方”

再谈谈狭义的“经方”。狭义的“经方”，不仅指经方方剂，还包括每一个方子中都蕴含着的经方配比法度。

《辞海》说，经方是“古代方书的统称。后世称汉张仲景的《伤寒论》

《金匮要略》等书中的方剂为经方，与宋元以后的时方相对而言”。这种释义是基本符合狭义的“经方”意义的。

经方是以草木金石药物的酸苦甘辛咸五味及寒热温凉四气偏性组成而治病的，配比法度旨在使机体达到一个动态的阴阳中和的状态。

中医界关于什么是经方，有多种说法。

一是指《汉书·艺文志》方技类记载的经方十一家，包括汉代以前“经方”十一家著作中所记载的方子。

二是指唐代以前，包括唐代医著中的“经验方”。如汉代名医华佗所撰，孙思邈编集的《华佗神方》；唐代医家孙思邈的《备急千金要方》和《千金翼方》中的方子。

三是指《黄帝内经》《伤寒论》与《金匮要略》所记载的方剂。

《内经》分《灵枢》和《素问》，构建了中医治病的整体观、矛盾观、经络学、藏象学、病因病机学、养生和预防医学以及诊断治疗原则等理论框架学说，但很少涉及疾病治疗的具体汤方。《内经》中只有汤液方剂 13 首。

《伤寒论》与《金匮要略》则主要论述汤方的辨治，总计载方 377 首。

四是特指《伤寒论》和《金匮要略》中的 377 首方剂。中医界目前公认的经方，主要就是指《伤寒论》和《金匮要略》的方子。

《伤寒》经方组方谨严，配比合理，药简力专，出神入化，方证病机针对性强，思路缜密而又圆机活法，久经临证考验而疗效不衰，且经得起临床重复验证，是足堪师法的千古名方。

五是经方除《伤寒论》《金匮要略》方外，还应当包括《小品方》及《深师方》中的方剂。

《小品方》又名《经方小品》，十二卷，系东晋南北朝医家陈延之所撰。原书佚，佚方保存于唐代医家孙思邈的《千金要方》《千金翼方》，唐代医家王焘的《外台秘要》及日本丹波康赖的《医心方》中。

《深师方》又名《僧深药方》，三十卷，系南北朝时宋齐间医家、高僧深师所撰，原书佚，佚方保存于《外台秘要》《医心方》等书中。这两部书中的方子也是经方配伍，严谨效宏，应在临床中广用。

二诊（2016年12月12日）：

【接诊情景】

患者上次药后好转明显，近半个月又因感冒来诊。

主诉：感冒伴紫癜半个月。

病史概述：患者有2年过敏性紫癜病史，曾用激素治疗，原尿潜血（2+），自今年1月降低至尿潜血（+）。素体虚弱，经常感冒，一感冒就不易愈。半个月前又感冒，反复鼻塞流涕咳嗽，口服多种药物无效，又出现紫癜，来国医堂复诊。

刻诊：鼻塞流涕，晨起咳嗽，多为干咳，时有少量白痰，咽喉充血，咽干，两耳刺痛，双下肢关节痛，小腿处散在针尖至绿豆大小暗紫色点、瘀斑，压之不褪色。无头痛头晕，出虚汗较多，睡眠不安，无发热，怕冷，口不苦不渴，易饥饿，纳可，二便可，面色白红润，下眼睑里淡红边赤红，唇干。舌嫩略胖大，舌尖红有红点突起，舌苔薄白水滑，中部腻苔略黄，余处剥落苔，脉细，左脉寸浮弱关弦尺沉，右脉弱，尺不足。

病机：表虚，三焦不利，营卫不和，胃虚，津伤，水饮上逆。

六经辨证：太阴少阳阳明少阴合病，属厥阴。

核心病机：胃虚而三焦表里不利。

治法：解表透里，调和营卫，补胃气养津血，降逆化饮。

方药：前胡建中汤。

【处方】

前胡10g，生黄芪10g，赤芍10g，姜半夏6g，桂枝10g，炙甘草10g，生晒参片6g，当归10g，茯苓10g，白砂糖一勺约10g（药成后滤汁化入）。

6剂，每日1剂，日2服。

嘱：忌饮冷、凉食、甜食、过于油腻食物。

配合耳压疗法。

【治疗情景】

以75%酒精消毒双耳，然后用棉签擦拭干净后，实施耳压疗法（王不留行籽贴，每贴2粒，贴压耳穴），选穴：过敏区，肾，耳尖，脾，内分泌，肺，肾上腺。

【辨析思路与答疑解惑】

〔学生 C〕老师，这次怎么辨证用这个方？

〔老师〕我们分析一下吧。

怕冷，鼻塞流涕，出虚汗，关节痛，舌苔薄白水滑，左脉寸浮弱，尺不足，辨为少阴中风证，表虚，表寒，表滞，营卫不和。

汗多，睡眠不安，为营卫不和。

流涕，咳嗽，时有少量白痰，舌嫩略胖大，脉弦，辨为太阴胃虚停饮，水饮上逆。

咽干充血，两耳刺痛，下眼睑缘赤红，唇干，舌苔薄，中部略黄，剥落苔，脉弦细，辨为少阳郁火伤津，和上次一样是孔窍的病变。

睡眠不安，小腿部散在少许针尖至绿豆大小暗紫色瘀点、瘀斑，为少阴伤营。

易饥饿，下眼睑缘赤红，唇干，咽充血，舌尖红有红点突起，苔黄为阳明微热伤津。

六经辨证为太阴少阳阳明少阴合病，属厥阴。病机是表虚，三焦不利，营卫不和，胃虚，津伤，水饮上逆。核心病机是胃虚而三焦表里不利。治法为解表透里，调和营卫，补胃气养津血，降逆化饮。方选前胡建中汤正对病机。

七、关于过敏性紫癜

〔学生 D〕老师，过敏性紫癜是怎么形成的？

〔老师〕这一次，患者主要又是感冒诱发了过敏性紫癜。从西医的角度来看，过敏性紫癜是一种侵犯皮肤和其他器官细小动脉和毛细血管的过敏性血管炎，属于自限性的急性出血症。

发病原因可能是细菌、病毒感染，某些药物、食物等过敏，这些原因作为抗原，能使体内形成 IgA 或 IgG 类免疫复合物沉积于真皮上层的毛细血管，激活补体，导致毛细血管和小血管壁及其周围产生炎症，使血管壁通透性增高，从而产生紫癜、腹痛、关节痛和肾损害等各种临床表现。

过敏性紫癜属于中医“斑”“疹”的范畴，中医认为与外感六淫有着密切的关系，多分为气虚型和血热型，治疗常应用清热解毒、祛风凉血、活血止血的药物。但皮肤为一身之大表，病证反应主要在表，所以紫癜的治疗重点应从表来考虑。

八、《千金》前胡建中汤

〔学生 E〕老师，这次为什么用前胡建中汤？

〔**老师**〕患者这一次的病机有多个层面：表虚，三焦不利，营卫不和，胃虚，津伤，水饮上逆。又是表里同病、寒热错杂、虚实夹杂的证。

核心病机主要是胃虚津血伤而三焦不利、表里不利。

治法是既要解表散邪、又要透里降逆，疏利三焦气机，这里的治疗关键就在于建中补胃气养津血。所以选用了表里气血水火都能兼顾的《千金》前胡建中汤。

《千金》里有两条前胡建中汤证的条文和方证。

一是《千金要方》，条文说："前胡建中汤：治大劳虚羸劣，寒热，呕逆，下焦虚热，小便赤痛，客热上熏，头目及骨肉疼痛，口干方。前胡三两，黄耆、芍药、当归、茯苓、桂心各二两，甘草一两，生姜八两，白糖六两，人参、半夏各六分。"（《千金要方・卷六十》）

二是《千金翼方》，其曰："前胡建中汤：主大劳虚劣，寒热呕逆，下焦虚热，小便赤痛，客热上熏，头痛目赤，骨内痛及口干，皆悉主之方。前胡（三两），芍药、当归、茯苓、桂心（各四两），人参、生姜（切）、白糖、半夏（洗）、黄芪各六两。"（《千金翼方・卷十八・杂病上・胸中热第五》）

这两个方子的剂量、主治稍有不同，但病机相似，都是表里同病，寒热水火夹杂、虚实夹杂津血虚、瘀。用于这个小患者的紫癜伴风寒袭表等证正对病机。

这个前胡建中汤内含有多个经方单元，如小建中汤、小前胡汤、黄芪建中汤、当归建中汤、桂枝甘草汤、小半夏汤、小半夏加茯苓汤等。方证病机为中焦胃虚，表里三焦不利，营卫不和，津虚血弱，血瘀，热燥津伤，水饮上逆。功在建中和胃，养血补虚，清热润燥、解表通里，温卫和营、缓急止痛，利水化饮，降逆止呕。关键在于建中，建立中焦胃气，胃气强健才能养护表里内外，疏利三焦上下。

凡是素体虚弱或老年长期慢性心脑血管病、糖尿病、皮肤病等，伴有表证恶寒发热、头痛身痛，又有热燥，心烦焦虑，口干咽燥，不欲饮食、呕逆、大便有时候燥结或稀溏，小便赤热等症者，都可以依据病机考虑这个方子，我在临床上经常用这个方子，因为这个方子兼顾了小建中汤、黄芪建中汤、当归建中汤等多个建中汤的证候病机，临床上应用范围非常广，希望大家今后临床广用。

按：微信回访，患者共服服药前胡建中汤12剂，诸症悉除。仍然定期服我11月11日开的《小品》黄芪汤扶正补虚、预防感冒。

第八节　头痛牙痛久不愈　三焦思辨调气机

医案〔8〕头痛，牙痛

【接诊情景】

蔺某，女，46岁。2016年9月6日初诊。

主诉：右侧三叉神经痛2年，加重1个月。

病史概述：患者右侧头部疼痛及牙痛反复发作2年余，曾去某医院诊为“三叉神经痛”。发作时间不定，一般在一两个月发作一次，特别是在受凉、受风及着急生气时会发作。近1月来，10多天发作一次，无任何先兆地出现右面颊部及牙周烧灼样的剧痛，持续时间有时几秒钟，有时5分钟左右，此次发作伴右侧头部胀痛，持续七八天，靠吃卡马西平等药缓解，也服过中药汤剂无明显疗效，遂来国医堂求治。

刻诊：近七八天来，反复发作右侧头痛、面颊痛、牙痛，时轻时重，因疼痛而不敢刷牙，吃饭也小心翼翼，唯恐疼痛加重，怕风，空调风吹也会诱使疼痛发作，疼痛严重时干呕或呕吐。心烦，咽干、口干不苦，无口渴，无恶寒发热，出汗多，眠差，纳可，大便三天一次，稍干但可排出，不黏，小便可。唇干，舌青暗，舌体胖大边有齿痕，苔薄黄腻，脉细，左寸涩关尺弦，右寸关弦微浮紧，尺沉有力。

六经辨证：太阳少阳阳明太阴合病。

病机：上焦郁火，中焦胃虚，太阳表滞，表寒，下焦阳微结。

核心病机：痰瘀互结而气机失和。

治法：调和气机，解肌发表，养胃补津，清热除结，降逆化饮。

方药：柴胡加龙骨牡蛎汤加味。

【处方】

柴胡24g，黄芩10g，党参10g，姜半夏15g，炙甘草10g，桂枝10g，茯苓15g，生磁石20g，生龙骨20g，生牡蛎20g，生大黄3g，防风6g，川芎10g，大枣15g（切开），生姜10g（自备，切片）。

15剂，每日1剂，1日2次，水煎温服。

【辨析思路与答疑解惑】

〔学生A〕老师，这次患者是疼痛为主，应该用什么止痛的方子治疗呢？

〔**老师**〕中医治病，不能只对着症状治疗，那种头痛医头、脚痛医脚的治法不是中医的法度。中医要辨证，从人身整体阴阳的角度来辨析这个疼痛属于哪一经，病机靶点在哪里。明代医家李中梓在《医宗必读》中曾说过一句名言很有见地："见痰休治痰，见血休治血，无汗不发汗，有热莫攻热，喘生毋耗气，精遗勿涩泄，明得个中趣，方是医中杰。"一个医生能达到这个境界才是高手，中医治病必求于本，不能从局部来见症治症，要从全局入手。

咱们来分析一下这个患者的症状。

右侧头、面颊、牙疼痛，休作有时，心烦，咽干，脉弦细，苔薄黄，可以辨为少阳病，证候反应的病位在少阳，病性是上焦少阳郁火。

怕风，风吹诱使疼痛发作，辨为表寒。

头痛、面颊痛、牙痛，右脉寸微浮紧，辨为太阳表滞。

疼痛严重时干呕或呕吐，舌体胖大边有齿痕，脉关尺弦，辨为中焦胃虚停饮，水饮上逆。

心烦，唇干，大便干，三日一次可排出，舌体胖大边有齿痕，苔黄腻，脉尺沉有力，辨为阳明热伤津液，下焦阳明内结但不甚实。

六经辨证为太阳少阳阳明太阴合病。病机为上焦郁火，中焦胃虚，太阳表滞，表寒，下焦阳微结。核心病机是痰瘀互结而气机失和。

治法须兼顾调和气机，解肌发表，养胃补津，清热除结，降逆化饮。主方就选柴胡加龙骨牡蛎汤加味。

〔学生B〕老师，柴胡加龙骨牡蛎汤是个好方，我们都知道可以治疗失眠，用于这个病的道理在哪儿？

〔**老师**〕我们用经方不能固化思维，要学会抓病机才能拓宽经方的应用思路。

患者为三叉神经痛，从西医角度来说，三叉神经痛是个比较顽固难治的病，周期性反复发作，常因寒热、情绪波动或如刷牙、咀嚼、刮脸等这样轻微的刺激而诱发。这种疼痛常骤然闪电样发作，呈刀割、烧灼、针刺或电击样痛，可伴有流泪、流涎、面部抽搐等症状。这个病虽然极少自愈，但疾病的早期有时不经治疗也可自然缓解或数年不犯。西医除了用卡马西平口服治疗或手术治疗外，还没有太好的治疗方法。

中医治疗这个病还是有一定优势的，一般从寒、热、风、火、痰、瘀损及经络的角度来辨，如风寒袭络、风热伤络、胃火上攻、肝胆火炽、风痰阻络，瘀血内阻络。经方治疗这个病证多从厥阴病的思路来辨，我治疗过不少这样的病而且疗效都很好。

一、柴胡加龙骨牡蛎汤方证病机

为什么用柴胡加龙骨牡蛎汤呢？

《伤寒论》107条说：“伤寒八九日，下之，胸满烦惊，小便不利，谵语，一身尽重，不可转侧者，柴胡加龙骨牡蛎汤主之。”

柴胡加龙骨牡蛎汤方证病机为三焦不利，即上焦郁火，神浮不敛，中焦胃虚不制，下焦水热互结上凌，下焦热结，表位水湿。

这位患者因久病而内生痰饮、瘀血，痰瘀化热而伤津里结，痰瘀里结阻滞了表里气机，上焦表位气机不通，不通则痛。虽然没有条文所说的证候表现，但具备柴胡加龙骨牡蛎汤的方证病机。病机关键就在于三焦不利，阴阳转化的大道被痰瘀阻滞而不通，所以有上焦郁火，中焦胃虚，太阳表滞，表寒，下焦阳微结，出现头痛、牙痛等诸症。

柴胡加龙骨牡蛎汤就可以针对这个关键的病机靶点治疗，功能清热除结，降逆化饮，疏通气机，养胃补津，解肌发表。三焦通畅了，不直接止痛而疼痛自可得止。

方中按说应该用铅丹，铅丹有坠痰镇惊的作用，但因为铅丹有毒，药房不进这种药，我们也一般不用。所以，我临证用这个方子有个诀窍：偏于顽痰胶结时一般用礞石替代；偏于镇静镇惊纳气、风湿痹痛时一般用磁石替代。磁石不仅是我们所理解的镇静安神、镇潜浮阳、摄纳肾气的作用，重要的是这味药在《本经》说能治风湿痹痛。《本经》说磁石："味辛寒。主周痹风湿，肢节中痛，不可持物，洗洗酸消，除大热烦满及耳聋。"患者三叉神经痛已经2年之久，多在受风寒时发病，所以这个方子里的磁石就很适合。既治风湿而除痹，又重镇坠炎上之火以定痛。

方内含桂枝甘草龙骨牡蛎汤的经方单元，方证病机为外有表证不解，内有津伤饮逆上扰心神。因该案有头痛牙痛畏冷出汗等表虚的证候，又伴有心烦眠差的心神不敛的证候，这个方元就可以解表降逆，镇心安神。

《本经》说龙骨："味甘平。主心腹鬼注，精物老魅，咳逆，泄利脓血，女子漏下，癥瘕坚结，小儿热气惊痫。"

《本经》说牡蛎："味咸平。主伤寒寒热，温疟洒洒，惊恚怒气，除拘缓，鼠瘘，女子带下赤白。久服，强骨节，杀邪气，延年。"

龙骨、牡蛎这两味药为祛痰饮、软坚散结、镇惊安神的对药，能有效祛除寒热水饮结聚，重镇潜敛，交通精神，治疗头痛、失眠、心悸和汗证疗效很好。

二、头面部疼痛有效的药症

防风治疗诸风，通痹阻而止痛，是治风佳品。此处加防风是因为患者三叉神经痛多因风邪侵袭而诱发。《本经》说防风："味甘温，无毒。主大风，头眩痛，恶风，风邪，目盲无所见，风行周身，骨节疼痹，烦满。久服轻身。”

川芎也是一味治疗头面部疼痛的良药，加川芎是为了加强行气止痛之力。《本经》说川芎：“辛甘温，主中风入脑头痛，寒痹筋挛缓急，金创，妇人血闭无子。”川芎有辛散、解郁、通达功能，能上行头目，下达血海，旁通四肢，活血行气，不仅止痛，还能温阳通阳，所以自古就有“头痛须用川芎”（金元医家张元素《医学启源》）之说。

我临床上有个经验，头面部疼痛，大多有风寒、瘀血病机，依病机选准主方后，加上防风和川芎能够明显增强疗效。

按：1周后微信回访，患者诉药很有效，吃第3剂时就没再发作了，仍然在继续服药。嘱其调畅情志，避免受凉感冒。

1月后又回访，病情稳定，一切如常，已经未再服药。

第九节　竹叶前胡用途广　厥阴层次必辨详

医案〔9〕头痛，乳癖（乳腺增生症）

【接诊情景】

冯某，女，39岁。2016年11月10日初诊。

主诉：头痛、双侧乳房胀痛不适伴痛经半年余，加重半个月。

病史概述：患者半年前开始反复头痛，疼痛位于头部两侧，几乎每天都痛，乳房胀痛，痛经，睡眠差，曾在多家医院诊为“乳腺增生症、脑血管痉挛”，多方治疗无明显疗效，遂来国医堂求治。

刻诊：头痛，两侧较重，颈部两侧痛，无眩晕，双侧乳房胀痛疼痛，严重时难以入眠，怕风，无心慌胸闷，无腹胀，纳可，口苦，咽不干，口不渴，出汗，心烦，月经提前10余天，月经量少，色紫红有血块，月经来时痛经一天，月经刚开始时有咖啡色白带，大小便可。舌质紫暗边尖红，舌体胖大，舌苔薄白微黄水滑，中有裂纹，脉细，左寸浮微紧关弦尺沉涩，右寸关弦滑尺沉。

彩超示：右乳腺9点处一低回声结节0.3cm×0.3cm；左乳腺12点处0.7cm×0.4cm。双侧乳腺结节。多发子宫肌瘤：宫体后壁一处20mm×17mm×18mm，左侧壁一处21mm×19mm×19mm。

六经辨证：少阳太阳太阴合病，属厥阴。

病机：表滞，表虚，胃虚，郁火伤津血，气滞血瘀。

核心病机：三焦气机不利而胃虚津血伤。

治法：调和营卫，解表通络，调和气机，养胃气津液。

方药:《千金》竹叶前胡汤加味。

【处方】

前胡20g，黄芩10g，生晒参片10g，姜半夏15g，炙甘草10g，桂枝15g，白芍15g，淡竹叶15g，当归10g，防风10g，川芎10g，生姜15g（自备，切片），大枣20g（切开）。

15剂，每日1剂，水煎分2次服。嘱每服5剂，休息观察3天后继服。

【辨析思路与答疑解惑】

〔**老师**〕大家看看，这个病你们接诊时该怎么辨证用方？

〔**学生A**〕有头痛、颈痛，痛在头颈部两侧，脉弦，应该辨为少阳病，用小柴胡汤？

〔**学生B**〕用四逆散合桂枝加葛根汤吧。四逆散治疗乳腺增生，桂枝加葛根汤可以治疗头颈部疼痛。

〔**老师**〕大家说得都有一定的道理，但这一是不全面，二是对症合方。对症合方是应用经方的一般层次，如果不能依据病机合方，与对症加药无异，疗效会受影响的。

咱们从搜集的舌脉症来辨证一下吧。

头痛、颈痛，怕风，出汗，舌苔薄白，脉浮微紧，辨为太阳病，病机为表滞，表虚，表为外邪凝滞，汗出津伤不养。

头痛两侧较重，颈部两侧痛，乳房胀痛，口苦，舌边尖红，舌苔薄白微黄，脉弦细，彩超提示乳腺结节，为少阳病。因为头颈两侧及位于胸部的乳房胀痛，为证候反映于少阳病位，病机为中、上焦气机阻滞，气机失畅。证属于少阳枢机不利。

舌体胖大，脉关弦，为中焦胃虚停饮，弦脉为寒为饮。

关于“脉弦主水饮”，要多说几句。

《金匮要略》里有句话：“脉双弦者寒也，皆大下后善虚，脉偏弦者，饮也。”《医宗金鉴》说这个“善”字作为里讲，也比较贴切。脉偏弦，大都理解为单手脉弦，实际上，临床上并没有分这么细，单弦、双弦都主寒饮。因为水寒之邪为病，常常趋下收引凝滞，脉多表现为弦、沉、紧象，临床上很少见有一侧脉弦而另一侧脉不弦者。“脉偏弦者，饮也”这句话应该理解为脉沉迟而偏弦。水与饮的脉象基本相同，因为水饮为邪郁于里，所以脉沉；水饮属于寒邪凝聚，所以脉迟。《金匮要略》曾有多处提到水饮的脉象，如“寸口脉沉滑者，中有水气”“正水，其脉沉迟”“石水，其脉自沉”“少阴脉紧而沉，紧则为痛，沉则为水”“寸口脉沉而迟，沉则为水，迟则为寒”“水之为病，其脉沉小，属少阴”“里水者，一身面目黄肿，其脉沉，小便不利，故令病水”。

教科书上说，弦脉，端直以长，如张弓弦，从中直过，挺然指下。弦紧为寒，弦滑为痰。《濒湖脉学》中弦脉“主病诗”说：“弦应东方肝胆经，饮痰寒热疟缠身。浮弦支饮外溢，沉弦悬饮内痛。”这都说明了弦有紧象，有凝聚气机郁滞不畅之感，水饮的特征就是凝聚下沉，所以脉象沉弦。从这些论述来说，单弦、双弦一般都主水饮。

双侧乳房胀痛，口苦，心烦，彩超提示“双侧乳腺结节”，月经提前，经量少、紫红，月经开始时有咖啡色白带，舌紫暗边尖红，舌苔薄白微黄，脉弦细，尺沉涩，这些症状可以辨为少阳郁火伤及下焦血分，气滞血瘀。

口苦，心烦，舌苔黄水，中有裂纹，脉细滑，为少阳病，郁火伤津，热扰上焦。

白带，舌体胖大舌苔白水滑，脉弦尺沉，辨为太阴病，下焦水饮。

痛经，月经量少紫红有血块，舌紫暗，脉涩，彩超检查提示：多发子宫肌瘤可以辨为瘀血内结，西医的检查结果可以作为中医辨证时的参考。

综上，此例六经辨证为少阳太阳太阴合病，属厥阴。病机为表滞，表虚，胃虚，郁火伤津血，气滞血瘀。核心病机为三焦气机不利而胃虚津血伤。从而治法就是调和营卫，解表通络，调和气机，养胃气津液。方选《千金》竹叶前胡汤为主方最合适。

〔**学生B**〕为什么用竹叶前胡汤加防风、川芎？

〔**老师**〕这位患者是一个寒热错杂、虚实夹杂的证，属于半表半里阴证的厥阴病。小柴胡汤为半表半里阳证，兼顾及血分的力度不大，所以这个证用小柴胡汤不太合适。

四逆散方子大家都熟悉，但真正会用或准确应用的人不多。这是个少阳阳明合病证的方子，就是少阳病而兼阳明气结气逆气滞，也是阳明轻证方。基本病机是三焦气机郁结不通，上焦火郁、中焦胃虚、胃气不和、下焦水饮，或水热互结，或里结轻证。核心病机为表里或三焦之间火郁而气滞气结气逆。有这些病机导致津血不下行和四达而出现一系列证候，如"或咳，或悸，或小便不利，或腹中痛，或泄利下重"。四逆散内含有枳实芍药散和芍药甘草汤方义，枳实芍药散入中下焦理气机、行气消满，破血通滞，清热利水；芍药甘草汤入下焦、入血分除血痹，通结滞，养胃气，敷布卫津；枳实芍药散合芍药甘草汤是个最佳配伍，共奏和胃补津、养营清虚热之功，还能除血痹，止腹痛。这两个方子都是偏于寒凉的，主要针对阳明津伤、气滞血痹的。

桂枝加葛根汤是针对太阳中风加阳明热燥津伤不养项背，葛根是入阳明病位的药。所以四逆散合桂枝加葛根汤虽然可以通畅气机，但偏于阳明，不适合这个半表半里偏阴的证。所以就选用了竹叶前胡汤寒温并用，通调三焦、调和营卫、养胃气、补津液、降饮逆、除血痹，营卫气血都照顾得很全面。

患者有个特征就是怕风，而防风甘温，《本经》说它"主大风，头眩痛，恶风，风邪，目盲无所见，风行周身，骨节痛痹，烦满"。这是一味祛风通用之品，因为这个药微温不燥，甘缓不峻，性缓而质柔润，所以有"风中之润剂"之称，治疗血证如便血、血瘀、妇科崩漏而兼有表证者很适宜。

川芎这味药，《本经》说它"辛温，主中风入脑，头痛，寒痹筋挛缓急金创，夫人血痹无子"，有活血、行气、祛风止痛的功效，上达头颠，下行血海，旁通四肢，为血中之气药，治疗头痛，不论风寒、风热、气虚、血虚、血瘀都可以配伍应用。张仲景《金匮要略》中常以当归配伍川芎来祛风、养血、通瘀来养血，常用于治疗妇科病证。

我以前给大家讲过，头颈部面部疼痛，大多有风寒、瘀血的病机，选准主方后，如果药症加上防风和川芎能够增效，今后大家可以试用。

按：患者药后微信复诊："你好，毛大夫，我药已经吃完了，乳腺也好多了！头还偶尔疼。应该再继续吃吗？"

嘱其效不更方，再服10剂。

三诊：患者诉已经不痛经了，胖了几斤。最近上完节育环，断断续续流暗红色血，量不很多，有黑咖啡色白带。嘱其发来舌象照片。

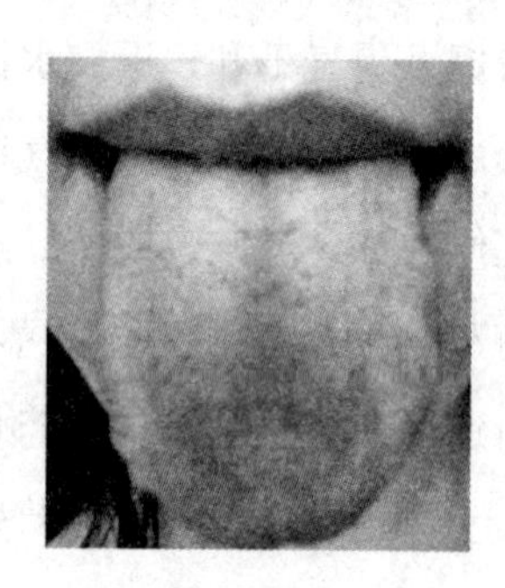

舌暗，舌边尖红，舌体嫩大边有齿痕，苔前薄白，中后白微黄腻稍厚腻，中有裂纹。

黑咖啡色白带说明有瘀血、水饮，增胖及舌象皆有瘀血水饮痰浊。

辨证：阳明微热伤津，太阴水饮、伤血。

方药：《千金》当归汤。

当归15g，川芎15g，黄芩15g，白芍15g，炙甘草15g，生竹茹30g。

4剂，日1剂，水煎分2～3次服。忌辛辣刺激油腻饮食。

《千金要方》曰："治崩中去血虚羸，当归汤方：当归、川芎、黄芩、芍药、甘草各二两，生竹茹二升。上六味㕮咀，以水一斗煮竹茹取六升，去滓，纳诸药煎取三升半，分三服。忌劳动嗔怒，禁房事百日"。这是个好方子，方证病机为阳明虚热伤及津液血络，太阴水饮，血虚血瘀。方药功能为清虚热补津液，养血止血，温通血脉。治疗月经淋沥，崩中漏下属于太阴少阴阳明合病者效佳。

患者服这个方子8剂后，月经淋沥即愈。

第十节　胸痹多见厥阴病　竹叶前胡亦适用

医案〔10〕胸痹

【接诊情景】

王某，男，57岁。2016年7月7日初诊。

主诉：反复发作胸闷胸痛3个月余，加重半月。

病史概述：患者有高血压病史6年。3个月前因疲劳过度而出现胸闷、胸痛伴心前区不适，反复发作。因为以前自感身体较好，没有出现过这些症状，开始并未在意，而连续几天发作后，遂去某大学附属医院做冠状动脉CTA（CT血管造影）检查提示：考虑冠心病，主要累及左前降支开口及近段，左主干狭窄50%～75%，右冠＜50%。胃镜示：慢性胃炎伴糜烂，十二指肠炎，十二指肠球变形。服用西药治疗后仍然反复发作，近半月来症状有所加重，发作次数增多，遂来国医堂求治。

刻诊：胸闷、胸痛，位于胸骨中段稍偏左处，心前区不适，时气短，感觉吹电扇时气顺舒适。原活动较累时会发作，现在散步走100多米就会出现胸闷气短。无头痛眩晕，无肢体疼痛，无恶寒发热，无恶热，出汗较多，饭后腹胀，腰酸痛不凉，口苦，无咽干，无口干口渴，纳差，情绪低落，烦闷，睡眠差，无咳嗽，晨起咽中咯出一些黄痰，大便1日1次，溏黏便，矢气少，小便较频。唇暗，舌暗红，舌体稍胖大，舌下青筋暴露较明显，苔薄黄腻中有多处裂纹。脉细迟（59次/分），左寸浮弦关尺沉弦；右寸关滑尺沉弦。

病机：三焦气机郁滞，胃虚，水饮上逆，阳明郁热，伤津，营虚血瘀。

核心病机：胃虚津伤营虚血瘀，三焦气机郁滞。

治法：调和营卫，养胃气补津，疏调气机，活血通络，降饮气上逆。

核心病机：三焦气机不利而胃虚津血伤。

方药：《千金》竹叶前胡汤。

【处方】

前胡20g，黄芩10g，生晒参片10g，姜半夏20g，炙甘草10g，桂枝10g，企边桂5g，赤芍15g，淡竹叶15g，当归15g，大枣30g(切开)，生姜30g(自备，切片)。

15剂，每日1剂，水煎分2次服。嘱每服5剂，休息观察3天后继服。

患者脉迟，每分钟59次，考虑和患者所服用的富马酸比索洛尔片剂量较大有关，嘱其调整剂量，由原来的每天1次，每次5mg，减为每天1次，每次2.5mg。

【辨析思路与答疑解惑】

〔老师〕大家思考一下，你们怎么来辨治这个病?

〔学生A〕患者胸痛胸闷气短，还有腹胀，偏于气滞，符合胸中气结的病机，可以用枳实薤白桂枝汤。

〔学生B〕胸痛胸闷可以看作胸胁苦满，有口苦、心烦，我认为是少阳病应当用小柴胡汤加减。

〔学生C〕我实习跟诊的老师治疗冠心病时，都是用冠心Ⅱ号方加减治疗的，这个病也能用冠心Ⅱ号方吧。

〔学生D〕请毛老师给我们讲讲用《千金》竹叶前胡汤治疗这个病的思路吧。

〔老师〕好吧，刚才大家说的都有一定道理，但还不全面，因为这位患者症状比较多，不能仅仅对着条文来用方，也不能一见冠心病就想到用活血化瘀药，关键要辨析六经，从六经证候中提取病机，依据病机来选方。

胸闷、胸痛，心前区不适，情绪低落，时气短，吹电扇时气顺，口苦，腹胀，矢气少，脉弦，可辨为少阳病，三焦气机郁滞。因为少阳外主腠理，内主三焦。

胸闷、胸痛，心前区不适，纳差，饭后腹胀，舌体稍胖大苔腻，脉沉弦，也辨为太阴病，中焦胃虚，中不制下，水饮上逆。

心前区不适，劳累时发病，散步走100余米就会胸闷气短，脉细，尺沉，辨为少阴病，伤营，营虚不养。

咯痰，大便溏，舌体稍胖大，苔腻，脉沉弦，辨为太阴水饮。

睡眠差，属于少阴伤营。阳入于阴谓之寐，因为少阴主营，心系病证为少阴病，少阴病则营伤，也就是说营伤则卫不入营与营和合相抱，就不寐。

口苦，烦闷，苔黄中有多处裂纹，脉细、滑，辨为阳明病，热郁上焦，伤津。

黄痰，大便溏黏辨为阳明湿热。

左前降支开口及近段，左主干狭窄 50% ~ 75%，右冠 < 50%，唇暗，舌暗红，舌下青筋暴露较显，脉细迟，辨为少阴伤营，太阴伤血。因为太阴主血，瘀血属于太阴，这是营血都伤了，现代医学检查可以作为中医望闻问切的延伸，可以作为我们辨证的参考。

这个病就是少阳太阴阳明合病，属厥阴。

病机有多个层面：三焦气机郁滞，胃虚，水饮上逆，阳明郁热，伤津，营虚血瘀。核心病机为胃虚津伤营虚血瘀，三焦气机郁滞。治法为调和营卫，养胃气补津，疏调气机，活血通络，降饮气上逆。所以方用《千金》竹叶前胡汤。

〔学生 E〕竹叶前胡汤用途还挺广的，今后得好好学用这个方子。

〔**老师**〕是的，这是一首好方，用途非常广泛。

这个方子出自孙思邈《备急千金要方·卷十三·心脏方》中，条文是："前胡汤，治胸中逆气，心痛彻背，少气不食方：前胡、甘草、半夏、芍药各二两，黄芩、当归、人参、桂心各一两，生姜三两，大枣三十枚，竹叶一升。"这是治疗寒热错杂的厥阴病方，也就是半表半里偏于阴证的常用方之一。厥阴病，阳明郁热，太阴水饮，营血虚瘀兼夹。

清代医家张璐在他的《千金方衍义》中，校勘"前胡汤"时说："胸痹多由寒热之邪痹着心下，故专取前胡之祛风下气，参入桂枝汤中，更加半夏以涤痰，参、归以助气血，竹叶以泄风热旺气也。"

方中前胡是味好药，用途很广，前胡在《别录》中的性味主治是："味苦，微寒，无毒。主治痰满，胸胁中痞，心腹结气，风头痛，去痰实，下气。治伤寒寒热，推陈致新，明目，益精。"在宋代刘翰、马志等编著第一部官修药典《开宝本草》里也说："前胡，使，味甘、辛。能去热实，下气。主时气内外俱热。单煮服佳。"这味药辛能解表治伤寒寒热发散表邪、表结，甘能补益，又能下气，降逆气，去热实，通达三焦、推陈致新，适合寒热错杂，表里同病，虚实夹杂，也就是厥阴病而偏于表的证候。当归是养血、活血的药，黄芩、芍药也都入血分，针对水饮、瘀血，很常用。

这个是三阳合病，少阳为主，可兼有太阴少阴。各种寒热错杂、虚实夹杂，营卫阴阳不和的病证，津伤及血，特别是心系病证、难以治愈的咳嗽喘息、脾胃病证等，都有应用的机会。方中主干为前胡桂枝汤，疏利三焦，通调气机，解表清里，当归、黄芩、芍药皆入血分，针对气滞血瘀痰饮夹杂互结所致的病证，有很好的功效。

该案为厥阴病，阳明郁热、太阴水饮、营血瘀滞、胃虚津伤为其病机关键。因胃虚不制而痰饮浊气上逆而胸闷、胸痛、咯痰、腹胀等；因津伤及营血而营卫不和则汗出不寐等。所以，选这个方子能够针对该案的多个病机层面治疗。

按：二诊短信回访，患者诉疗效好，第3剂药后胸闷胸痛气短已经明显减轻感到气顺畅了。嘱原方继服15剂，诸症没有再反复发作，停服中药，继续服用西药阿司匹林片和他汀类西药维持二级预防。

第十一节　心慌胸痛腿不安　辨清表里是关键

医案〔11〕心悸，痹证

【接诊情景】

周某，男，42岁。2016年11月12日初诊。

主诉：心慌2月余，加重伴双下肢酸沉不适半月余。

病史概述：患者于2015年9月曾出现过心慌，持续2个多月，经治疗后痊愈。今年9月份因疲劳过度而又出现心慌，并伴双下肢酸沉不适，去某医院诊为“心律失常（频发室性早搏）、不安腿综合征”。口服西药治疗后，心慌次数有所减少，但总感觉还有比较明显的心前区难受不适等症状，双下肢酸沉不适无明显好转，遂来国医堂求治。素嗜烟。无高血压病史。

刻诊：反复发作心慌，每小时都发作多次，心前区难受不适，颈部冰凉，头昏蒙，口不苦，夜半12点左右口渴欲饮温水（非热水），心烦易发脾气，两侧胸胁胀痛，腰酸痛。夜间双侧大腿至膝盖内有痒感（不在表皮）和酸沉不舒，伸屈都不适。纳差，口黏无味，眠差，正常出汗，无恶寒发热，面赤，下眼睑赤红，二便可。舌暗胖大，边有齿痕，舌下瘀斑，苔薄白腻中有裂纹。脉促，左寸关弦尺不足，右脉弦，尺沉有力。

六经辨证：少阴太阴少阳阳明合病，属厥阴。

病机：上焦郁热，中焦胃虚，下焦饮逆，卫表湿滞，精神不交。

核心病机：胃虚不制而水饮上逆。

治法：调和三焦气机，清热解表，祛湿通痹，交通精神。

方药：柴胡龙骨牡蛎汤加川芎。

【处方】

柴胡24g，黄芩10g，生晒参10g，姜半夏15g，桂枝10g，生磁石30g，生龙骨30g，生牡蛎30g，茯苓15g，川芎10g，大枣15g（切开），生姜15g（切片）。

15剂，每日1剂，水煎分2次温服。

【辨析思路与答疑解惑】

〔**老师**〕这位患者的脉症基本上搜集全了，我们看看如何辨证吧。

颈部冰凉感，双侧大腿至膝盖内有痒感伴酸沉不舒，腰酸痛，苔薄白，脉沉弦，可以辨为少阴病，上焦颈项部表寒，下焦腰膝部湿痹。

眠差，舌暗，舌下瘀斑，为少阴伤营，阳不入阴。

夜半12点左右口渴，定时发病，去年、今年都是9月份发病，两胸胁部胀痛，易发脾气，脉促、弦，可辨为少阳枢机不利，休作有时，气机郁滞。

心慌，心前区难受不适，两胸胁部胀痛，头昏蒙，舌胖大边有齿痕，苔白腻，脉左寸关弦尺不足，右弦尺沉，为太阴病，水饮随浊气上逆。

纳差，口黏无味，舌胖大边有齿痕，苔白腻，脉关弦，辨为太阴胃虚停饮。

口渴欲饮温水，注意这个细节，现在是11月份，渴了应当饮热水，但渴饮温水就说明有内热，心烦，面赤，下眼睑赤红，舌苔中有裂纹。脉数，素嗜烟，辨为气郁化热，阳明热扰上焦，热伤津液。

从上述脉证可以辨为少阴太阴少阳阳明合病，属厥阴。病机为上焦郁热，中焦胃虚，下焦饮逆，卫表湿滞，精神不交。

核心病机为胃虚不制而水饮上逆。

治法是调和三焦气机，清热解表，祛湿通痹，交通精神。主方用柴胡龙骨牡蛎汤。

〔**学生 A**〕*老师，为什么要用柴胡龙骨牡蛎汤?*

〔**老师**〕该案是三焦气机失畅并以心慌为主诉来诊的。

临床上每见到以心慌为所急所苦的症状表现来看病的，首先要考虑到胃虚水饮上逆这个病机。因为自古医家总结痰饮有八大证：咳、喘、悸、眩、呕、满、肿、痛。说明水饮导致的病多见。

这位患者以心慌为主诉，但还伴有颈、腰、下肢的表证，以及两胸胁部胀痛等症，寒热错杂，虚实夹杂。这些证候的出现都与水饮上逆有关，这就涉及到了胃虚，胃虚会生饮停饮，胃虚不制，下焦浊气还会夹浊水上犯，水饮不仅上凌，其湿气还会痹滞于表而产生一系列表的症状。

这时选用柴胡加龙骨牡蛎汤是正对病机的。

《伤寒论》说："伤寒八九日，下之，胸满，烦惊，小便不利，谵语，一身尽重，不可转侧者，柴胡加龙骨牡蛎汤主之。"这个就说的是伤寒八九天，病传阳明，医者不考虑是否还有表证或少阳太阴等证夹杂，误以为只是病在阳明，用阳明里实证的药来猛泻。结果导致表邪未除，阳明仍在而烦，病邪又入于少阳，还伤及了胃气，中不制下，下焦水气凌心而惊，里虚膀胱不能气化而少尿，大下伤津，津虚水盛，水湿痹滞于表而一身尽重不可转侧气，邪在少阳而胸满心烦。柴胡加龙骨牡蛎汤方证病机为枢机不利，水热互结而上凌，水湿痹滞于表，神浮不敛。从"一身尽重，不可转侧者"，可以推知柴胡加龙骨牡蛎汤能除湿通痹，辨治痹证、中风半身不遂，四肢倦重或麻木疼痛等症。

从患者一系列证候及舌脉来辨，除少阳主症外，还合并阳明少阴太阴等脉证，症状复杂，寒热并见，虚实夹杂，属于厥阴病。所以主方就用柴胡加龙骨牡蛎汤调和三焦气机，清热解表，祛湿通痹，交通精神。

方中铅丹有毒，很多药房没有这味药，所以我临证用这个方子，偏于顽痰胶结时一般用礞石替代，偏于镇静镇惊纳气、风湿痹痛时一般用磁石替代。

《本经》说磁石："味辛寒。主周痹风湿，肢节中痛，不可持物，洗洗酸消，除大热烦满及耳聋。"

《别录》说磁石："养肾脏，强骨气，益精除烦，通关节，消痈肿鼠瘘，颈核喉痛，小儿惊痫，炼水饮之。亦令人有子。"磁石质重性寒，人们大都认为其只能镇潜浮阳，摄纳肾气，镇惊安神。但《本经》第一句话就说磁石能"主周痹风湿，肢节中痛，不可持物"，《别录》也说磁石"强骨气……通关节"，说明磁石辛能开表散邪除水饮湿气。这个除湿气，体现在《别录》所说"消痈肿鼠瘘"上，并通过摄纳肾气、养肾益精来强骨气，通关节。患者有不安腿综合征的腰酸痛，双侧大腿酸沉不舒伸屈不适的症状，用磁石也能治疗。

《本经》说川芎"味辛温。主中风入脑，头痛，寒痹，筋挛缓急，金创，妇人血闭无子"，不仅能走上彻下，活血行气，祛风止痛，还能温阳祛寒通痹，对于病机是阳虚水盛而津血亏损、不养筋脉的，正合药势。

按：15剂药服完，心慌明显减轻，不安腿基本消失。嘱休息3天后，原方去川芎继服15剂。后与患者短信联系，病情已经基本稳定，正常上班。

第十二节　胸痹悸喘证候重　核心病机靶点明

医案〔12〕胸痹，心悸，喘证

【接诊情景】

祖某，男，84岁。2016年11月9日初诊。

主诉：心慌胸闷气喘2年余，加重1个月。

病史简述：患者有糖尿病史8年，高血压病史2年余。2015年春天，因感冒加之外出讲学说话过多而疲劳过度，出现胸闷心慌气喘，呼吸困难，不能平卧，下肢水肿等症状，在某三甲医院诊为"扩张型心肌病、心力衰竭、肺栓塞”。住院治疗近1个月，症状有所减轻，但出院后仍然心慌胸闷气喘。2015年7月，在某医院查CT示：胸腔积液。近1月来症状加重，心慌气喘，呼吸困难，动辄加重，全身水肿，头面部特别是眼睑水肿较重，口角流涎，日常生活不能自理，又去多家医院治疗无明显疗效。因此对西医治疗失去信心，服过100多剂中药，最大一剂30多味药，也没有缓解症状，遂来国医堂求治。

刻诊：心慌胸闷气喘，呼吸困难，动辄加重，不能平卧，上一层楼就加重，怕冷恶风，吸入冷空气后症状亦加重，乏力，倦怠，全身水肿，面色㿠白虚肿，眼睑尤甚，双踝部凹陷性水肿，咳嗽，有少量白色黏痰，不欲饮食，胃胀满，食后尤甚，无反酸，无胸痛，无头晕头痛身痛，出汗正常，腰酸沉。口不苦不渴，无咽干，口干，眠可，大便可，小便稍频，尿不净感。舌紫暗，唇紫，舌体胖大边有齿痕，舌苔前部薄白微黄水滑，中部光剥，后部雪白滑腻，脉迟（56次/分）大无力，左寸浮关弦尺沉，右寸关弦尺沉弱。

近期某医院检查的部分结果：动态心电图示：①窦性心律及窦性心律不齐。②二度房室传导阻滞。③偶发室性早搏，成对室早，加速室性逸博。④明显心动过缓700阵，最慢心率40次/分，部分为Ⅱ度房室传导阻滞，房室呈2∶1传导。⑤长R–R 19764次，最长间期1.68s（二度Ⅰ型房室传导阻滞及二度Ⅱ型房室传导阻滞，房室呈2∶1传导。⑥ST–T改变（V3、V4、V5部分ST下移0.05～1mV伴T波低平或倒置）。⑦心率变异性基本正常。血生化检验：B型脑钠肽1776pg/mmol。血压：165/85mmHg。

六经辨证：太阴少阴合病，兼夹阳明微热。

病机：真阳亏虚，胃虚寒，胃津伤，溢饮，下焦水饮，上焦微热。

核心病机：真阳虚衰而水泛饮逆。

治法：扶阳散寒，温中化饮降逆，养胃气津液。

方药：真武汤、四逆汤合桂枝去芍药加蜀漆龙骨牡蛎救逆汤加黄芪。

【处方】

制附子15g，干姜30g，茯苓30g，生白术15g，炙甘草15g，企边桂5g，桂枝10g，生龙骨30g，生牡蛎30g，生磁石30g，生黄芪30g，大枣10g（切开），生姜15g（自备，切片）。

10剂，日1剂，水煎分2次服。

嘱：忌辛辣刺激油腻饮食。

【辨析思路与答疑解惑】

〔学生A〕老师，这位患者病情复杂，辨证应该从哪儿入手呢？

〔老师〕我们从六经来辨吧。

心慌胸闷气喘，呼吸困难，动辄加重，不能平卧，上一层楼就加重，身困乏力，全身水肿，面色皖白虚肿，眼睑尤甚，双踝部凹陷性水肿，咳嗽，有少量白色黏痰，舌体胖大，舌苔前部薄白微黄水滑，中部光剥，后部雪白滑腻，脉大无力，左关弦尺沉，右寸关弦尺沉弱，辨为太阴病，中焦胃虚停饮，水饮上逆。

怕冷恶风，全身水肿，面色皖白虚肿，眼睑尤甚，双踝部凹陷性水肿，小便稍频，尿不净感，舌苔水滑，脉弦沉，辨为少阴病，表虚寒，水饮溢于肌表，下焦水饮。

全身水肿，身困乏力倦怠，怕冷恶风，腰酸沉，脉大无力，尺沉弱，辨为少阴病，真阳虚衰，水饮泛溢，津虚血少不养。

不欲饮食，胃胀，食后尤甚，舌体胖大边有齿痕，中部光剥，脉弦，辨为太阴病，中焦胃虚（胃虚寒，胃津伤），中焦气机阻滞。

舌暗红，舌苔前部微黄，口干，辨为阳明病微热伤津。

患者寒热错杂，虚实夹杂但主要是寒证为主，真阳虚，机能沉衰。六经辨证为太阴少阴合病，兼夹阳明微热。病机为真阳亏虚，胃虚寒，胃津伤，溢饮，下焦水饮，上焦微热。核心病机：真阳虚衰而水泛饮逆。目前患者胸闷气喘心慌的原因是心源性水肿，水饮上逆。核心病机的关键是真阳虚衰而导致的水泛全身，而且水饮上逆，治疗就应该主要针对着这个核心病机的靶心来用方。治法：扶阳散寒，温中化饮降逆，养胃气津液。方子就用真武汤、四逆汤合桂枝去芍药加蜀漆龙骨牡蛎救逆汤加黄芪。

一、心力衰竭理论的中西医异同

〔学生B〕老师，能跟我们讲讲用方思路吗？

〔老师〕好吧。

患者这个病从西医角度来说是心力衰竭。大家都学过，心力衰竭是各种心脏疾病导致心功能不全的一种综合征，几乎所有的心血管疾病最终都会导致心力衰竭的发生，如心梗、心肌病等。由于心脏的收缩功能和（或）舒张功能发生障碍，不能将静脉回心血量充分排出心脏，导致静脉系统血液淤积，动脉系统及机体、器官组织血液灌注不足，心排血量不能满足机体代谢需要，从而引起心脏循环障碍的症候群，这个障碍症候群集中表现为肺循环和体循环的静脉淤血。

心力衰竭主要表现为心慌、胸闷、呼吸困难、乏力、外周水肿尤其是下肢水肿等。临床症状从中医角度来讲，属于中医心系病证中的阳气虚衰、心阳不振，水饮凌心瘀血阻络等范畴。

这位患者目前所苦的病机就是真阳虚衰而水气凌心，用方也要从这个核心病机来切入。

二、关于水气与水湿痰饮

这个水气的概念，为便于理解，我将其含义分为广义和狭义两种。广义的水气，包括水湿、痰饮和水毒等。《素问·评热病论》里说："诸有水气者，微肿先见于目下也。"

关于"水气"，胡希恕先生也称为"水毒"，说"水毒大多由于肾功能障碍而使液体废物蓄积的结果"（冯世纶主编《胡希恕讲伤寒杂病论》）。也就是说上焦失于通调，中焦虚寒失于转输或不制，下焦真阳亏虚、失于气化而致体内水液潴留，或（和）泛溢肌肤为主要特征的一类疾病证，包括风水、皮水、正水、石水等。

狭义的水气就是指痰饮，是津液代谢失常，水液停聚于身体某一局部的病变，其概念首见于《金匮要略·痰饮咳嗽病脉证并治》篇。日本汉方医家丹波元坚在《杂病广要》中考证痰饮为"淡饮"，说："痰古作淡，淡、澹通，澹水动也，故水走肠间，名为淡饮。今之痰者，古之云涕云唾云涎云沫是也"。"淡饮"这个病理概念是比较准确的，是比较能反映痰饮的性寒、清稀及沥沥有声、流荡激扬、无处不到，走窜上逆的特性的。大家脑子里有这个概念就行，我们还是沿袭宋代以后及几十年教科书约定俗成的说法，还叫“痰饮”。即中焦胃虚寒而水饮不能化气生津，水饮内生、内停，胃虚不制，水饮流居于肠胃之间，水气逆乱，为痰饮；水饮阻滞于中焦、胁下，为悬饮；水饮泛溢困束于四肢肌表，为溢饮；最重要的是支饮，涵盖了痰饮、悬饮和溢饮的基本特点，是四饮之总括，表里都有水气停留阻滞。

总的来说，水饮痰湿，同出一源，水、饮、痰是有形之邪，湿是水、饮、痰邪弥漫侵害机体表里的湿浊之气，是有形之邪。多以腹胀满，大便溏泄，肢体沉重酸困，头重如裹等症状为主要表现。

三、真武汤方证病机

这位患者目前的病机关键是因少阴真阳虚衰而导致的全身水气停留，表里皆病，所以首选真武汤。真武汤是太阴少阴虚寒停水的主方，是震慑水府之剂，有较强力的温中扶阳，镇寒化水之功。用真武汤，大家要抓“寒凝水盛”，即“中焦虚寒，下焦真阳不足或衰微，气化失司，水停表里”的关键病机。

真武汤的辨治证候归纳为：头晕目眩，心慌气短，心下悸动，畏寒浮肿，头面肌肉四肢不自主颤动或跳动，腹痛，或胸腹胀满，小便不利，四肢沉重或疼痛，舌质淡，或舌体胖大，舌苔白润腻或水滑，脉沉，或者微细无力者。

急、慢性病证，无论是水气停留于全身还是局部，只要同时伴有虚寒见证的，都可以大胆应用或合方中应用这个真武汤。

这次用药去芍药，是因为里虚寒较盛，芍药苦微寒不宜用。因为《伤寒论》第 280 条说“太阴为病，脉弱，其人续自便利，设当行大黄、芍药者，宜减之，以其人胃气弱，易动故也”，就是说太阴病胃气弱，本来就下利，大黄、芍药这类苦寒药服了会下利不止。“宜减之”，不是说可以减量用，而是不能用。因为太阴病，脉弱，其人续自便利，说明里虚寒得较重，再用苦寒药就会下利不止。

四逆汤出现在《伤寒论》多个条文中，方证病机是真阳不足，阴寒内盛。方药仅有 3 味，真阳虚损，是祛阴寒，回阳气而救里，回阳救逆的重要方子。附子、干姜、炙甘草三者相须为用，共奏回阳救逆和破阴寒，救真阳之功。如太阴病的腹痛下利，完谷不化等证候；少阴病的脉微细，但欲寐，恶寒身倦等证候；厥阴病的表热里寒，上热下寒，阴阳水火不相续接，手足厥冷等证候。凡见真阳亏虚或虚衰，阴寒内盛的严重阶段，都可用四逆汤回阳救阳。

四、桂枝去芍药加蜀漆龙骨牡蛎救逆汤方证病机

辅以桂枝去芍药加蜀漆龙骨牡蛎救逆汤去蜀漆来祛除寒饮结聚上凌心胸，并镇心神，交通精神。桂枝去芍药加蜀漆龙骨牡蛎救逆汤中去蜀漆按说不太合适，因为这味药和半夏功效差不多，是温散寒饮结聚而降逆的，但今天的方子不用蜀漆是因为蜀漆味苦、有毒。《别录》说它能“疗胸中邪结气，吐出之”，唐代医家甄权的《药性论》中也说它“不可多进，令人吐逆”，说明这味药虽可破寒饮结聚，但有吐的作用，胃虚、老幼虚弱以及慢性久病虚弱者不宜使用。方中附子和茯苓都可以代替蜀漆，附子强力温化寒饮结聚，祛寒降逆，茯苓可祛水饮结聚上逆而宁心，《本经》说茯苓“味甘平。主胸胁逆气，忧恚惊邪，恐悸，心下结痛，寒热，烦满，咳逆，口焦舌干，利小便”。

龙骨、牡蛎大剂量应用，不仅能镇心安神，而且龙骨能破寒饮积聚上逆，牡蛎能除寒热、降逆气。

以肉桂易桂枝，意在微生少火，加强温里祛寒通血脉之力。

五、黄芪不仅治疗表虚也治疗里虚，可修复心肌

加有生黄芪一味，《本经》说黄芪：“味甘微温。主痈疽久败创，排脓止痛，大风，癞疾，五痔，鼠瘘，补虚，小儿百病。”黄芪不仅祛风、补虚，表虚里虚同补，而且温化寒饮的作用也很强。

“主痈疽久败创”，说明生黄芪有祛瘀血祛腐生肌的重要功能，对于人的心肌也有强大的修复作用。现代药理实验也证实了黄芪能增强机体耐缺氧及应激能力，可使细胞的生理代谢增强，促进心肌代谢，改善心功能，对因中毒或疲劳而衰竭的心脏强心作用显著。

二诊（2016年11月17日，微信回访患者服药后的情况）：

患者亲属回复：已经吃完7剂，肿基本已消，手脚也不冰凉。现在小腿的内侧按下去还是稍微有点肿，现在的腿比之前细一圈，之前的腿按着特别硬，现在硬的状况没有了，腰带瘦了两个扣。如果吸冷空气，或者上台阶还是腹胀气短。

我回复：上次开的药吃完后，继服下方：

炮附子15g，干姜20g，茯苓30g，生白术20g，红参10g，炙甘草15g，企边桂5g，桂枝10g，赤芍15g，生龙骨、生牡蛎各30g，生磁石30g，生黄芪30g，砂仁6g（后下），大枣6枚（切开），生姜10g（切片）。

5剂，日1剂，分2～3次服。如果疗效可，服完后再服5剂。忌生冷油腻辛辣刺激食物。晚上10点左右就要休息，忌熬夜。

这次煎法与上次一样，先浸泡一个小时，先用大火烧开后立即改小火，从大火烧开改小火后开始计时，一定要煎一个半小时或以上。方子里的红参抓药时要求药店另包，每剂药的10g红参片另用一小锅加水煎浓汁兑入煎好的药汁内一起服用。

三诊（2016年11月30日）：

患者亲属微信咨询：毛大夫，今天我老爸中午睡醒起来觉得头晕，恶心，现在恶心的症状没有了，还是头晕。我刚刚给他测了一下心跳最低是每分钟35次，最高（每分钟）54次。又量了一下血压，高压175mmHg，低压70mmHg。不知道这是什么情况？我有点担心。

我回复：这个心率比较危险，他这是由于心率过慢，心源性脑缺血引起的头晕，还易引起心脏严重事件，应立即去医院检查。

患者亲属：心脏近半年一直都这样，偶尔好的时候也到过每分钟57次。我老爸不信西医，只信中医，不想去医院。

我回复：心率过慢，危险性比较大，你要密切观察，一旦有异常就马上去医院。

患者家属：现在他身上一点水都没有了，一点都不肿。血压高是否因肾有毛病引起？现在药一吃完，您看接下来是调整还是继续吃此方？现在腹部躺着很软，一起来还是有点硬，您上次说是胃气虚，您看是否加药啊？

我回复：继续服用我11月17日开的方子7剂，我12月12～17日去北京坐诊，可去面诊，我全面了解一下病情。

四诊（2016年12月13日）：

患者今来国医堂复诊。上方服后，精神转佳，说话声音比前洪亮，心慌胸闷气喘及水肿等症状明显减轻，血压已经正常，心率稳定在60次左右，认为从来还没有吃过这么有效的方子，身困乏力倦怠等症状也明显减轻，要求继续服药巩固疗效。

〔**学生A**〕老师，中药治疗这么重的病疗效还真是不错呀，还换方子吗？

〔**老师**〕从这次的复诊来看，我们为患者所辨病机是准确的，初诊开的主方是有明显疗效的，效不更主方，在原方基础上微调一下药量就行了。

方药：真武汤、四逆汤合桂枝去芍药加蜀漆龙骨牡蛎救逆汤加味。

【处方】

制附子20g，茯苓30g，生白术20g，赤芍20g，干姜20g，桂枝10g，企边桂10g，生龙骨30g，生牡蛎30g，生磁石30g，炙甘草15g，砂仁10g（后下），生晒参片10g，大枣15g（切开），生姜15g（切片）。

20剂，日1剂，水煎分2次服。

忌辛辣刺激油腻饮食。

五诊（2017年1月8日，患者亲属给我发微信）：

毛大夫您好，您开的这个药方20剂已吃17剂，还剩下3剂。现在老人家的身体情况是这样的：因为元旦这几天老人家讲课，连讲了5天，每次讲1小时左右，心跳保持在每分钟45次，是带着麦克风讲的。讲完之后气有点短，身体有点肿，按摩后会缓解一些。老人家说这个药方是有效的，是不是这几天讲话太多，所以出现这些现象？

老人家觉得最近身体有好转，所以就连续出去散步了三天，每次都在50分钟左右。大概有四公里左右。回来后觉得很疲乏，大腿有点酸胀，肿的迹象不是很明显，微肿。

我回复：尽量避免长时间讲话，因为说话多也会耗气伤阳损津，要多休息。心脏有病不能过于疲惫，所以讲课、散步时间不能太长，今后要以休息静养为要。虽然说心脏病要动养，就是要一定的活动量来康复，但患者是心力衰竭，不能过劳而增加心脏负担，如散步也要在半小时以内，绝不能过度！

六诊：2017年元月17日患者亲属给我发微信：

毛大夫您好，跟您汇报一下。我爸今早空腹测血糖从之前的21.6mmol/L降到了6.7mmol/L，血压也降下来了，今天早上测的血压是155/80mmHg。

我回复：继服下方：

黄芪40g，白人参10g，赤芍18g，生白术15g，干姜10g，肉桂6g，桂枝12g，炙甘草10g，炮附子15g，当归10g，茯苓20g，大枣6枚（切开），生姜15g（切片）。

7剂，日1剂，第一汁文火煎煮1小时，第二汁文火煎半小时，二汁兑一起分2～3次服。

避免疲劳过度，包括讲话。

扩张性心肌病所致的心力衰竭比较难治，进展快，变化多，西医治疗也很棘手，要有长期服中药的思想准备，只要对症能控制稳定病情就不错了，彻底治愈很难，因为久病又年高，能保持生活质量就达到目的了，不要期望值过高。你发来的心脏彩超，我与他以前去北京的彩超对比了一下，他的射血分数等指标，好转是比较明显的。

患者亲属：好的，毛大夫，我们看了这么多大夫，开的药方都不对症。只有您的药方我父亲吃完很对症，我们打心眼里感激您。

第十三节　寒热错杂多经病　据机合方更适宜

医案〔13〕胸痹，心悸

【接诊情景】

王某，男，65岁。2016年9月6日初诊。

主诉：反复发作心慌、胸闷、胸痛2月余。

病史概述：患者有冠心病史6年。2个月前开始无明显诱因反复心慌、胸闷、胸痛。每天都有发作，发作时乏力，曾去某医院做心电图等项检查，诊为“冠心病心绞痛、心律失常”，口服异山梨酯、阿司匹林、速效救心丸等多种西药或中成药治疗，还是反复发作，遂来国医堂求治。

刻诊：心慌、胸闷反复发作，时有胸骨中下段处隐痛，发作时乏力、不想动，发作无明显诱因，活动与否都会发作。无寒热，无眩晕，无头痛身痛，无口苦咽干，口臭，时口干、口渴不欲饮，无心烦，正常出汗，无腹胀干呕，纳可，眠可，无头痛身痛，无恶寒发热，正常出汗，大便成型，每天一次，小便可，面青暗，唇紫暗，舌淡暗，舌体胖大边有齿痕，舌苔白水滑中有裂纹，脉涩、结，左脉寸浮关弦尺沉，右脉弦。

心电图示：心率78次/分，完全性右束支传导阻滞，频发房早。

六经辨证：少阴太阴合病，夹阳明微热。

病机：胃虚，水饮上逆，营虚血瘀，伤营，津伤。

核心病机：营虚卫弱，精神不交，胃虚津伤而水饮上逆。

治法：养胃补津，调和营卫，化饮降逆，安神定悸。

方药：桂枝加龙骨牡蛎汤合苓桂术甘汤加磁石。

【处方】

桂枝15g，赤芍15g，炙甘草10g，企边桂5g，生龙骨30g，生牡蛎30g，生磁石30g，茯苓30g，生白术15g，大枣15g（切开），生姜15g（自备，切片）。

15剂，每日1剂，水煎分2次服。

嘱：忌辛辣刺激及过于油腻饮食。每晚10点左右一定要休息，忌熬夜。

【辨析思路与答疑解惑】

〔学生A〕从这些症状看，应该是不稳定型心绞痛发作，心血瘀阻证，我曾跟诊过的一位老师喜用冠心Ⅱ号方或血府逐瘀汤加黄芪、枣仁等药，疗效也不错。

〔学生B〕老师，我对治疗心绞痛，也是首先考虑活血化瘀，对于这位患者，您看应该怎么用辨证？

〔老师〕一见冠心病就考虑活血化瘀是固化思维，这是受西医治疗冠心病的影响。现在一些中医用中药也像西医一样思维，治病也按西医生理、生化、病理指标来评判中药的功效，抛弃中药鲜活的自然之性而只看重中药的有效成分，这样开出来的“药”，是被完全西化了的中药。如开药时，见一个症加一味药，见一个病加一味药，若患者胸痛就用丹参、红花；头痛，就加上川芎、藁本、白芷等；头晕就加上天麻、钩藤等；西医说要改善血液循环，就活血化瘀中药罗列；西医说高血压，就认为是肝阳上亢，用平肝潜阳药等。小小的一张处方中堆满了几十味药物，药方芜杂，没有法度。这样所谓的“中医”治病不讲理法方药，辨证施治，而是用什么“药理作用”和“有效成分”。这种中、西医思路不清的处方，这样以方套病，废中医思辨而牵强附会于西医理论的治疗，是一种思维懒惰、心态浮躁、学术退化的表现。所以这样的方子能有多好的疗效？

从患者的年龄、病史以及症状特征上看，属于西医不稳定型心绞痛发作的可能性比较大。不稳定型心绞痛属于劳力性心绞痛以外的缺血性胸痛，随时有心梗的危险。但是，真正要确诊是否冠心病，冠脉狭窄到什么程度，可以做一个无创的冠脉CTA，就是冠状动脉CT血管成像，也可以做有创的冠脉造影。冠脉造影检查是诊断冠心病的金标准，可以集诊断和治疗于一体，不过这得去三甲医院心内科进行病情评估。

咱们先来辨一下证吧。

心慌，胸痛，面青暗，唇紫暗，舌淡暗，脉沉涩、结，可以辨为少阴病，表滞，营虚血瘀气滞失养，少阴主营，心胸位于上焦为表。

口渴不欲饮，面青暗，唇紫暗，脉沉涩、结，可以辨为太阴病，瘀血内停，因为太阴主血。

《金匮要略·惊悸吐衄下血胸满瘀血病脉证治》说："患者胸满，唇痿舌青，口燥，但欲漱水不欲咽，无寒热，脉微大来迟，腹不满，其人言我满，为有瘀血。"

这个"但欲漱水不欲咽"，就是指口干不欲饮，为什么呢？里有瘀血，血脉不通，影响津液输布，就会出现这个症状。

心慌，胸闷，舌体胖大边有齿痕，舌苔白水滑，脉寸关弦尺沉，可以辨为太阴病，水饮上凌心胸。

心慌发作时乏力、不想动，舌体胖大边有齿痕，舌苔白水滑中有裂纹，脉寸关弦尺沉，可以辨为太阴病，中焦胃虚不能化气为津，津伤失养。

口臭，时口干、口渴，为阳明微热伤津。

这样分析完以后呢？六经的框架和病机就都出来了：六经辨证为少阴太阴合病，夹阳明微热。

病机为胃虚，水饮上逆，营虚血瘀，伤营，津伤。

病机中为什么没提气滞呢？因为这个气滞是由于上焦营虚、血瘀而引起的气机郁滞、气机不畅，营血温通了，气郁不畅自然消失。

核心病机为营虚卫弱，精神不交，胃虚津伤而水饮上逆。

治法是养胃补津，调和营卫，化饮降逆，安神定悸。方子就用桂枝加龙骨牡蛎汤合苓桂术甘汤加磁石。

一、桂枝加龙骨牡蛎汤方证病机

〔学生 C〕老师，为什么合用这两个方子呢？

〔老师〕这两个方子合用治疗水饮上凌所造成的心慌胸闷疗效很好。

桂枝加龙骨牡蛎汤实际上是桂枝汤加龙骨、牡蛎。这个方子出自《金匮要略·血痹虚劳病脉证并治》治疗虚劳失精篇，原文是："夫失精家，少腹弦急，阴头寒，目眩，发落，脉极虚、芤迟，为清谷，亡血，失精。脉得诸芤动微紧，男子失精，女子梦交，桂枝龙骨牡蛎汤主之。”方证病机为中虚津伤，阴阳营卫不和，精神不交。

我临床上用这个方子辨治外感内伤杂病，如胸痹心悸等证属于中虚津伤，阴阳失调、营卫不和、精神不交通的，疗效都非常好。

方中龙骨牡蛎不仅化饮降逆，而且镇心安神，用于心慌等症，疗效很好。《本经》说龙骨：“味甘平。主心腹鬼注，精物老魅，咳逆，泄利脓血，女子漏下，癥瘕坚结，小儿热气惊痫。”

《本经》说牡蛎：“味咸平。主伤寒寒热，温疟洒洒，惊恚怒气，除拘缓，鼠瘘，女子带下赤白。久服强骨节，杀邪气，延年。”

龙骨牡蛎所治的“咳逆，泄利脓血，女子漏下”及“鼠瘘，女子带下赤白”等症，都是水饮所致的。

分析本案有一些阳明微热，加一味灵磁石来辅助除烦热、安心神、降逆气，增强交通阴阳之力。磁石是一味交通阴阳上下的好药。

《本经》说磁石：“味辛寒。主周痹风湿，肢节中痛，不可持物，洗洗酸消，除大热烦满及耳聋。”《本草从新》谓磁石：“治恐怯怔忡……明目，重镇阳气。”

为什么说磁石能交通阴阳上下呢？清代名医吴仪洛在《本草从新》中的一段话做出了比较明确的诠释，其讲磁石：“辛咸，色黑属水，能引肺金之气入肾，补肾益精，除烦祛热，治羸弱周痹，骨节酸痛（肾主骨），恐怯怔忡……明目……镇养真阴。”

二、苓桂术甘汤方证病机

《伤寒论》第378条说：“心下有痰饮，胸胁支满，目眩，苓桂术甘汤主之。”《伤寒论》第67条亦说：“伤寒，若吐，若下后，心下逆满，气上冲胸，起则头眩，脉沉紧，发汗则动经，身为振振摇者，茯苓桂枝白术甘草汤主之。”

苓桂术甘汤方证病机为水饮上逆，而虚寒不重，主要功能是温化水饮，降水逆。该案反复发作心慌、胸闷、胸痛与胃虚水停于上焦，逆于上焦有关。凡见胸闷、心慌、惊悸者，就要考虑水饮上逆的病机。用苓桂术甘汤疗水饮上凌所致的心悸胸满正对病机。

以肉桂、桂枝合用，表里同治，意在加强温里祛寒通血脉之力。

二诊（2016年11月7日）：

【接诊情景】

患者诉药后胸闷心慌明显好转，早搏明显减少，乏力消失，胸痛消失。腰胯部发凉酸沉，9点睡觉，12点左右易醒，夜尿多，起夜4次左右，口不苦不干不渴，痰多，面色较前红润，唇紫暗减轻，舌淡暗，舌体胖大边有齿痕，舌苔白水滑，脉左弦尺沉无力，右弦大有力。

〔**学生A**〕老师，这位患者又增加了腰胯部的病变，应该怎么辨证？

〔**老师**〕这次证候表现和上次有所不同，重新辨证分析一下。

胸闷心慌明显好转，说明上次的方子有效，但症状并没有完全消失，唇紫暗，舌淡暗，左脉沉弦无力，可以辨为少阴病，表滞，营虚血瘀气滞失养。

心慌，胸闷，舌体胖大边有齿痕，舌苔白水滑，脉寸关弦尺沉，可以辨为太阴病，水饮上凌心胸。

痰多，腰胯部发凉酸沉，夜尿多，舌体胖大边有齿痕，舌苔白水滑，脉弦尺沉，辨为少阴、太阴合病，太阴胃虚，下焦水饮，少阴下焦水湿痹着腰府，腰部为下焦表位。

六经辨证：少阴太阴合病。

病机：胃虚寒，水饮上逆，水湿痹表。

治法：温中化饮降逆，祛湿除痹，安神定悸。

方药：桂枝甘草龙骨牡蛎汤合肾着汤。

【处方】

干姜20g，生白术10g，茯苓20g，炙甘草10g，桂枝10g，企边桂5g，生龙骨30g，生牡蛎30g，大枣20g（切开），生姜20g（自备，切片）。

15剂，每日1剂，水煎分2次服。

【辨析思路与答疑解惑】

〔**学生B**〕老师，这位患者上次您用的主方是桂枝加龙骨牡蛎汤合苓桂术甘汤，这次怎么变了？

〔老师〕患者服用了上次的方子病情明显好转，说明上次的方子对症，但服后证和病机有一定的变化，还存在胸闷心慌，说明还有水饮上逆，而且又有腰胯部发凉酸沉，夜尿多等症，这是有了下焦膀胱气化不利、水湿痹着在下焦腰府的证机，证变机变方也要变。根据这次的病机，就仍然用桂枝法度为主，用桂枝甘草龙骨牡蛎汤继续温中降逆，安神定悸，加肾着汤祛水湿以通痹。

《伤寒论》第64条说："发汗过多，其人叉手自冒心。心下悸，欲得按者，桂枝甘草汤主之。"第118条说："火逆下之，因烧针烦躁者，桂枝甘草龙骨牡蛎汤主之。"桂枝甘草龙骨牡蛎汤的方证病机为饮气上冲，心神不安。

桂枝有温通腠理而降逆气之功，龙骨、牡蛎有交通精神，镇惊悸，安心神之效。所以我临床上治疗心悸，不论阴证和阳证，常合用桂枝加龙骨牡蛎汤，疗效很好，这也是一个临床经验。

三、肾着汤方证病机

《金匮要略·五脏风寒积聚病脉证并治》中说："肾着之病，其人身体重，腰中冷，如坐水中，形如水状，反不渴，小便自利，饮食如故，病属下焦，身劳汗出，表里冷湿，久久得之，腰以下冷痛，腹重如带五千钱，甘姜苓术汤主之。"

甘姜苓术汤就是肾着汤，方证病机为中焦虚寒，寒湿痹着下焦表里。

肾着，就是肾为寒湿所伤，留滞不行，病位偏重在腰。肾着汤中药物重点是主治太阴中焦寒湿的，肾属于少阴，腰为肾之外府，所谓"着"，就是中焦的寒湿下着于肾，肾受寒湿之邪，就会出现腰及腰以下冷痛为主的病证。这个方子用途非常广泛，可单独或与附子汤、麻黄细辛附子汤合用治疗太阴、少阴寒湿痹阻不通所致的腰部、胯部及下肢沉重疼痛及寒痛等，还能治疗中焦虚寒引起的老年前列腺增生症之尿频、尿不尽以及小儿遗尿等症。所以只要抓住病机，以病机来统方，就可扩大经方应用范围。用这个方子，要注意方中药物的配比：干姜、茯苓与甘草、白术的比例是2∶1。

按：后微信回访，诸症悉除。

第十四节　寒热错杂属厥阴　小柴胡汤亦建功

医案〔14〕眩晕，心悸

【接诊情景】

程某，女，52岁。2016年7月7日初诊。

主诉：头晕伴心慌3月余。

病史概述：患者因淋巴瘤手术后又化疗6次，身体虚弱，整天乏力没精神，近3个月来出现头晕、头重脚轻、动辄心慌等症状，曾服过西药，也服过20多剂汤药治疗，症状改善不明显，遂来国医堂求治。

刻诊：精神差，面色萎黄虚浮，头晕，头重脚轻感，心慌，动辄加重，稍有胸闷，颈部强硬难受不适，怕风、怕冷，无发热，无头痛身痛，出汗较多，皮肤瘙痒无定处，纳可，但不敢多食，食后腹胀难受，感觉像食物塞在胃内不消化、不下排，饭后嗳气较多，口苦，咽干，口渴欲饮温水，心烦焦虑，眠差，大便2天一次，头干结后可成形顺畅，小便可，左下肢踝部凹陷性水肿，双手大鱼际苍白瘦削。舌暗红，舌体稍大，舌红，苔薄白兼黄，前中部略水滑，后部黄腻微干，苔面有多处裂纹。脉细，左寸关浮弦，尺沉有力，右寸关弦尺沉。

六经辨证：少阳太阳太阴阳明合病，属厥阴。

病机：表滞，营卫不和，枢机不利，胃虚，郁火伤津，水饮。

核心病机：三焦气机不利而水饮上凌。

治法：调和枢机，调和营卫，养胃补津，化饮降逆。

方药：小柴胡汤合茯苓泽泻汤。

【处方】

柴胡24g，黄芩10g，生晒参片10g，姜半夏15g，炙甘草15g，桂枝10g，企边桂5g，生白术15g，茯苓30g，泽泻30g，大枣30g（切开），生姜15g（自备，切片）。

15剂，每日1剂，水煎分2次服。

嘱：每服5剂，休息观察3天后继服。

【辨析思路与答疑解惑】

一、关于"六经"的基本含义

〔学生A〕这位患者病情比较复杂，寒热错杂，偏重于水饮，老师给我们讲讲如何着手辨证？

〔老师〕对，这位患者的症状就是寒热错杂、虚实夹杂、多经合病。

我们必须注意，我说的这个"经"，不是经络的"经"，《伤寒论》六经辨证是六病辨证，六病就是三阴三阳六个病证纲要系列。

"六经"用经络来解读，始于宋代医家朱肱。朱肱一生对《伤寒论》比较推崇，也有比较深入的研究，他写有一部书叫《南阳活人书》，以问答的形式，提出辨识六经为病的证候指征，首倡以经络论六经方证。朱肱将《灵枢·经脉》篇理论与《伤寒论》六经分证直接联系起来，认为《伤寒论》所说的太阳、阳明、少阳、太阴、少阴、厥阴之为病，就是足三阴、足三阳经络为病，并以这六条经络的循行及生理特点来解释伤寒三阴三阳病证的发生、传变及转归机理，为使他的以经络解读"六经"的观点能说得通，又首创了"伤寒传足不传手"之说。

他的这个学说一直沿袭到现在，目前的教科书还是主要用经络来解读《伤寒》六经，这虽然对后世读《伤寒》认识六经"提纲证"有一定的启发，但也产生了一定的误导，使后世学者都将医经和经方这两大医学体系理论掺杂，辨证模棱两可，难以用经方治病。

〔学生B〕是的，在学校，我们一直就是用经络理论来解读《伤寒论》的。

所以我们现在是亟待正本清源读《伤寒论》，如果想用《伤寒》经方贴近临床，就要好好学习胡希恕先生的学术思想，清晰地掌握仲景学术思想的真正内涵。

我说这些，是让大家在思想上对六经有个基本的认识。好了，我们看看这位患者的辨证吧。

颈部强硬难受不适，怕风、怕冷，出汗较多，皮肤无定处瘙痒，左下肢踝部凹陷性水肿，舌苔薄白，脉左寸浮，辨为太阳病，表滞，营卫不和，溢饮。

口苦，咽干，胸闷，嗳气多，心烦焦虑，眠差，舌红苔薄白兼黄，有裂纹，脉弦细，辨为少阳病，上焦郁火伤津，枢机不利，气机失畅。

口渴，眠差，大便头干结，舌红苔薄白兼黄，苔面有多处裂纹，脉弦细，尺沉有力，辨为阳明病，上焦热扰伤津，下焦微结。

精神差，面色萎黄虚浮，不敢多食，食后腹胀，就感觉食物塞在胃内不消化、不下排，饭后嗳气较多，欲饮热水，双手大鱼际苍白瘦削，舌体稍大，舌中部略水滑，脉关弦，辨为太阴病，中焦胃虚寒。

头晕，心慌，动辄加重，可视为《伤寒论》“起则头眩”的特征性症状。胸闷，左下肢踝部凹陷性水肿，舌体稍大，舌中部略水滑，辨为太阴病，中焦胃虚停饮，下焦水饮上逆，水饮泛溢表位，符合《金匮要略》所说“腰以下肿，当利小便则愈”的法度。

六经辨证为少阳太阳太阴阳明合病，属厥阴。病机为表滞，营卫不和，枢机不利，胃虚，郁火伤津，水饮。核心病机为三焦气机不利而水饮上凌。故治法为调和枢机，调和营卫，养胃补津，化饮降逆，就用主方小柴胡汤合茯苓泽泻汤。

〔学生 B〕为什么每服 5 剂药，休息观察 3 天后继服呢?

这是我的一个临床经验，5 剂中药是人体脾胃所能承受的基本量。5 为中土之数，服药后首先入胃靠胃气来吸收、气化和转运至病机靶点。一般急性病如外感、泄泻之类，5 剂基本痊愈，慢性疑难杂症疗程长一些，就不能连续服药，要服 5 剂，让药物在体内代谢 1 ～ 3 天继服，这样既能使药物在体内充分发挥作用，又让胃气能休养生息一下，以便更好地发挥作用。这样服药，治病还不伤正。经我长期临床验证，疗效非常确切。是药三分毒，这也是“保胃气”的一个方法吧。

〔学生 C〕寒热错杂、虚实夹杂的厥阴病，为什么不用柴胡桂枝干姜汤，而是用小柴胡汤?

〔老师〕我们用经方不能固化思维，一说到半表半里阴证就想到用柴胡桂枝干姜汤。这要从病机上具体分析，这位患者是寒热错杂、虚实夹杂的厥阴病，但从脉证上看，三阳病所占的比重还是大一些，符合阳证的半表半里、半虚半实证病机。至于阴证，表里皆有水气，但没有损及真阳，所以合茯苓泽泻汤对治，各得其所。

二、小柴胡汤方证病机及应用思路

对于小柴胡汤，这里要多说几句，小柴胡汤是千古名方，很多中医都知道，也都用，但真正会准确应用的还不多见，不少医生对小柴胡汤的核心病机、应用靶点的准确把握，还比较模糊，即使用这个方子，也是模棱两可、不清不楚地用。滥用小柴胡，有这么几种现象：一是走捷径，认为“但见一证便是”，见有一个柴胡症就用柴胡方；二是病证复杂了，辨证不清不楚，拿不准用什么方，就先开一剂小柴胡试着用；三是名曰用的是小柴胡汤，但加了很多自拟的药，搞得小柴胡汤面目全非。

我十多年前曾参加过一个学术会议，一位国外的华侨中医专家在会上作学术报告时说道，在大学里有位老师教给他们一个用小柴胡汤的窍门：你们如果在辨证时拿不准，就先给患者开剂小柴胡汤，然后你们再回家翻书看看用什么方治疗。我想，这大概是认为小柴胡汤是平和的、安全的，可以随心所欲地应用，可以不辨证地应用。大家想想，不辨证能用中药吗？这么用方，说轻了是对患者的不负责任，说重了是有违我们当医生的良心。

日本曾经有个教训，他们曾按西医的研究思路对小柴胡汤进行临床与药理研究，将小柴胡汤作为治疗肝病患者肝功能障碍的首选药。曾出现过不辨证而让众多的肝病患者一律服用小柴胡汤，并且贯穿于治疗的全程，结果导致88名慢性肝炎患者因误服小柴胡汤而致间质性肺炎的事件。所以，中医治病不论用经方还是时方，如果不辨证，再平和的方子也是不安全的；如果辨证用方，再峻烈的方子也是安全的。所以，中医治病，舍去辨证就无法用方。小柴胡汤看似安全，但并不容易使用，因为它是病邪反应于半表半里、半虚半实、半营半卫的方子，病邪处于“半在里半在外”的状态。如果辨证不清不楚而误用，就会将表证治成里证，实证治成虚证，津伤治成营伤，这是我们当中医要引以为戒的。

〔学生D〕老师，您说得很对，我们也是经常使用小柴胡汤，但的确是用得随心所欲。加了很多药，用后心里也没底，想着反正小柴胡汤也没有啥副作用，见到条文上的小柴胡汤一个症或几个症就用，疗效有行的，也有不行的。不知道小柴胡汤的核心病机是什么？您给讲讲吧。

〔**老师**〕应用小柴胡汤必须合乎法度。

《伤寒论》96条说："伤寒五六日中风，往来寒热，胸胁苦满，默默不欲饮食，心烦喜呕，或胸中烦而不呕，或渴，或腹中痛，或胁下痞硬，或心下悸，小便不利，或不渴，身有微热，或咳者，小柴胡汤主之。"小柴胡汤为少阳病主方。少阳病分为本证和中风证，这两个证的主方都是小柴胡汤。

少阴病本证的证候特征就是提纲三症：口苦、咽干、目眩，加上柴胡四症：寒热往来，胸胁苦满，默默不欲饮食、心烦喜呕。或柴胡或然证。

少阳中风证呢？除了提纲三症、柴胡四症，或部分柴胡或然证外，还有三焦不利的证候"两耳无所闻、目赤、胸中满而烦"等。大家看看有这么多症状可以使用小柴胡汤，说明小柴胡汤的临床用途非常广泛，如果辨证准确，原方就非常有效。但是很多医生用小柴胡汤是比较随意的，是心中没底的，有时是臆测的。方子就七味药，而由于心里没底，就见一个症状加一味药，见一个症状合一个方，这么加着加着就加多了，方子有时加到十几味甚至几十味药。药物堆积，杂乱无章法，治疗靶点不明，经方格局打乱，疗效自然就不会好。

为了让大家应用小柴胡汤时做到心中有数，清清楚楚，今天就给你们谈谈如何准确把握小柴胡汤的病机。

少阳病证为半表半里偏于阳，陈修园在《伤寒论浅注》里面有句话很精辟："少阳主半表半里之位，仲景特揭口苦、咽干、目眩为提纲，至当不易之理也。少阳主枢，非主表，不可发汗，惟小柴胡汤加减为对证。夫枢者，少阳也……小柴胡汤，转少阳之枢，达太阳之气……柴胡汤之妙，而所妙之在乎枢转也。"

四川的经方大家江尔逊先生也有一句话："外邪侵袭可直达腠理，腠理者，少阳之分也……小柴胡汤从少阳之枢以达太阳之气。"

他们所说的话里都有一个基本概念：少阳为“枢”。什么叫“枢”呢？“枢”的本意是门上的转轴，有“枢转”“枢纽”的意思，引申出事物的关键部位、事物之间联系的中心环节的意义。

《伤寒论》中并没有“枢”“枢机”的说法，这个“少阳枢”的概念是出自于《内经》的。《内经》有个开阖枢的理论：“三阳之离合，太阳为开、阳明为阖、少阳为枢。三阴之离合，太阴为开、厥阴为阖、少阴为枢。”“枢”是人体阴阳气机升降出入的通道的枢纽，也就是调节沟通阴阳气机出入的关键节点。用“少阳枢”这个理念来说理，也是符合《伤寒论》少阳病病机证治法度的。从《伤寒》经方医学上来看，半表半里就是枢机，三阴三阳有两个“枢”：少阳和厥阴，都是非常重要的。从我们经方医学上理解，厥阴不应当是“阖”，应当与少阳相对，也为“枢”。所以，人体有三“枢”，一个是少阳之枢，一个是厥阴之枢，一个是中焦之枢。

少阳位于阳证半表半里之间，联系和沟通表里，枢调太阳营卫津液和阳明气血的输布，调达气机、调畅情志，转运阳气；厥阴位于阴证半表半里之间，联系和沟通内外，顺接少阴和太阴的阴阳气；同时又通过少阳接续全身的阴阳水火；再一个就是中焦之枢，是全身元气水谷的大通道，沟通三焦上下，可运转元气、气化水津、平衡水液、升降气机，经方医学理论是离不开三焦的。

《伤寒论》中虽然没有“少阳枢”的概念，但少阳病的提纲证和柴胡四症也的确体现了“枢”的意义：“口苦、咽干、目眩”“往来寒热、胸胁苦满、默默不欲饮食、心烦喜呕”“两耳无所闻、目赤、胸中满而烦”都是病既不在表，也不在里，处于表里、上下焦之间，属于少阳枢转不利而引起的，调和少阳枢机就会诸症消失。所以陈修园感悟说“少阳主半表里之位，仲景特揭口苦、咽干、目眩为提纲，至当不易之理也，盖口、咽、目三者，不可谓之表，亦不可谓之里，是表之入里，里之出表处，所谓半表半里也。三者能开能合，恰合枢机之象。”江尔逊也深知“小柴胡汤从少阳之枢以达太阳之气”。

所以，这个少阳枢机的理念我们要借鉴，用来理解少阳病和小柴胡汤的病机内涵，来指导临床。这个“枢”不仅指少阳、厥阴，而且指中焦脾胃这个“枢”，脾胃在经方医学里称“胃气”“中”“中焦”，如《金匮要略》的大小建中汤、黄芪建中汤以及当归建中汤等。这里的“建中”，就是建立中焦胃气，使胃气健旺，力助人体自我抗病修复能力恢复而愈病。胃气为后天之本，我们的表里内外，三焦上下，都要靠胃气功能健旺才能得到气血津液的正常化生输布来濡养。所以，胃气不能没有真阳的温煦，也不能没有津液的润养，不能过寒，也不能过热。因胃气根于中焦，为三焦气机升降枢纽，而三焦上下之功能也是系于表里内外的。更重要的是，胃是少阳所属。

〔学生 E〕老师，少阳不是属于胆吗？怎么属胃？

〔**老师**〕少阳属于胆是经络理论，教科书上说少阳属于足少阳胆经包括手少阳三焦经，少阳病是邪犯少阳，胆火内郁，循经上扰，火气为病。但学《伤寒》经方医学就要溯本清源，尽量贴近张仲景的思维来学。《伤寒论》有两个条文可以佐证这一点。

一是 265 条：“伤寒，脉弦细，头痛发热者，属少阳。少阳不可发汗，发汗则谵语，此属胃，胃和则愈，胃不和，则烦而悸。”

二是 230 条：“阳明病，胁下硬满，不大便而呕，舌上白胎者，可与小柴胡汤。上焦得通，津液得下，胃气因和，身濈然汗出而解。”

这两条就明明白白地告诉我们少阳病机属胃，少阳病治疗法度在于和胃。小柴胡汤就是立足于中焦胃，和解表里寒热，通达三焦上下气机，达到“上焦得通，津液得下，胃气因和，身濈然汗出而解”的功效。

因为少阳病的主方就是小柴胡汤，所以辨治少阳病和应用小柴胡汤，必须理解少阳病小柴胡汤证核心病机“枢机不利”的意义。

枢机不利的基本含义就是：少阳外主腠理，内主三焦，少阳病正邪交争于半表半里，也就是《伤寒论》所说“必有表，复有里”“半在里，半在外”的理念，致使胃气弱而不和，表里失和，气机不利。

具体来说，表里枢机不利会出现往来寒热，身有微热，头痛，发热，身热恶风，颈项强等症状。

三焦枢机不利有三个基本病机，这是非常重要的，也是明明白白应用小柴胡汤的依据。

一是上焦郁热或郁火，热为火之渐，火为热之极，也就是说，热的程度稍轻一点，而火就比较重了，这也说明少阳病的病机层次是递进的，由郁滞到郁热到郁火，由少阳到阳明传变是常见的，所以有上焦郁热或郁火伤津的口苦，咽干，目眩，目赤，两耳无所闻，心烦，口渴等症状。

二是中焦胃气弱，即胃虚寒或胃津虚而胃气不和。“胃气弱”这个概念就是张仲景提的，《伤寒论》280条说：“太阴为病，脉弱，其人续自便利，设当行大黄、芍药者，宜减之，以其人胃气弱，易动故也。”也就是说这个“胃气弱”病机不仅太阴虚寒会出现，少阳、阳明津伤也会出现，这也就是小柴胡汤内含有“生姜甘草汤”这个经方单元的原因。少阳病之所以会从表传入半表半里，关键原因就是因为素体胃弱，或误汗、误吐、误下而伤及胃气，致使胃气化水饮为津液的功能弱化，枢转三焦气机的功能弱化，通上焦制下焦的功能弱化，以至于津液不下、胃气不和、津虚失养而出现默默不欲饮食，胸胁苦满等症状。

三是下焦水饮。因为胃弱，胃气制化下焦功能弱化，就会下焦水饮逆乱，或浊气夹水饮上逆而出现喜呕，腹中痛，胁下痞硬，心下悸，小便不利，咳等症状。

总之，少阳病在表里三焦之间，偏表偏外，不可汗不可吐不可下，治疗法度就是要“和”，也就是依证候表里态势因势利导去疏解。

小柴胡汤证的核心病机就是：表里三焦枢机不利，郁热伤津，正邪交争游移于表里三焦之间。基本病机层次就是：上焦火（热）郁；中焦胃气弱；下焦水饮逆乱。凡用小柴胡汤，见这些病机的部分层次，必有疗效，而且用得明明白白。

少阳病的总治则就是：和法。和畅气机，宣通表里，疏利三焦。小柴胡汤的功能就是清热升散，疏利三焦，和胃补津，降逆化饮，以达到“上焦得通，津液得下，胃气因和，身濈然汗出而解”的目标。

〔学生F〕老师，为什么要合茯苓泽泻汤呢?

〔老师〕因为患者头晕伴心慌比较久，而且脉症显示水饮不仅上逆较重，而且溢于下肢，下肢在腰以下，属于下焦，治法主要为化气利水。

三、茯苓泽泻汤方证病机

《金匮要略·水气病脉证并治》有条文说：“诸有水者，腰以下肿，当利小便。腰以上肿，当发汗乃愈。”该案病证主要偏于少阳半表半里和下焦，所以即使表位有溢饮，也不可发汗。依据病机，以小柴胡汤合茯苓泽泻汤就可行。

茯苓泽泻汤出自《金匮要略》，原文说：“胃反，吐而渴欲饮水者，茯苓泽泻汤主之。”原是治疗胃反，也就是胃有停饮，失其和降而反复呕吐的。但从方药组成上看，涵盖苓桂术甘汤和泽泻汤两个经方单元，因方内有生姜，不仅能降水饮上逆，还有较强的通表发越水气并化气生津的作用。这个方子的方证病机为表虚津滞，胃虚津伤，水饮上逆。

我常用茯苓泽泻汤辨治梅尼埃病的剧烈眩晕、呕吐以及防治晕车等，都收到了良好的疗效。

按：后经短信联系，药后已经临床治愈，患者对我表示感谢，说这个方子服用很平和也很有效。

第十五节　中风病久证候杂　机变方变临证察

医案〔15〕眩晕，中风

【接诊情景】

金某，女，64岁。2016年7月5日初诊。

主诉：反复发作眩晕10个月余。

病史概述：患者去年9月份突发脑出血，住院治疗后没有落下肢体功能障碍的后遗症，但一直存在头晕，走路感到发飘，还有眼胀、视物模糊、语言不利等症状。后又患脑梗死，经治疗后仍然有上述头晕等症状，并反复出现短暂性脑缺血症状，每周至少发作1次，甚则1周2次。服阿司匹林、波立维也照常发作，曾服过几十剂中药汤剂，如四逆汤、破格救心汤、地黄饮子等方加减，方中曾开大量的附子，有的方子一次用附子200g，服后还是照样发病，非常痛苦，遂来国医堂求治。

刻诊：精神差，愁容满面，头晕，头重脚轻，走路腿沉，眼胀，视物模糊，语言不流利，说话无力。每周出现1～2次短暂性脑缺血发作，一过性眩晕、黑蒙、站立或行走不稳。咽部时有痰涎，倦怠乏力，出汗较多，右侧胁腹部疼痛，心烦焦虑，口苦咽干，口臭，夜间口舌干，纳可，眠可，无头痛身痛，无恶寒发热，大便稍干结，每天1次，小便可，双手大鱼际瘦削干燥，下眼睑赤红，唇暗。舌暗紫，舌下青筋暴露，舌体胖大，边有齿痕，舌边尖红，苔薄黄腻，中有裂纹。脉左弦细，右寸关弦，尺沉。

六经辨证：少阳太阴阳明合病，属厥阴。

病机：气机郁滞，上焦郁火伤津，中焦胃虚，下焦水饮上逆，里结，瘀血。

核心病机：三焦枢机不利，瘀饮互结。

治法：调和枢机，养胃补津，化饮降逆。

方药：柴胡加龙骨牡蛎汤加黄芪。

【处方】

前胡15g，柴胡15g，黄芩15g，生晒参片15g，姜半夏15g，桂枝15g，茯苓15g，生磁石30g，生龙骨30g，生牡蛎30g，生大黄6g，生黄芪40g，大枣30g（切开），生姜20g（切片）。

7剂，每日1剂，水煎分2次服。

【辨析思路与答疑解惑】

〔**学生A**〕这位患者刚才说曾经吃过的中药里附子用200g，怎么能用这么大量的附子呀？老师，您说该怎么看待现在的扶阳派呀？我跟诊过的老师附子用量都不超过10g，附子是有毒的，这么大量用附子是不是有些过了？

〔**老师**〕这个问题问得好，但这一两句话说不清，还是先为这位患者辨证开方。下午找个空闲时间给你们谈谈这个问题吧。

辨一下这位患者六经脉证：

出汗较多，辨为中风证，营卫不和。

精神差，愁容满面，口苦咽干，头晕目眩，眼胀，视物模糊，心烦，焦虑，舌边尖红，苔薄黄腻，中有裂纹，脉弦，辨为少阳病，上焦郁火伤津，气机郁滞。

倦怠乏力，说话说话无力无底气，咽部时有痰涎，头晕，头重脚轻不着实，短暂性脑缺血发作（TIA）时站立或行走不稳，双手大鱼际瘦削，舌体胖大边有齿痕，苔腻，脉弦，尺沉，辨为太阴病，中焦胃虚，中气不足，水饮内停，水饮上逆。

唇暗，舌暗紫，舌下青筋暴露，辨为太阴血瘀。

营血的概念虽然听着是一样的，但在经方医学中是有区别的，《灵枢·决气》篇有说："中焦受气，取汁变化而赤，是谓血。"《灵枢·邪客》篇亦讲："营气者，泌其津液，注之于脉，化之为血，以营四末，内注五脏六腑。"《素问·痹论》曰："营者，水谷之精气也。"这都说明血的来源，是水谷之精气（津液），就是营气与津液相结合，通过中焦气化作用而成。血与营气一起运行于血脉之中，内注五脏六腑，外养四肢百骸。

营和血，虽然都来源于水谷精气，都生成于中焦，运行于经脉，但在经方医学理论上来说，营与血在形态性质上，是有一定区别的。

营气是血中精微的物质，循脉上下，其性轻灵，是血中的精气，也就是血中富有营养的部分，用现代语言来说相当于含氧丰富的动脉血；而血是血中比较重滞的部分，用现代语言来说相当于含氧较低，含二氧化碳较多的静脉血。营和血同属于阴，但营气为血中之气，在血中属于阴中之表，所以为少阴所主；血为阴，也就是阴中之里，属于太阴所主。从这些论述来看，少阴主营，太阴主血就是这么定位的，也是非常符合临床实际的。

口臭，口舌干，大便稍干结，双手大鱼际干燥，下眼睑赤红，舌红苔黄，脉细，辨为阳明病，上焦热扰，热伤津液，下焦轻度热结。

从这些脉证来看，六经辨证为少阳太阴阳明合病，属厥阴。病机为气机郁滞，上焦郁火伤津，中焦胃虚，下焦水饮上逆，里结，瘀血。核心病机为三焦枢机不利，瘀饮互结。治法是调和枢机，养胃补津，化饮降逆。主方就选柴胡加龙骨牡蛎汤，前胡与柴胡同用，再加一味黄芪。

一、前胡与柴胡

〔学生B〕老师，这是柴胡加龙骨牡蛎汤，为什么前胡、柴胡同用？

〔**老师**〕这是一位病情比较复杂的中风后遗症患者，从咱们搜集的症状来辨，核心病机是三焦枢机不利，瘀饮互结。致病因素之一的痰饮非常重要，脑中风有有形的痰饮如这位患者咽部时有痰涎，也有无形的痰饮，如时常发作一过性眩晕、黑蒙等症状。所以主方用柴胡加龙骨牡蛎汤疏调三焦气机，化痰瘀、去结气、清阳明、降水饮上逆、调畅阴阳转化的大道而交通精神。

《本经》说柴胡："味苦平。主心腹，去肠胃中结气，饮食积聚，寒热邪气，推陈致新。久服，轻身明目益精。"《别录》说前胡："味辛甘微寒，主痰满，胸胁中痞，心腹结气，风头痛，主伤寒寒热，推陈致新。"前胡虽然与柴胡药症差不多，但二者都能解表发散邪气，能疏风散热，推陈致新。其区别主要在于药性有一定的偏重，柴胡主升，偏重于达邪，升发清阳之气，疏泄郁结之浊，达表透里；前胡主降，偏于补益，祛痰饮降逆气能解表发散邪气，能疏风散热，治伤寒寒热，降逆化饮。所以，痰涎水饮较重者可易柴胡为前胡，也可二者同用，将总量分解，不失经方比例。

二诊（2016年7月9日）：

【接诊情景】

诉药后右侧胁腹部疼痛消失，乏力明显减轻，没有再发作TIA，说话声音已有力，上次药还没有服完，但感到头晕目眩加重，仍愁容满面，心烦、焦虑有减轻，出汗较多，咽部仍然时有痰涎，自诉以前也有加重情况。出汗较多，仍口苦但明显减轻，口舌干，大便溏，小便可，唇暗，舌暗紫，舌下青筋暴露，舌体胖大边有齿痕，舌边尖红，苔薄白腻，中有裂纹。脉寸关弦，尺沉。

大多症状比一诊时减轻，但眩晕没有减轻，再次辨证，治疗抓核心病机。

愁容满面，口苦，头晕目眩，心烦，焦虑，舌边尖红，苔薄腻，中有裂纹，脉弦，辨为少阳病，上焦郁火伤津，气机郁滞。

出汗较多，辨为中风证，营卫不和。

头晕目眩，咽部时有痰涎，双手大鱼际瘦削，舌体胖大边有齿痕，苔薄白腻，脉弦，尺沉，辨为太阴病，中焦胃虚，水饮内停上逆。

唇暗，舌暗紫，舌下青筋暴露，辨为太阴血瘀。

口苦，口舌干，舌边尖红，脉细，辨为阳明病，上焦热扰，热伤津液。

六经辨证：少阴太阴合病。

病机：气机郁滞，上焦郁火伤津轻证，中焦胃虚，下焦水饮上逆，瘀血。

核心病机：三焦气机郁滞，饮夹气逆，营卫不和。

治法：养胃补津，化饮降逆。急则治其标，重点先解决眩晕这个所急所苦的症状。

方药：处方一：苓桂术甘汤合桂枝加黄芪汤。处方二：柴胡加龙骨牡蛎汤加黄芪。

【处方】

处方一：

茯苓 30g，桂枝 20g，生白术 15g，炙甘草 15g，赤芍 20g，生黄芪 30g，大枣 20g（切开），生姜 20g（自备，切片）。

7 剂，每日 1 剂，水煎分 2 次服。

处方二：

开方交给患者，因患者的医保在离家近的某三甲医院，在那里开中药能报销，所以给患者开了续服的方子。

【辨析思路与答疑解惑】

〔**学生 A**〕：老师，这次怎么开了两个方子？

〔**老师**〕因为这次二诊时患者虽然还有柴胡证，但以头晕是患者的所急所苦，这个症状如果不缓解，会影响到患者的治疗信心。因为她这次来诊时特别强调头晕目眩加重，仍然出汗较多，因此愁容满面，出汗愈多，津伤愈重，津伤则更加胃虚不制，水饮上逆也更甚。所以，调和营卫也是非常重要的法度。观其脉证，核心病机为三焦气滞，饮夹气逆，营卫不和，所以在治疗水饮上冲清窍的同时要加强健胃养津、调和营卫是至关重要的。

因此二诊时选了苓桂术甘汤合桂枝加黄芪汤治疗。

《伤寒论》第 67 条说：“伤寒若吐若下后，心下逆满，气上冲胸，起则头眩，脉沉紧，发汗则动经，身为振振摇者，茯苓桂枝白术甘草汤主之。”

《金匮要略·痰饮咳嗽病脉证并治》也有一条：“心下有痰饮，胸胁支满，目眩，苓桂术甘汤主之。”

这都说明苓桂术甘汤的方证病机为太阴水饮上逆，这个方子在温胃气津液的基础上化饮降逆。

二、桂枝加黄芪汤

〔学生B〕：老师，为什么用苓桂术甘汤合桂枝加黄芪汤后不继续用这个方子，要改方呢？

〔老师〕合桂枝加黄芪汤，主要在于其固表温中养津，调和营卫。桂枝加黄芪汤出自《金匮要略·水气病脉证并治》篇，主要说的是辨治黄汗病，但我们应当以方证病机为主来用方。桂枝加黄芪汤方证病机为表虚恶风，营卫不和。凡表虚汗出不止而没有涉及真阳亏虚者，用这个方子疗效很好，还能补津，化饮，清阳明微热，因为里面有芍药。

《本经》说黄芪：“味甘微温。主痈疽久败创，排脓止痛，大风，癞疾，五痔，鼠瘘，补虚，小儿百病。”《珍珠囊》说黄芪：“治虚劳，自汗，补肺……实皮毛，益胃气。”

这里所说的“主痈疽久败创，排脓”就是化、祛浊饮。这里所说的“补虚”“治虚劳……补肺……实皮毛”，都说明黄芪具有较强的补虚固表的作用。

另一张方子仍然是柴胡加龙骨牡蛎汤加黄芪，因为患者病情长期不缓解，长期处于一种郁闷焦虑状态，疏调三焦气机还是重要的治疗方法。再者，一诊后诸症减轻，说明核心病机的判断是对的。所以，预测患者二诊时服苓桂术甘汤合桂枝加黄芪汤后，水饮上逆而头晕的症状会有所减轻。但因气郁化火的病机层面不解决，仍然不会痊愈，所以疏调三焦气机并交通精神、镇潜浮阳还是稳定病情的重要手段。

三诊（2016年9月6日）：

【接诊情景】

诉上方服完，一直自服柴胡加龙骨牡蛎汤加黄芪。

精神好了，说话有底气了，比较流利了，原每周都有TIA发作，服了两个多月的中药，已经没再发作，仍然头晕、头重脚轻感走路腿沉，眼胀，视物模糊，口苦咽干，口舌干，唇暗。舌暗紫，舌下青筋暴露，舌体胖大边有齿痕，舌边尖红，苔薄白腻，中有裂纹。脉寸关弦，尺沉有力。诉服用我开的中药很平和，胃中不难受。

方药：柴胡加龙骨牡蛎汤加黄芪。

【处方】

前胡 24g，黄芩 10g，党参 10g，姜半夏 20g，桂枝 15g，茯苓 30g，生磁石 30g，生龙骨 30g，生牡蛎 30g，川芎 10g，生白术 15g，炙甘草 15g，生黄芪 40g，大枣 30g（切开），生姜 20g（自备，切片）。

15 剂，每日 1 剂，水煎分 2 次服。

四诊（2016 年 11 月 7 日）：

【接诊情景】

TIA 未再发作，走路腿也有力了，诸症皆有减轻，仍然头晕眼胀焦虑，但明显减轻，下肢尚沉重，唇暗。舌暗紫，舌下青筋暴露，舌体胖大边有齿痕，舌边尖红，苔薄白腻，中有裂纹。脉寸关弦，尺沉有力。

方药:《外台》深师黄芪汤。

【处方】

生黄芪 30g，桂枝 15g，企边桂 5g，赤芍 15g，炙甘草 15g，当归 10g，党参 10g，茯苓 30g，半夏 15g，生白术 15g，大枣 10g（切开），生姜 15g（自备，切片）。

14 剂，每日 1 剂，水煎分 2 次服。

〔**学生 A**〕：老师，好像这不是《伤寒论》上的方子呀？

〔**老师**〕这次主方开的是《外台》深师黄芪汤，是因为患者久病不仅气郁，而且胃虚津伤血虚比较明显，所以方选《外台》深师黄芪汤，巩固疗效。

三、《外台》深师黄芪汤

《外台》虚劳小便利方五首：“深师黄芪汤，疗虚乏，四肢沉重，或口干吸吸少气，小便利，诸不足方。黄芪三两，茯苓二两，桂心二两，芍药二两，甘草一两，半夏三两洗，生姜五两，当归一两，大枣三十枚，人参二两，桑螵蛸二十枚熬两片破。上十一味切。以水一斗。煮取四升。分服一升。忌海藻、菘菜、羊肉、饧、生葱、大酢。”

原方有桑螵蛸，《本经》说其能“主伤中，疝瘕，阴痿，益精生子，女子血闭腰痛，通五淋，利小便水道”。但在这个患者方中可以不用，而加白术一味，合苓桂术甘汤义，以加强化饮降逆之力。

我们所说的经方，不仅仅是《伤寒》方，汉晋以前的很多方子都是经方，如东晋南北朝医家陈延之《小品方》、南北朝时宋齐间医家深僧师《深师方》、唐代医家孙思邈《千金方》、王焘《外台秘要》中都收录了不少张仲景方。

这首《外台》深师黄芪汤很好用，我经常用于治疗心脑血管病、糖尿病等久病虚劳伴有热伤津血、水饮逆乱等寒热错杂、寒多热少、虚实夹杂的厥阴病。

按：后微信回访，诸症皆减，TIA 一直未再发作。

第十六节　掌握扶阳必仲景　阴阳和合方圆融

当日下午 4 点以后在国医堂二楼学术报告厅给大家谈了有关扶阳的问题。

一、关于扶阳学术思想的思考

一段时间以来，有不少跟诊的学生问我对“扶阳派”或“火神派”学术观点的看法，上午还有同学问这方面的问题，现在就跟大家讨论一下这个问题，以便大家对这个问题有个启发和认识。

同学们问我的一些问题，归纳起来，大致有这么几个方面：

1. 什么是“火神派”？“火神派”理论在临床上真是那么有效吗？

2. 现在“火神派”很流行，说是大多数患者都是阳虚，都需要用到附子、干姜，为什么我用附子没效，还一用就上火呢？

3. 看到一些火神派医案用附子的剂量特别大，有的一次都五六十克甚至上百克，说是疗效特好，而我有时用30克左右，患者就感到头晕、心慌、口唇全身发麻，为什么？

4. 您是怎么用附子的？附子用多大剂量合适呢？附子怎么煎煮才安全？

5. 不少医案中有附子与半夏合用，这不是违背了“十八反”吗？

6. 大热的附子能和大寒的大黄同用吗？

7. 临床上，我碰到需要扶阳的患者，但短期的扶阳疗效不佳，主要是有痰滞。温化痰涎则变黄痰，清化痰液则变白痰清涎，有痰在，则扶阳难矣。非常揪心。

……

还有很多类似的问题让同学们感到困惑。

我认为，目前学习或追随扶阳学术者，很多人不重视中医经典特别是《伤寒论》的深入研读，热衷于找捷径，对扶阳理论的认识只是流于表面，陷入一些误区，遣方用药比较偏激，以至于出现一些失误或偏差，或疗效不好。

现在，就谈谈我在临床实践中对扶阳学术思想，也就是“火神派”学术观点的一些思考。

二、关于刘止唐、郑钦安及其学术特点

我对扶阳学术观点的研究是比较久的，临证经常用到，还是有一定的经验和体会。大家要想比较深入地认识和了解扶阳学术思想，也就是“火神派”及其学术思想的由来，首先要从清末四川的两位名医刘止唐、郑钦安先生谈起。

这位刘止唐先生名叫刘沅，字止唐，是清代嘉庆年间的大学者、大儒、思想家，不是医生但医理超群。他博学多才，特立独行，汇通儒、释、道三家于一体，创建了“槐轩学派”，人称“川西夫子”“孟子第二人”，其学术思想被称为“槐轩之学”，有弟子数千，影响深远。“槐轩之学”由理入医，精通医理，常以中医学扶危救困。刘止唐阐释医学是阴阳并重的，曾说过“乾坤坎离，体用不二”“故物之生也，生于阳；而物之成也，成于阴”“子不知人之所

以立命者在活一口气乎？阳行一寸，阴即行一寸，阳停一刻，阴即停一刻，可知阳者阴之主也，阳气流通，阴气无滞，自然百病不作；阳气不足稍有阻滞，百病丛生”。

我曾反复看过刘止唐先生之子刘枧文所著的《圣余医案诠解》，这部书是刘枧文原著的，由其门人李俊诠解的。看后我认识到刘止唐先生的医理是以“至善”“纯一”“中和”的儒释道三家本源入医，临证由阴阳整体考虑，重坎中一阳为本源，疏肝达肺，交通心肾，调和四隅之偏，同归脾胃中土为基准，并无任何的阴阳偏颇。

实际上，“火神”一词肇始于清末四川名医郑钦安，在四川省邛崃县（隶属于成都市）的《邛崃县志》中曾记载郑钦安为“火神派首领”。

郑钦安先生，又叫郑寿全，是清末四川的名医。他博览群书，16岁时已经读完四书五经。其父郑本智便送他拜成都著名儒学大师兼名医的“槐轩教主”刘止唐先生为师，专攻医学。刘氏见郑钦安思维敏捷，勤学好问，读书刻苦，便重点培养他打好中医经典的基础，要求他熟读《内经》《周易》《伤寒论》等书，特别强调要读懂张仲景《伤寒论》的立法立方要旨，以明人身阴阳合一的道理。

郑钦安在师承刘止唐学说的基础上，还博览古今医书七十多种，可以说也是勤求古训，博采众方。在学术上，他理宗《周易》《内经》，法遵《伤寒论》奥旨，兼收并蓄，融会贯通，学验俱丰。他著有三部著作，即《医理真传》《医法圆通》《伤寒恒论》。这三书流传甚广，当时即被人尊为中医圣手。

这三部著作中的学术思想精髓就是以阴阳为纲，如他在《医理真传·卷二》中说临证“总以阴阳两字为主。阴盛则阳必衰，阳盛则阴必弱”；在《医法圆通》中说“悟得天地一阴阳耳，分之为亿万阴阳，合之为一阴阳，于是以病参究，一病有一病之虚实，一病有一病之阴阳，知此始明仲景之六经还是一经，人身之五气还是一气，三焦还是一焦，万病总在阴阳之中”。他认为万病不出六经宗旨，立法既重阴又重阳，处处体现阴阳并重的理念，始终着眼于人体的阴阳平衡。

在《医理真传》中，既有真阳发病，阳虚阴寒盛的“阳虚症门”及“辨认一切阳虚证法”的认证要点和治法；又有元阴不足，邪热旺盛的“阴虚症门”

及“辨认一切阴虚证法”的辨治理法和方药，阴阳兼顾，从不偏颇。

如重视扶阳祛寒方面，在《医法圆通》专立“四逆汤圆通应用法”一篇，说四逆汤“力能温下焦真阳”“力能祛逐阴寒，迎阳归舍”“力能扶阳祛阴”“力能回先天之真阳，阳气一回，津液复升”“力能扶坎中真阳”，认为四逆汤“不独专为少阴立法，而上中下三部之法具备，得知此理，便知得姜附之功用也”。

再如重视清热救阴方面，在《医法圆通》中分别阐释了“葛根汤圆通应用法”“白虎汤圆通应用法”以及“大承气汤圆通应用法”。其认为葛根汤“力能解阳明风热”“力能祛阳明之邪”；认为白虎汤“力能灭火以存阴”“力能清热”“力能清胃之热”；认为大承气汤“力能制其亢龙”，扑灭旺极之邪火。

郑钦安对医圣张仲景特别推崇，在《医理真传·卷二》中深有体会地说：“千古以来，惟仲景一人，识透一元至理，二气盈虚消息，故病见三阴经者，即投以辛热，是知其阳不足，而阴有余也，故着重在回阳；病见三阳经者，即投以清凉，是知其阴不足，而阳有余也，故着重在存阴。”

在《医法圆通》中列入杂症数十条，强调辨明内外，判以阴阳，用方用药，皆以辨阴阳为主旨，认为治病“贵在认证有实据，实据者何？即阴阳虚实而已”，“病之当服，附子、大黄、砒霜，皆是至宝；病不当服，参、芪、鹿茸、枸杞，都是砒霜”，说理犀利，针砭时弊。

郑钦安既重阳又重阴，并无扶阳抑阴之说，为什么人们只称郑氏为“火神派首领”或“郑火神”“姜附先生”呢？

这是因为郑钦安所处的时代为清朝末年，是温病学说盛行的年代，大多医生也是不深究真正温病学说的精义，滥用寒凉泻火攻伐之风盛行，因而治成坏病、治成阴证者不少。郑氏在《医理真传·卷二》中感叹当时医者对“仲景一生心法，知之者寡”，不辨“阴阳界限”，“以三阳之方治三阴病，则失之远矣”。所以，著书立说，针砭时弊、阐明医理，独具一格地将仲景《伤寒论》三阴病辨治思想及扶阳方药广泛地应用于临证，如用理中汤、四逆汤治疗诸多杂病，均能活法圆通，纠偏救弊，治愈许多群医束手无策的大症、重症，在当时引起了人们高度的关注。

郑钦安先生虽重元阳，却并不疏于养阴，根本没有重阳轻阴的意思。注重先天坎中元阳只是一环，但也重视斡旋脾胃、调和五脏升降，阴阳和合方臻于至善。扶阳并不是专以大剂量附、桂、姜而哗众取宠，而是适时把握附、桂、姜的用药时机，以助阴阳气化之机。

后人以此自成一家，渐成了以扶阳为主的学派。

我不赞成“火神派”这个提法，因为对于一个以用温热药为治疗特色的流派，称之为“扶阳学派”更能彰显其学术特点。而“火神”之说只是民间对擅长应用热药治病有疗效的医生的一种褒称，以此用于标示一个学术流派是不严谨的，还会误导一些医生认为大剂量滥用附子就是“火神”。

三、扶阳学派的基本特点

真正扶阳学派的基本特点就是重视扶阳，治疗法则有桂枝法、附子法，擅长应用温阳益“火”之附（附子）、桂（肉桂和桂枝）、姜（干姜），特别是擅长应用附子，方子常用四逆汤、附子理中汤为主方，有深厚中医经典功底的医家的确能将其功效发挥到极致而屡起沉疴重症。还有非附桂法，如朱茯神法、淫羊藿法、砂仁法等，用药以助桂枝法、附子法，相辅相成。

但我们必须要明白，真正的扶阳派医家都是深谙仲景《伤寒》理法的大家。

如近代四川名医卢铸之是郑钦安的高徒，曾跟随郑钦安侍师十一年，曾建“扶阳讲坛”，亲自主讲《周易》《内经》《伤寒论》及郑氏三书，著有《金匮要略恒解》。他的学术思想强调坎、离二卦在人体的重要性，说：“坎中之阳，火也，离中之阴，水也，水火互为其根，其实皆在坎中一阳也，为人生立命之根。”并以此指导临证，对于阴证善用姜、桂、附等辛温药以扶阳以及朱茯神、砂仁、苍术、淫羊藿等药，屡起沉疴，时人称为“卢火神”。

近代上海名医祝味菊学术观点融汇中西，独具一格，特别对《伤寒论》体悟较深，著有《伤寒质难》，提出以八纲论杂病，以五段论《伤寒》的辨证方法，临证善用附子激发人体抵抗力，恢复人体“自然疗能”。但其善用附子并不偏激，常“八法并用，惟症是适；可清可下，惟里是从”（《伤寒质难》）；还经常以附子与石膏寒热并用，“清热与扶阳并重”（《伤寒质难》）。从其医案中可见，应用附子的方子占70%以上，但附子的用量都不是太大，一般在12～15g，多则30g，没有超过45g者，临证疗效甚佳，有“祝附子”之誉。

近现代云南名医吴佩衡毕生精研《伤寒论》，极为推崇仲景回阳通阳之法，临证擅长使用四逆汤、通脉四逆汤等经方，善用大剂量附子而屡起危重大症。

近现代蜀中名医范中林潜心研究《伤寒论》，临证以六经钤百病，特别以舌诊见长，善用四逆汤、麻黄细辛附子汤和桂枝汤。

我曾研究过范中林1876年的一部分原始医案记录，从这些医案来看，深感范中林特别擅长应用麻黄细辛附子汤。常将麻黄细辛附子汤与四逆汤、桂枝汤同用，生姜与干姜同用，其组方药少而精，唯附子量独重，辨治诸多外感内伤杂病，疗效不可思议。

当代临床家李可老中医从医几十年来，研读《伤寒论》，深得仲景心法，曾说“伤寒六经辨证之法，使我们洞悉病机，见病知源，以病机统百病，则百病无所遁形”，亦说“难症痼疾，师法仲景”。在四逆汤的基础上创制的“破格救心汤”，辨治心衰等急危重症，可力挽垂绝之阳，救暴脱之阴，有较强的可重复性。

他在《李可老中医急危重症疑难病经验专辑》中将附子大剂量和超大剂量应用的临证经验和盘托出，这在中医界引起了一个不小的震动。因为此前中医们对于附子的应用一般是不太重视的，由于畏惧其毒性，大多数中医不敢使用，或不常使用，或极小剂量使用，近年来基本上还没有一位医家将这么大剂量应用附子的方法和经验公之于众的。正因为李可老中医的著作，才在中医界掀起了一股扶阳学说的热潮。自此，清末以来“火神派”郑钦安、卢铸之、吴佩衡、范中林、祝味菊、唐步祺等医家的学术观点才浮出水面，渐被人们所重视，并引发不少追随者学习和研究。

说了这么多，不知大家注意到没有，郑钦安以及真正的扶阳派医家都有一个共同的特点，就是他们都是精通《伤寒论》的大家，他们学术特点的理论根基都离不开《伤寒论》。

四、曲解郑氏理论，辨证不明阴阳，以致扶阳学说颇受争议

目前，对扶阳学派有争议者不少，其原因如下：

一是部分“火神派”医家或医者，并没有学好和参透《伤寒论》六经辨证理法方药的要旨，没有真正领悟“钦安三书”的学术真髓，不明白郑钦安不仅重阳，而且重阴，既用温热药，也用寒凉药。“万病总在阴阳之中”，这些人虽崇尚扶阳，却说理不透，用法不明，给人一种独重阳而忽视阴的学术偏颇印象。

二是一些热衷于“火神派”的医者读书不求甚解，学习不扎实，热衷于寻求治病的捷径，不明白《伤寒》辨证理法，没有真正领悟扶阳学说的基本理念。只是学了一点儿扶阳学说的皮毛，看了几个“火神派”医家的医案，便敢抛弃辨证论治的理念，不论证、舌、脉表现出的阴阳虚实证据，只凭主观臆断就认定人人都有“阳虚”。用药偏执于大温大热，滥用附子类方药，甚至盲目大剂量或超大剂量应用附子，将少火生气之理治成壮火食气之状态而伤津耗精损液，胃气不固，坏病丛生，甚至阴阳欲脱。自误误人，不知反思，不知反悔者不少。

更有甚者，有医者沾沾自喜地以敢于大剂量应用附子作为其炫耀的资本，错误地认为附子的用量大，就是“火神派”了。这是一种理解上的偏狭，学风上的浮躁，学术上的不严谨，不仅严重曲解了扶阳学说的内涵，而且容易出现医疗偏差甚至事故。

实际上，郑钦安先生立论著说，临证用附子，本意是为纠正当时医生滥用寒凉之弊，用药在于以偏纠偏。但此后的一些医生高举郑钦安学说之旗，却没有真正明白钦安三书学术思想为阴阳并重的精髓所在，曲解钦安原意，以为应用大剂附桂姜就是他的学术精髓，认为火神派中医就是大剂附桂姜治病，以至于临证不辨阴阳而随意扩大阳虚证的范围，见病即用附子，滥用火热峻烈之药又成为当今之时弊。

五、学好扶阳学术，必须学好并掌握仲景《伤寒》理法

疗效是硬道理，扶阳学派既然能够存在和兴起，自有其不可否认的、独特的临床疗效。关键是我们应当将其学术观点的核心阐释清楚，才能让人理解、认同和掌握。

任何流派都有自己独特的理论和疗效，但任何流派也都不免有所偏颇，要学会辨别，我们对各流派兼收并蓄的前提就是要首先学懂《伤寒论》。《伤寒论》是所有流派的根基，因为只有学好了《伤寒》法度，才能明白掌握各流派的精髓。

张仲景是阴阳辨证的创立者，《伤寒论》是扶阳经方的集大成者，是扶阳学说的根基。《伤寒论》诸方中有不少应用附子、桂枝、干姜、生姜等药。要真正掌握好扶阳学说，必须首先弄懂《伤寒论》理法，完整地理解阴阳，二者不可偏废，用药不可偏颇，据证、据病机当用温热药就用温热药，当用寒凉药就用寒凉药。

什么叫“扶阳”？扶阳要点就是十个字“温通、温中、温化、祛寒、除滞”，其所要达到的目的有四个层面：

第一个层面就是温通五脏元真。《金匮要略》说：“若五脏元真通畅，人即安和。”五脏元真就是先天真阴真阳并由后天胃气化源培补的，遍布于全身而运行不止的气，正如《灵枢》所说的“真气者，所受于天，与谷气并而充身”，也就是维持人体生命活动的原动力。

第二个层面就是温中焦养胃气。《素问·玉机真藏论》曰：“五脏者，皆禀气于胃。胃者，五脏之本也。”经方理论之胃气非常重要，胃气功能关系到饮食消化，人体正气的强弱，营卫气血的生成运行和输布。汗、吐、下之误用，皆伤及胃气，胃气（津）一伤，中气虚损，营卫失和，气血失调，百病丛生。难证危症痼疾，必先救胃气，保得一分胃气，便有一分生机。保胃气最重要的就是温中养胃，因为胃气功能一靠真阳温运，二靠津液润养，不能过热，更不能过寒。《伤寒论》280条：“太阴为病，脉弱。其人续自便利。设当行大黄、芍药者，宜减之。以其人胃气弱，易动故也。”380条：“伤寒大吐、大下之，

极虚，复极汗者，其人外气怫郁，复与之水以发其汗，因得哕，所以然者，胃中虚冷故也。”这是讲在表的阳气不得发越，内不能进入而郁在体表，医生见无汗，大量给水以为可汗，结果喝水后连续干呕，这是胃气因大吐大下大汗已经极度虚寒了。

第三个层面就是温化寒饮，形成温和之气以养津液。温和之气不足就会一派阴邪寒水，附子的合理应用就能够化寒饮为津液，助力人体这种温和之气。人活一口气，就是这种温和之气。这种“气”，经方医学认为是“阳气”，也就是胡希恕先生所说的“津液”为阳气。可以说，胡希恕先生是有大智慧的，是深谙仲景《伤寒》心法的。他提出的这个独特的理念将《伤寒》条文的很多问题得以圆满解决，如《伤寒论》286条:“少阴病，脉微，不可发汗，亡阳故也，阳已虚，尺脉弱涩者，复不可下之”283条:“患者脉阴阳俱紧，反汗出者，亡阳也……”112条:“伤寒脉浮，医以火迫劫之，亡阳必惊狂……”这里的“阳”都指津液。也就是蕴含津液的温和之气，这种温和之气在表为卫气，在里为胃气，不仅为阳（气），也含阴（津），为阴阳合一之体。这种气，是人体最基本最重要的气，能濡养温煦五脏六腑四肢百骸，能祛寒化饮。

第四个层面祛寒除滞。温热中药附子、干姜、桂枝或肉桂都有强大的祛寒通痹，破癥坚积聚，温通血脉经络的作用。

《本经》说附子:“味辛温，主风寒咳逆邪气，温中，金疮，破癥坚积聚，血瘕寒湿，踒躄，拘挛，膝痛，不能行步。”

《本经》说干姜:“味辛温。主胸满咳逆上气，温中止血，出汗，逐风，湿痹，肠澼，下利。生者尤良。”

《本经》说桂枝:“味辛温。主治上气咳逆，结气，喉痹，吐吸，利关节，补中益气。”

这都说明扶阳祛寒药不仅温阳祛寒除滞以治里，如胸痹、水肿，肿瘤等，而且祛寒通经活血去瘀而治表，如全身疼痛、骨关节肿痛等。

《伤寒论》和《金匮要略》中所有扶阳药物的功能都体现了这四个层面。

六、阳虚阴盛者非附子不能救阳

谈到扶阳，不能不提到附子这味关键的药物。

附子是一味具有强大的回阳温通功效的药物，在扶阳用药中无可替代，但对其应用不当又极易发生毒副作用。所以，近代伤寒名家恽铁樵曾在其《论药集》中说："病及至于三阴，则正气已衰，病已深入，多半当以温药化之，故所用多附姜桂……最有用而最难用者为附子。"附子难用，但必须善用，阳虚阴盛者非附子不能救阳。附子用好了，能治不少急危重症及疑难杂症，能治病救命。

张仲景最擅长应用附子以回阳救逆，破阴回阳，通达内外，如《伤寒论》中的著名方剂四逆汤和通脉四逆汤等。

日本《康平本伤寒论·辨少阴病》中，在关于四逆汤和通脉四逆汤的条文中将"四逆汤"和"通脉四逆汤"写成"回逆汤"和"通脉回逆汤"。如："少阴病，脉沉者，急温之，宜回逆汤。""少阴病，下利清谷，里寒外热，手足厥逆，脉微欲绝，身反不恶寒，其人面色赤，或腹痛，或干呕，或咽痛，或利止脉不出者，通脉回逆汤主之。"原方是否此名，虽有存疑，但这个方名是符合仲景本义的，使四逆汤回阳救逆的功效更加明晰直观。

四逆汤表里双解，温通内外上下，其功用涵盖三阴，这三味药，配伍严谨、考虑周全，实乃前无古人后无来者：附子表里同治，表能治虚寒中风，里能温中降逆，回阳救逆，祛寒邪凝滞，温化寒饮，活血通络；干姜温中降逆，外能解表止汗，上能止呕，下能止利。因考虑到三阴水饮盛而不能化生津液，方中又用炙甘草养胃气补津液，还能制约附子燥烈之性。

四逆汤应用基本病机就是"寒"字：表虚寒凝，里寒外热，上焦寒滞（痹），中焦虚寒，下焦水饮。

四逆汤之主要功效有五句话：温阳祛寒，回阳救逆，化饮降逆，除滞通痹，养胃补津。

郑钦安在《医理真传·卷二》中曾生动地阐说四逆汤之理："按四逆汤一方，乃回阳之主方也。世多畏惧，由其不知仲景立方之意也。夫此方既列于寒入少阴，病见爪甲青黑，腹痛下利，大汗淋漓，身重畏寒，脉微欲绝，四肢逆冷之候，全是一团阴气为病，此际若不以四逆回阳，一线之阳光，即有欲绝之势。仲景于此，专主回阳以祛阴，是的确不易之法……附子之力能补先天之火种，用之以为君，又虑群阴阻塞，不能直入根蒂，故佐以干姜辛温而散，以为前驱，荡尽阴邪，迎阳归舍，火种复兴，而性命立复，故曰回阳，阳气既回，若无土覆之，光焰易息，虽生不永，故继以甘草之甘，以缓正气，缓者即伏之之意也。真火伏藏，命根永固，又得重生也。”

古今扶阳派医家皆擅长圆通活用四逆汤或通脉四逆汤，善于应用方中的附子回阳救逆治疗大病重证（症）。

可以说，附子是扶阳学派的主药，要弄懂扶阳学说，了解扶阳学派的用药特点，必须悟透附子的功效及作用机理，从而掌握附子的运用规律。最大限度地提升疗效，降低毒副作用，才是我们所要达到的目的。

七、附子的功效特点及主治病证

关于附子的性味主治及煎服法，我们的教科书将其归入温里类药。李经纬、余瀛鳌等主编的《中医大辞典》（2005年1月第2版）中记载得比较详细：“附子，辛，甘，热，有毒。入心、脾、肾经。回阳救逆，补火助阳，散寒除湿。1. 治亡阳汗出，四肢厥冷，脉微欲绝。2. 治脾胃虚寒，心腹冷痛，呕吐，泄泻，冷痢，小儿慢惊，阳虚外感。3. 治肾阳不足，畏寒肢冷，阳痿，尿频，阴寒水肿。4. 治风寒湿痹，阴疽，疮漏。煎服：制附子3～9g，回阳救逆可用18～30g，宜久煎。”这是当今中医界比较认同的说法，也是各类教科书所依据的说法。

张仲景深谙《本经》中附子的药性，其活用广用又比《本经》有过之而无不及，在《伤寒论》三阴病中将附子应用得出神入化。

八、附子有扶正和祛邪的双重功效

上面已经提到，扶阳的核心理念就是十个字“温通、温中、温化、祛寒、除滞”，温化人身温和之气，而附子就能很好地实现这个目的。

中医的一切治疗手段，实际上就是扶助人体自身的正气而祛邪外出，修复人体的自我抗病机能而愈病。附子用途广泛，只要辨证准确，应用得当，正气足，疗效好且迅速。其治病起效的关键在哪儿呢？就在于附子有扶正和祛邪的双重功效，表里同治。

附子这味药辛热燥烈，有很大的温通之功，其回真阳、续绝阳之力无药可以替代。其火性迅发，无处不到，以其雄壮之质，温热之性，助火之原，上助心阳以通脉，中温脾阳以健运，下补肾阳以益火，外固卫阳以祛寒，为扶真元、祛阴寒、回阳救逆之圣药。

附子还有强大的通阳作用，能以迅雷之势将十二经脉一俱打通，使残留在身体各处的残阳回纳下元，有效地追复散失之亡阳。

正如明代医家张介宾在《景岳全书·本草正》中所说：“虞抟曰：‘附子禀雄壮之质，有斩关夺将之气，能引补气药行十二经，以追复散失之真阳；引补血药入血分，以滋养不足之真阴；引发散药开腠理，以祛除在表之风寒；引温暖药达下焦，以祛除在里之冷湿……有退阴回阳之力，起死回生之功。’”

附子扶正（温通、温中、温化）和祛邪（祛寒、除滞）的双重功效，表里同治，这在《本经》及历代医家的著作中都有阐述。

我们可以上溯源流，看看古医家是怎么说的。《本经》说附子：“味辛温。主风寒咳逆邪气，温中，金创，破癥坚积聚，血瘕，寒温，踒躄拘挛，膝痛，不能行步。”这应当是经方中附子应用的重要指南。

金代医家张元素在《医学启源》中说附子：“去脏腑沉寒，补助阳气不足，温热脾胃。”

清代医家汪昂在《本草备要》中说附子：“补肾命火，逐风寒湿。”

上述所说的“温中，金疮，痿躄，拘挛，膝痛，不能行步”“补助阳气不足，温热脾胃”以及“补肾命火”，就是扶阳助正。

而“主风寒咳逆邪气，破癥坚积聚，血瘕，寒湿”“去脏腑沉寒”和“逐风寒湿”就是祛邪。祛邪亦是助正，正如陈修园在《神农本草经读》中所谓：“究竟攻其邪而正气复，是攻之即所以补之也。”所以，附子一药用好了，双向调节，奥妙无穷。

《素问·阴阳应象大论》说："壮火之气衰，少火之气壮；壮火食气，气食少火；壮火散气，少火生气。"少火为温和的阳气，属生理之火，能化气生津，就是生阳气，经方医学理论认为阳气就是津液，即携带津液的物质；而壮火就是亢烈的阳热，属病理之火，会损耗津液的。附子据证机合理应用乃是少火，就是将附子的纯阳大热之性，转化为扶助少火的温和生气之性，从而能与人体生理的温煦之气同气相求，促进生精生津化气，修复和重建人体正气；如果滥用附子，则为药性亢热之"壮火"，能伤耗人体津血，出现偏差或加重病情。

所以，近年"火神派"兴起之前，大剂量或超大剂量附子基本上没人敢用；"火神派"兴盛以后，某些医生动辄附子上百克。这是不明白阴阳之真义。要知道，即使阴寒也分虚实，用桂附一定要明辨之，人身津血切不可伤！

九、应用附子贵乎明理，综合评估患者基本状况

应用附子，必须首明阴阳，同时要综合权衡评估患者的基本状况，如证候轻重、素体及证候的寒热虚实、年龄大小、体质胖瘦、个体差异、新病还是久病以及体质敏感程度等诸种因素。做到整体考量，细心评估，才能避免偏差。

因为现在的病，绝非单纯的阴证寒象或者阳证热象，而大多可能是阴阳证互涵，寒热错杂，虚实夹杂，这就需要明辨阴证、阳证，仔细鉴别寒热虚实真假，只有这样，才能正确应用好附子。

附子的用量不能一概而论，要根据患者病情、病机，体质情况，用药敏感程度等综合考虑，绝不可为了标新立异而滥用大剂量附子，但也不能墨守成规，不敢通权达变地根据病情需要应用适量的附子。

之所以会出现附子中毒的情况，除辨证不准、配伍不当、煎煮不当、服法欠妥及机体对药物的敏感性差异等原因之外，剂量应用不当也很常见。

十、张仲景《伤寒论》中应用附子的主要指征

张仲景治疗三阴证，将附子应用得炉火纯青，是善用附子第一人。在《伤寒论》和《金匮要略》中温阳祛寒方有四逆汤、通脉四逆汤、白通汤、白通加

猪胆汁汤、茯苓四逆汤、四逆加人参汤、干姜附子汤等。四逆汤是回阳救逆的主方，用于阳气衰微，阴寒内盛，或里寒外热，因大汗、大吐、大泻而致的四肢厥逆，冷汗自出，脉微欲绝等亡阳证。用附子的指征主要是脉沉微细迟，但欲寐，虚弱，蜷卧少动，似睡非睡，下利，大汗，二目无神，面色青白或者晦暗无华，口唇暗淡或发紫。

病机有多个层面：

1. 真阳亏虚

阳衰：下焦真阳不能温煦，四肢逆冷，下利小便白，女子宫冷。

戴阳：下焦水寒而真阳外越，上热下寒，面红如妆无光泽等。

《伤寒论》317条："少阴病，下利清谷，里寒外热，手足厥逆，脉微欲绝，身反不恶寒，其人面色赤，或腹痛，或干呕，或咽痛，或利止脉不出者，通脉四逆汤主之。"

2. 少阴表阴

阳虚阴盛，机能沉衰，抑制太过：神疲乏力、蜷卧嗜睡、畏寒肢冷、肢体软瘫，小便色白等，用附子、桂枝等。

《伤寒论》282条："少阴病，欲吐不吐，心烦，但欲寐，五六日自利而渴者，属少阴也。虚故引水自救；若小便色白者，少阴病形悉具；小便白者，以下焦虚有寒，不能制水，故令色白也。"

3. 少阴表寒

表阳虚损，失于温煦：头身四肢畏寒疼痛，肢体沉重酸软、胸阳不振等，用附子、桂枝、吴茱萸、薤白、细辛等。

4. 少阴表虚（卫阳虚损）

阳气不足，卫表不固：易感外邪、恶风恶寒、自汗出、分泌物增多等，用附子、桂枝、炙甘草、大枣等。

《伤寒论》21条讲桂枝加附子汤证："太阳病发汗，遂漏不止，其人恶风小便难，四肢微急难以屈伸者，桂枝加附子汤主之。"

5. 少阴营（血）虚寒

营血虚寒，经脉凝滞：头面四肢厥寒逆冷疼痛，或紫绀等，用附子、桂枝、吴茱萸、炙甘草、大枣等。

《伤寒论》351 条："手足厥寒，脉细欲绝者，当归四逆汤主之。"

《伤寒论》352 条："若其人内有久寒者，当归四逆加吴茱萸生姜汤主之。"

十一、郑钦安应用附子的依据

郑钦安在《医理真传卷一・辨认一切阳虚证法》中有两段重要论述，可作为应用附子的重要依据。

"凡阳虚之人，阴气自然必盛，近似实火（注：真寒假热），俱当以此法辨之，万无一失。阳虚病，其人必面色唇口青白无神，目瞑倦卧，声低息短，少气懒言，身重畏寒，口吐清水，饮食无味，舌青滑，或黑润青白色，淡黄润滑色，满口津液，不思水饮，即饮亦喜热汤，二便自利，脉浮空，细微无力，自汗肢冷，爪甲青，腹痛囊缩，种种病形，皆是阳虚的真面目，用药即当扶阳抑阴。"

"阳虚症，有面赤如硃而似实火者。有脉极大劲如石者。有身大热者。有满口齿缝流血者。有气喘促、咳嗽痰涌者。有大、小便不利者。"

十二、本人应用附子的基本经验

我临床上辨认真阳不足或虚衰，阴寒内盛或里寒外热等证，基本上不出张仲景和郑钦安的理论要点。

我在治疗心血管病、脑血管病、糖尿病并发症和肿瘤时，用含附子的经方如四逆汤等经方比较多一些。在临床中，有一些比较危重的患者，真阳虚衰、阴寒水饮极盛，应用四逆汤、真武汤、茯苓加四逆汤等方时，对于其中的附子的用量，多权衡病情轻重及个体差异而定。

我在经方中用附子有从 6g 开始的，有从 10g 开始的，也有从 15g 开始的。总之，一切依据证候病机和个体差异而定。一般依据病情逐渐加量，直至达到患者最佳耐受量为度，这个耐受度就是既产生了疗效，又不至于出现一些毒副作用。

我发现，不少患者外感初得，如辨证为少阴伤寒或少阴中风者，用麻黄细辛附子汤，或麻黄甘草附子汤，或桂枝加附子汤时，仅用6～10g就会见效。

心脑重证加至30g左右时就会有良好的疗效，也有用至30g以上者，但必须明确辨证辨病机，并依据病情和个体差异逐渐加药。一般来说，我用15g以内一般不用先煎，但必须群药煎至1小时以上。超过15g，都先煎1小时以上，再放入余药同煎。

当然，上述只是我个人应用附子的经验和体会，说出来仅供参考，切勿不辨证地仿效这些用法。

十三、附子要安全　务必正确煎

吴佩衡有句话，可以说是一语道破了附子的安全服用要点："其实附子只在煮透，不在制透，故必煮到不麻口，服之方为安全。"（吴佩衡《吴佩衡医案·吴佩衡医药简述·卷二》）

应用附子要做到安全有效，不论是生附子，还是制附子，关键在于煎煮，并且煎透。

1.《伤寒论》中附子的用量及附子类方剂的煎煮法

张仲景对于含有附子的方剂的煎服方法，一般是依据方中附子生、熟、大、小的不同而不尽一样，常以煎煮的量来定煎煮时间。

将附子与其他药一同煎煮，如四逆汤，用"生附子一枚"，"以水三升（600mL），煮取一升二合（240mL）"；通脉四逆汤，用"生附子大者一枚"，"以水三升（600mL），煮取一升二合（240mL）"；干姜附子汤，用"生附子一枚"，"以水三升（600mL），煮取一升（200mL）"。一般来说，600mL用文火煮取200mL，或240mL，时间在1小时左右。

对于附子用量大的煎煮的时间也长。如桂枝附子汤，用"炮附子三枚"，以水六升（1200mL），煮取二升（400mL）；甘草附子汤，用"炮附子二枚"，"以水六升（1200mL），煮取三升（600mL）。这些剂量用文火煎煮，时间在一个半小时左右。

2.吴佩衡应用附子的量及附子类方剂的煎煮方法

在《吴佩衡医案》中，吴佩衡治病，附子的用量很大，一般为20～300g。

但是，吴佩衡大剂量使用附子，必久煎3小时后先尝，如不麻口，才与其他药同煎服之。他用附子特点有三：一是用炮附子；二是与干姜、上肉桂（研末泡水冲入）配伍使用，处方中常用四逆汤配伍肉桂；三是久煎，大剂量者必煎3个小时以上。

3. 范中林应用附子的量及附子类方剂的煎煮方法

在《范中林六经辨证医案》中，范中林治病应用附子的量，通常都在30～120g，治疗急危重症曾用至250g以上，附子都注明久煎。

十四、应用附子的注意事项

应用附子除了辨证准确，掌握好剂量外，还要注意以下这几个方面。

1. 附子必须在复方中配伍应用

凡用附子，均要入复方，严格按照经方的法度使用，不可单味煎服。

凡是含有附子的复方，其配伍既奇妙，又严谨，都含有制约附子毒性的药物。如四逆汤和通脉四逆汤中的干姜和炙甘草；白通汤中的干姜；附子汤中的芍药；真武汤中的芍药和生姜；麻黄附子甘草汤中的炙甘草；乌头汤中的炙甘草等方剂。干姜、甘草、桂枝或肉桂、芍药这些药物与附子配伍，既可拮抗附子的毒性，又与附子功效有协同作用。

2. 尽量使用制附子，不要轻易应用生附子

尽量用炮制过的附子，处方名为黑顺片、炮附片、黄附片和白附片。白附片不是白附子，不要弄错了。白附子又叫独角莲，为天南星科植物独角莲的干燥块茎，主治风痰所致中风口眼㖞斜、中风痰壅、半身不遂、破伤风等证。

不要轻易应用生附子。病情需要应用生附子时，必须从小量开始，逐渐加量，并密切观察，水煎煮透。

3. 附子禁止打成散剂服用

有国家批准文号的含有附子的中成药制剂，应当严格按照用药说明服用，不可擅自加量服用。附子禁止泡酒服用。

十五、附子中毒的基本症状

附子虽有毒性，但只要辨证准确，配伍合理，剂量适当，煎煮得法，应用是比较安全的。附子的毒性主要是对心血管及神经系统的损害：轻度中毒可见口唇舌发麻，干呕恶心，头晕，视物昏花等症状；重度中毒会出现手足发麻（从指头开始渐达全身），继之运动不灵活，恶心呕吐，心慌，面色苍白，肤冷，胸闷，烦躁，进而昏迷，四肢及颈部肌肉痉挛，呼吸急促或呼吸缓慢，肢冷脉弱，吞咽困难，言语障碍，血压及体温下降，心律失常，频发室性早搏，急性心源性脑缺血综合征，严重者可危及生命。

十六、附子中毒的预防与救治

轻度中毒可选取以下措施救治：

1. 立即将大剂量蜂蜜兑入少量热水中内服，一次可服 60 ～ 500g。

2. 立即用炙甘草 60g，绿豆 60g，防风 30g，水煎服。或立即用金银花 90g，生姜 90g，生甘草 90g，绿豆 250g，水煎服。

3. 立即口服大剂量双黄连口服液等偏于寒凉的中成药制剂对抗救急。

4. 重度中毒应分秒必争，立即去医院急救。

十七、关于附子与半夏合用的问题

临证应用经方时，常有半夏与附子同用的问题，不仅疗效较好，从未出现过任何毒副作用，但这样配伍似乎是违反了中药“十八反”中的乌头反半夏。那么，附子与半夏合用是否也相反呢？在这里有必要简单地探讨一下。

实际上，附子并不等同于乌头。二者虽然关系密切但却是两味药，药性与毒性都是有一定的区别的。

附子是乌头块根上所附生的子根，功能回阳救逆，其补火助阳，逐里寒之力较强。乌头是乌头的主根（母根），分为川乌和草乌两种，川乌是人工栽培品，草乌为野生品，这二者功效相似，都有祛风除湿，温经止痛之功。乌头的祛风通痹之力较附子为胜，但补火祛寒之力不及附子，所以古有“附子逐寒，乌头祛风”之说。乌头的毒性较附子大，应用这个药时，用量及配伍都要更加谨慎一些。

在《本经》中记载有“乌头反半夏”之说，但并没有说附子反半夏。古代经典一般言简意赅，一是一,二是二，没有废话。这是大家应当注意到的。附子与半夏同用，首推张仲景，张仲景在《金匮要略》中有多首方剂就是附子与半夏同用，甚至乌头与半夏同用的。如《金匮要略·腹满寒疝宿食病脉证并治》中的附子粳米汤，可治疗中焦虚寒夹饮所致的腹满腹痛，其药物组成就主要是炮附子与半夏同用，方为炮附子、半夏、甘草、大枣、粳米。如此用法，并没有认为附子与半夏是相反的。《金匮要略》治疗寒饮腹痛证的赤丸，药物组成为茯苓、半夏、乌头、细辛，甚至有乌头和半夏同用的情况。

郑钦安、李可等医家经常据证将半夏与附子合用，疗效卓著。

我在临床上也常常据证将半夏与附子同用，不仅疗效较好，也从未出现过任何毒副作用。我认为，只要临证辨证准确，病情需要附子与半夏同用时，就不能因为有“乌头反半夏”之说而株连到附子，该相伍时就相伍。

不过，在《本经》中半夏与附子都是属于下经（下品）的药。一般列于下品的药，“主治病以应地，多毒，不可久服”，即使能够相伍，应用时也必须小心谨慎，密切观察病情，中病即止，不能长期大量服用。

关于有学生提到的问题：临床上，我碰到需要扶阳的患者，但短期的扶阳疗效不佳，主要是有痰滞，温化痰涎则变黄痰，清化痰液则变白痰清涎，有痰在则扶阳难扶。非常揪心。

所谓痰滞，为痰饮范畴，主要为太阴病病机，少阴太阴合病者，因真阳不足又有中虚痰饮内生者，常有寒痰内停上逆。如患有老年咳嗽喘息、心悸胸痹、眩晕（慢阻肺、心力衰竭）等症的患者，这时治疗重点就要扶阳温中、温化寒痰。有很多经方可用，如茯苓四逆汤（附子一枚，炙甘草二两，干姜一两半加茯苓四两，人参一两），病机为中焦胃虚（虚寒和胃气津液虚），痰饮内停上逆，下焦虚寒不化水为津液，可用之扶阳温中制下，化水饮为津液。

小青龙汤加附子，外有少阴伤寒表不解，里有寒饮内停上逆，即外有表寒、里有真阳不足里虚寒，痰饮内停结聚上逆于中上焦。须扶阳温中蠲饮解表，表里同治。

苓甘五味姜辛半夏杏仁汤加附子方药组成为茯苓四两，炙甘草三两，五味子半升，干姜三两，细辛三两，半夏半升，杏仁半升，主治支饮。“咳逆倚息，短气不得卧，其形如肿，谓之支饮。”支饮是痰饮中的坏病，很难治疗，集痰饮、悬饮、溢饮为一体。“咳逆倚息”等同于悬饮的咳唾引痛。饮后水流在胁下咳唾引痛。“短气不得卧”等同于痰饮的微者短气。《金匮要略·痰饮咳嗽病脉证并治》说：“夫患者饮水多，必暴喘满，凡食少饮多，水停心下，甚者则悸，微者短气。”“其形如肿”等同于溢饮的身体疼重，饮水流行归于四肢当汗出而不汗出，身体疼重。以上说明这个方子可针对多种证候病机治疗，但无外邪犯表。病机为真阳不足，中焦虚寒痰饮内停结聚上逆于上焦。须扶阳温化饮，祛痰降逆。

用扶阳温化寒痰治疗，一是要辨明是否为一派寒象，二是不能过度治疗。变黄痰说明治疗过度，如黄痰不重则说明阴证转阳、里邪出表，为病有转机之兆，再“观其脉证，知犯何逆，随证治之”。

如果辨证不准确，过用寒凉清化，痰液变白吐清涎，则是把阳证治成了阴证，表邪入里，为病情加重之象，仍须“观其脉证，知犯何逆，随证治之”。

总之，辨证首明阴阳，治疗大法之一切皆在阴阳上做打算，以平为期。

十八、关于附子与大黄合用的问题

依据脉证病机附子是可以与大黄合用的。因为人身生理为阴阳平和之体，病理常寒热互见，治疗用药就要寒热并用，寒热同治是符合经方医学法度的。

如《金匮要略》大黄附子汤这个条文讲：“胁下偏痛发热，其脉紧弦，此寒也，宜温药下之，以大黄附子汤。大黄三两，附子三枚，细辛二两。”胁下偏痛和脉紧弦说明疼痛的病机有寒饮，同时又有发热，但这个热不是外感发热，而是阳明内结的热，此是寒热错杂互结成实之郁热。这个寒热互结成实，如果结在胃，会左胁部疼痛；如果结在肝胆，则右胁部疼痛。这个方证为少阴阳明合病属厥阴。不仅指胁下，腹部疼痛偏于一侧如有寒热错杂成实的病机，照样能用。胡希恕先生说：“这个寒实成聚就是结聚了，它是偏于一侧，固定在那一边才有这个情形，所以古人都把这种病叫寒着于一侧，它要不是结实，它不会在一边待着的。”临床上凡病机属于寒热互结成实的胆囊炎、胸胁腹部疼痛、慢性痢疾、肠梗阻、慢性肾衰等病症均可应用此配伍。

再如《千金》温脾汤：“治腹痛，脐下绞结，绕脐不止，温脾汤方。甘草、附子、人参、芒硝各一两，当归、干姜各三两，大黄五两。”此为太阴饮停，饮盛营虚，阳明里结，病机乃虚寒水饮与阳明热结夹杂伤及营血，太阴阳明合病属厥阴。方含四逆汤、甘草干姜汤、调胃承气汤元素。寒热错杂里结之证须寒热药并用，寒热同治。四逆汤温里回阳通阳，祛寒化饮，太阴少阴皆可应用；甘草干姜汤温中固胃化饮；调胃承气汤养胃补津，通腑泄热，泻中有补。

第十七节　中风寒热夹虚实　辨证治疗抓主机

医案〔16〕中风

【接诊情景】

艾某，女，65岁。2016年12月16日初诊。

主诉：右半身上下肢麻木3年。

病史概述：患者2013年1月炒菜时突然感到右前臂无力，抓不住菜勺，去某医院诊为“颈椎病”，按此病治疗1年后无效。又去另一家医院诊为“腔隙性脑梗死”，经治疗有所好转，但右半侧身体仍麻木不适，上肢尤甚。患者20岁时曾得过甲亢，一直间断服用西药治疗，现病情稳定。右下肢患静脉曲张，今年已做过手术。平素汗出多，怕冷，即使夏天也怕冷，曾服过中药后出汗减轻，现仅颈部有微汗出。

刻诊：神清，精神可。头晕，晚上时有头痛，痛无定处，呈闪电样阵痛，1～20秒不等。右半侧身体麻木，上肢麻木程度较下肢严重，且越活动越麻，右肩部发紧，右手温度比左手低，右足麻木较轻，右侧腰部酸胀沉，走路走不快。怕冷，手足凉，无咽干，口干口渴饮水多，每晚必起床饮水，饮温热水，无胸闷心慌，出虚汗，纳眠可，食凉则胃胀甚至疼痛，大便日一行，小便淡黄，下眼睑淡，眼睛总流泪，唇暗。舌青紫，舌体稍胖大，舌边尖红，舌中有裂纹，舌苔白，中后部微腻，左脉沉细，右脉寸关弦细尺弱。

六经辨证：少阴太阴阳明合病，属厥阴。

基本病机：表虚寒，中焦胃虚，阳明里热伤津，血痹，血虚，血瘀。

核心病机：表虚津伤血痹。

方药：黄芪桂枝五物汤合《千金》黄芪竹叶汤加防风。

【处方】

生黄芪 60g，桂枝 20g，赤芍 20g，生晒参片 10g，川芎 10g，姜半夏 10g，当归 10g，生石膏 10g，黄芩 15g，炙甘草 15g，麦冬 15g，熟地黄 15g，淡竹叶 15g，防风 10g，大枣 30g（切开），生姜 30g（切片）。

10 剂，日 1 剂，水煎分 2 次服。

嘱：忌辛辣刺激油腻饮食。

【辨析思路与答疑解惑】

〔学生 A〕半身肢体麻木功能障碍，应该属于大脑的病变吧，是不是从中经络来辨证用方？

〔老师〕不论是中经络还是中脏腑，都是中医脏腑辨证的范畴，咱从六经来辨证。

病变侧重于身体右半边，舌体稍胖大，舌苔白，右脉寸关弦细尺弱，辨为半表半里阴证，属厥阴。

半侧肩部发紧，右半侧身体及肢体麻木，出虚汗，舌中有裂纹苔白，右脉寸关弦细尺弱，辨为少阴病，表虚，津虚营弱不养。

头痛，右半侧身体及肢体麻木，右肩部发紧，右侧腰部酸胀沉，辨为少阴病，表滞，中风表虚。

食凉则胃胀甚至疼痛，舌苔白，中后部微腻，右脉寸关弦，辨为太阴病，中焦胃虚。

头昏蒙，眼睛总流泪，舌体稍胖大，舌苔白，中后部微腻，右脉寸关弦细尺弱，辨为太阴水饮上逆。

右侧腰部酸胀沉，舌体稍胖大，舌苔白微腻，脉沉弦，辨为太阴水湿痹阻，溢饮。

怕冷，手足凉，脉细弱，辨为少阴表虚寒证。

口干口渴，舌边尖红，舌中有裂纹，辨为阳明津伤。

下眼睑淡，唇暗，舌青紫，辨为太阴伤血，血虚，血瘀。

这么一辨，六经和病机都出来了：六经辨证为少阴太阴阳明合病，属厥阴。

基本病机为表虚寒，中焦胃虚，阳明里热伤津，血痹，血虚，血瘀。

核心病机为表虚津伤血痹。须合方，用黄芪桂枝五物汤合《千金》黄芪竹叶汤加味。

一、黄芪桂枝五物汤方证病机

〔学生B〕老师，我知道《金匮要略》上有黄芪桂枝五物汤，没听说过黄芪竹叶汤呀，这个方子怎么用？

〔**老师**〕黄芪桂枝五物汤是《金匮要略》中辨治血痹的主方，其中有一条说："血痹，阴阳俱微，寸口关上微，尺中小紧，外证身体不仁，如风痹状，黄芪桂枝五物汤主之。"(《金匮要略·血痹虚劳病脉证并治》)

什么叫"血痹"呢？《金匮要略·血痹虚劳病脉证并治》说："夫尊荣人，骨弱肌肤盛，重因疲劳汗出，卧不时动摇，加被微风，遂得之。但以脉自微涩，在寸口、关上小紧，宜针引阳气，令脉和紧去则愈。"

血痹属于太阴中风，容易在虚人、疲劳过度人、肌腠疏松的人感受风邪而引起，实际上就是血的痹阻不通。"脉自微涩""血痹脉阴阳俱微"，脉微而涩就是指津液不足，营血阻滞就是血痹的脉象。

什么叫"血痹"呢？血痹就是津血不足，阴血凝滞，营血痹阻于肌表、络脉而不通，从而出现外证身体不仁，也就是身体或肌肤麻木等症。实际上就是现代医学所说的末梢神经炎，或微血管痉挛所致的麻木症状表现。

黄芪桂枝五物汤中黄芪补虚祛风，桂枝汤祛风通络、调和营卫，用于这个患者正对病机。

二、黄芪竹叶汤方证病机

黄芪竹叶汤出自孙思邈《备急千金要方·卷二十二·痈疽第二》："治痈疽

发背，黄芪竹叶汤方黄芪、甘草、麦门冬、黄芩、芍药各三两，当归、人参、石膏、川芎、半夏各二两，生姜五两，生地八两，大枣三十枚，竹叶一握。上十四味㕮咀，以水一斗二升，先煮取竹叶，取一斗，去滓，内药，煮取三升，分四服，相去如人行三十里，间食，日三夜一。”

《金匮要略》里有个黄汗病，可以传变为痈脓。黄汗属于太阴中风传变至阳明痈脓，就可以用这个黄芪竹叶汤。这是一个由太阴病中焦胃虚、津虚血弱伴轻微实热和湿热，进而转为阳明实热的病机，津伤血弱和阳明湿热实热集为一体，虚实夹杂，寒热错杂，属厥阴，临证范围很广。

黄芪竹叶汤是太阴阳明合病方，病机有胃虚、太阴中风、阳明津亏伤及血分，津血亏虚和湿热同病，方中去桂枝，是因为有阳明实热痈脓，不可攻表，痈脓为阳明热伤及肌肉血分，所以加川芎来治血，治金创。麦冬、炙甘草、大枣能健胃补津，《本经》说麦冬能主胃络脉绝，治羸瘦短气，也就是补胃虚。石膏、黄芩、白芍、竹叶、生晒参、熟地黄能清阳明热、补津血。黄芪主大风，是治卫表中风的圣药，还能祛表湿、补津液，治疗中风一般要大于30g，量小效果不好。

这个方子辨治糖尿病（属于消渴病的范畴）也是非常有效的。因为糖尿病病机就是立足于中焦而寒热错杂、虚实夹杂的病证，著名中医学家董建华教授常以这个方子为基础随症加减，用于治疗消渴病，临床疗效甚好。董老用这个方子治疗消渴病化裁时，若烦渴多饮，口干舌燥，舌质红，脉细数者，加沙参10g，天花粉10g，鲜芦根20g；若善食易饥，舌红苔黄或黄燥者，加栀子10g，知母6g，葛根15g；若大便秘结者，加枳实10g，槟榔10g，酒军3g；若小便频数，口干唇燥、舌红、脉沉细者，加山药10g，山茱萸10g，泽泻10g，石斛10g，熟地黄10g；若腰膝酸软疼痛者，加桑寄生10g，牛膝15g；若伴见形寒畏冷、舌质不红者，可加少许肉桂（约3g），以温命门之火；若血糖偏高而见舌红者，加地骨皮15g，以清热降糖。我们可以参考借鉴这些经验。

本案这位患者中风病机有太阴中风营卫不和，水饮瘀血，还有阳明伤津血，寒热错杂，虚实夹杂。所以，方用黄芪建中汤合黄芪竹叶汤，健胃气养津液，调补营卫气血，祛瘀通络，降逆祛饮。

二诊：微信回访，疗效很好，10剂后病轻大半，又服10剂痊愈。

第十八节 中风寒热夹虚实 辨证治疗抓主机

医案〔17〕眩晕，心悸

【接诊情景】

毛某，男，40岁。2016年9月7日初诊。

主诉：反复发作头晕伴心慌1年余。

病史概述：患者有高血压病史2年余，舒张压正常，收缩压波动在150mmHg左右，近1年来经常感到头晕不适，时有头重脚轻感，曾口服美托洛尔治疗，无明显疗效，来国医堂求中药治疗。

刻诊：反复发作头晕，严重时有头重脚轻感，无头痛身痛，心烦焦虑，口苦咽干，口渴喜饮冷水，喉中常有痰涎，汗出正常，纳眠可，无发热恶寒，大便正常，小便黄，唇干。舌暗胖大，舌尖红，苔薄白微黄滑腻，舌面满布瘀点，脉左寸关滑尺沉，右寸关弦尺沉。

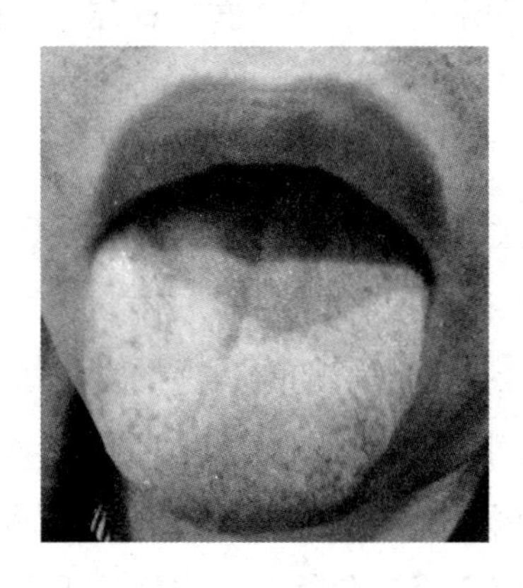

六经辨证：少阳阳明太阴合病，属厥阴。

病机：上焦郁火，中焦胃虚，水饮上逆，气机失畅。

核心病机：枢机不利，胃虚津伤而水饮上逆。

治法：调和枢机，养胃补津，降逆化饮。

方药:《千金》竹叶前胡汤。

【处方】

前胡20g，姜半夏15g，炙甘草15g，赤芍15g，桂枝5g，企边桂5g，生晒参片6g，黄芩10g，淡竹叶15g，当归10g，大枣20g(切开)，生姜20g(自备，切片)。

30剂，每日1剂，分2次服。每服5天，停3天再服。

【辨析思路与答疑解惑】

〔学生A〕我以前跟诊治疗头晕，基本上都是用半夏白术天麻汤加减，用经方怎么治呢?

〔**老师**〕这是目前一些中医治疗头晕的通病，一见头晕就半夏白术天麻汤或镇肝息风汤，再加上一些菊花、钩藤，或加上一些川芎等活血化瘀的药，这是不辨证而凭感觉用方，是不可取的。这位患者的辨证是这样的:

反复发作头晕，心烦，口苦咽干，舌尖红，苔薄白微黄，脉寸关弦，为少阳病，枢机不利，上焦郁火。

头晕，严重时头重脚轻，喉中常有痰涎，舌暗胖大，苔滑腻，脉关尺沉弦，为太阴胃虚停饮，水饮上逆。

心烦焦虑，舌面满布瘀点，这个“瘀”有郁积、停滞意，为少阳枢机不利，气机郁滞。凡长期郁闷纠结焦虑者，多数有此瘀点，大家今后可以在临床观察一下。

口苦咽干，口渴喜饮冷水，心烦，小便黄，唇干，苔微黄滑腻，寸关滑，为阳明病，热伤津液，热扰上焦。

面暗，舌暗，唇暗红干，舌面满布瘀点，为太阴血瘀。

这个证六经辨证为少阳阳明太阴合病，属厥阴。病机为上焦郁火，中焦胃虚，水饮上逆，气机失畅。核心病机为枢机不利，胃虚津伤而水饮上逆。治法为调和枢机，养胃补津，降逆化饮。主方用《千金》竹叶前胡汤正对病机靶点。

一、竹叶前胡汤解析

〔学生B〕竹叶前胡汤用途真广，我看老师经常用这个方子，这个方子该如何针对病机呢?

〔老师〕竹叶前胡汤的确临床用途非常广泛，这个方子属于半表半里稍偏于里，半寒半热稍偏于寒，半虚半实稍偏于虚，寒热错杂、虚实夹杂涉及营血分，是个厥阴病方。

这个方子不仅能够清阳明热，而且能祛太阴痰饮并降饮随气逆，还能够入营血分，特别能够解除痰凝血瘀互阻。方证病机可以归纳为：痰瘀互结阻滞，上焦郁热津伤及血，中焦胃虚，下焦饮随气逆。

竹叶黄芪汤的重点经方单元是小前胡汤和桂枝汤，这是阴旦与阳旦汤的合方。这种合方有两个，一个是柴胡桂枝汤，一个就是这个方子。

柴胡桂枝汤偏于辨治半表半里偏于火气夹杂证，就是火证为主；这个方子偏于辨治半表半里偏于水气夹杂证，就是水证为主。这个方子的条文第一句就说治“胸中逆气”，这就是说有胃虚不能制化下焦浊水浊气的病机，这个浊水浊气就会向上冲逆而导致胸中逆气，病机关键还是这个“气逆”。

该案患者高血压病久，反复发作头晕伴心慌1年余，久必血瘀，久必津血亏虚，影响气机通畅，表里三焦通道受阻，浊痰与瘀血互结上逆就会出现上述的症状。目前患者所急所苦的是心慌、头晕。核心病机为三焦痰饮瘀血互结，随浊气上逆，所以方选竹叶前胡汤祛瘀除滞，化饮降逆，推陈致新。

二诊（2016年11月10日）:

患者诉中药很有效，药后头晕伴心慌等症状明显好转，仍口苦咽干，口渴喜饮冷水，心烦，喉中有痰涎，舌暗稍胖大，舌尖边红，苔薄白微黄，舌面布瘀点，脉左寸关弦尺沉，右寸关弦尺沉有力。

六经辨证为：少阳阳明太阴合病。

病机：上焦郁火，中焦胃虚，水饮上逆，气机失畅。

治法：调和枢机，养胃补津。

方药:《千金》小前胡汤。

【处方】

前胡 15g，柴胡 10g，黄芩 10g，生晒参片 10g，姜半夏 15g，炙甘草 10g，大枣 15g（切开），生姜 15g（切片）。

20 剂，每日 1 剂，分 2 次服。每服 5 天，停 3 天再服。

〔学生 A〕老师，小前胡汤和小柴胡汤差不多，为什么用这个方子呢?

〔老师〕二诊还是着重三焦浊气浊痰上逆，所以用《千金》小前胡汤巩固疗效。这个《千金》小前胡汤也是一个很常用的好方子。

二、《千金》小前胡汤方证病机

小前胡汤出自《外台秘要·卷第一·崔氏方一十五首》:“又小前胡汤，疗伤寒六七日不解，寒热往来，胸胁苦满，默默不欲饮食，心烦喜呕，寒疝腹痛方。（胡洽云出张仲景）前胡八两，半夏半升洗，生姜五两，黄芩、人参、甘草（炙）各三两，干枣十一枚（擘）。上七味切，以水一斗，煮取三升，分四服，忌羊肉饧海藻菘菜。”

唐代王焘的《外台秘要》收集了唐以前的许多医药著作条文，他在《外台秘要·自序》中极为推崇医圣张仲景的经方，曾说道:“惟是仲景氏出有《卒病论》以治伤寒，着方一百一十三；有《金匮要略》以治杂病，着方一百一十二医方，实开先焉，盖鼻祖也。又得叔和王氏为之诠次，俾仲景之微旨益以彰明。”所以，他的这首小前胡汤中注有“胡洽云出张仲景”，说明就是仲景方。

胡洽是东晋南北朝时期的著名医家，精于医理，毕生以拯救黎民为事，以医术知名，撰写《胡洽百病方》，简称《胡洽方》。其在临证方面极具特色，内容丰富，涉及伤寒、温病、霍乱等外感疾病，风毒、脚气、中风、痢疾、水肿等杂病。原书已佚，后世医籍如《外台秘要方》《医心方》等均有引录。

小前胡汤与小柴胡汤相比，一是小前胡汤的功效多了一个寒疝腹痛；二是小前胡汤除用前胡易柴胡外，生姜用量比小柴胡汤多了二两，为五两。这说明小柴胡汤整体药性偏于寒凉，用于治疗半表半里偏于阳偏于火的证，如口苦咽干等；小前胡汤整体药性偏于温热，用于治疗半表半里偏于阴偏于水的证，如寒疝腹痛等。生姜辛温，温中解表，此时需要发越水气，所以量大一些。

小前胡汤有几个经方单元：如大半个黄芩加半夏生姜汤、一物前胡丸、生姜甘草汤、小半夏汤。

方证病机为表滞里逆，枢机不利，上焦轻度郁热，中焦胃虚，下焦水气上逆。功能为解表温里，清热养津，温中和胃气，化饮降逆。

我临证用这张方子治疗虚人外感内伤的咳嗽喘息，如西医的急、慢性支气管炎，喘息以及眩晕心慌等杂证，疗效很好。

《别录》说前胡："味辛甘微寒，主痰满，胸胁中痞，心腹结气，风头痛，主伤寒寒热，推陈致新。"前胡是一味功能非常多的药，表里兼治，虚实同调，前胡治表能温养卫气，疏风散热，治伤寒寒热，治里调和胃气，除治心腹结气，降逆化饮，还有补益的功能，可治胃虚津血伤。

第十九节　寒热错杂厥阴病　乌梅善用能建功

医案〔18〕痹证，眩晕

【接诊情景】

范某，女，50岁。2016年11月11日初诊。

主诉：全身疼痛30年，加重伴头晕、上腹部胀满半年余。

病史概述：患者30年前因在农村给小麦打药后洗澡受风，落下全身走窜疼痛、两胁部疼痛等症状，此后每遇风寒即加重，一直未愈。近半年来全身疼痛、胁痛有加重的趋势，又出现了颈部、肩部麻木强痛不适伴头晕，反复发作，时轻时重，还伴上腹部胀满，每天发作。自诉浑身都是病，曾去省、市多家医院求医，并服过百余剂中药，无明显疗效，非常痛苦。有高血压病史8年余，平时靠服用降压药控制血压，曾做过子宫肌瘤切除术。

刻诊：全身窜痛，双下肢外侧疼痛较重，遇冷痛甚，两胁疼痛，颈背部麻木强痛不适，头晕头蒙反复发作，乏力，困懒思睡无精神，无头痛，无胸闷心慌。上腹部胀满，嗳气，食后尤甚，时胃隐痛，时干呕，晨起口苦，口干，稍渴喜热饮，纳差，腰臀部凉，双下肢轻度凹陷性水肿，心烦焦虑，眠差，夜里3点左右醒来后辗转反侧，再难入睡，情绪低落，畏寒怕风，易出汗，大鱼际处干瘪，大便前干后稀，一日2～3次，小便可。舌暗稍胖大，边有齿痕，舌边尖红，苔白腻，中有裂纹，脉细，左寸浮弱滑关尺弦，右脉寸关弦尺沉。

六经辨证：少阴太阴阳明合病，属厥阴。

病机：真阳亏虚，卫表寒凝，表虚不固，中焦胃虚，下焦饮逆，上焦热扰津伤。

核心病机：上热下寒，胃虚津伤而表滞、表虚。

治法：温阳固表通痹，清热养胃补津，调和营卫气血，化饮降逆。

方药：乌梅丸。

【处方】

乌梅30g，干姜6g，黄连9g，当归3g，蜀椒3g，桂枝4g，黄柏4g，生晒参片4g，细辛4g，制附子4g。

15剂，日1剂。用米汤水煎药，水煎分2次服。

嘱：忌食生冷、辛辣刺激及过于油腻食物。

【辨析思路与答疑解惑】

〔**学生A**〕老师，这位患者病久，病情这么复杂，怎么辨呀？

〔**老师**〕还是从六经辨证来入手。

先看表证：全身窜痛，两胁部疼痛，颈背部麻木强痛不适，双下肢外侧疼痛，遇冷痛甚，怕风怕冷，易出汗，脉寸浮弱关弦尺沉，舌苔白滑，为少阴病，表虚寒证，卫津滞表，表虚不固。乏力，困懒思睡无精神，腰臀部凉，脉尺沉，舌苔白滑，为少阴病，真阳不足。眠差，凌晨3点左右醒来难入睡，舌暗，脉弱，为少阴伤营，阳不入阴。双下肢踝关节上下，轻度凹陷性水肿，为少阴病，溢饮。

再看里证：头晕头蒙，舌胖大，边有齿痕，舌苔白滑，脉关弦尺沉，为太阴病，中焦胃虚停饮，水饮上逆。上腹部胀满，嗳气，食后尤甚，时胃痛，喜热饮，时干呕，食欲差，大便后稀，大鱼际处干瘪，舌胖大，边有齿痕，舌苔白滑，脉关弦尺沉，为太阴病，中焦胃虚寒，里虚停饮。心烦焦虑，口干稍渴，唇燥，舌边尖红苔中有裂纹，脉细，为阳明病，阳明热扰，上焦津伤。

六经辨证为少阴太阴阳明合病，属寒热错杂的厥阴病。病机为真阳亏虚，卫表寒凝，表虚不固，中焦胃虚，下焦饮逆，上焦热扰津伤。核心病机为上热下寒，胃虚津伤而表滞、表虚。治法就是温阳固表通痹，清热养胃补津，调和营卫气血，化饮降逆。这个就是乌梅丸证。

〔学生 B〕老师，您开的乌梅丸怎么用量这么小？

〔老师〕乌梅丸原方是丸剂，变为汤剂时量不宜过大，这也是遵从仲景法度。实际上，量大与否要依据经方法度、人体体质、病势轻缓和病机等多方面的因素来考量。用经方的关键在于激活人体自我修复能力，让人体调动自身能量来调和阴阳气血，通闭解结，使阴阳和合。

该案上热下寒，寒热错杂，虚实夹杂，表里皆病，营卫阴阳不调，胃气津液皆伤，治疗法度就要寒热并重，营卫气血同调，清热养胃补津兼施。患者病久，要小量缓图，给机体一个修复的过程。

我开的这个乌梅丸用量的确不大，但基本上是原方药物配比，只要辨证准确，四两可拨千斤。慢性病用方要施以王道，以顾护胃气津液、调和气血为要。清代医家徐灵胎有句名言，大家应该理解这句话的意义："要知药气入胃，不过借此调和气血，非药入口，即变为气血，所以不在多也。"（《慎疾刍言·制剂》）

一、乌梅丸方证病机

〔学生 C〕老师，乌梅丸寒热药都有，临床上应该怎么抓病机？

〔老师〕乌梅丸是《伤寒论》厥阴病本证的主方之一，条文和方药组成都体现了典型厥阴病寒热错杂的病机。

《伤寒论》338 条说："伤寒脉微而厥，至七八日肤冷，其人躁无暂安时者，此为脏厥，非为蛔厥也。蛔厥者，其人当吐蛔。令病者静，而复时烦者，此为脏寒，蛔上入其膈，故烦，须更复止，得食而呕，又烦者，蛔闻食臭出，其人当自吐蛔。蛔厥者，乌梅丸主之。又主久利。"

这个方子证为表里皆病，寒热错杂、上热下寒、虚实夹杂；病机为偏于寒，偏于阴阳营卫不和；功效为调和阴阳营卫，调达气血。

其药物组成也是寒热并用的：乌梅三百枚，细辛六两，干姜十两，黄连十六两，当归四两，炮附子六两，蜀椒四两，桂枝六两，人参六两，黄柏六两。这看似方药多而杂乱，实则配伍严谨，章法分明。乌梅丸辛酸苦甘之味都具备，温涩苦敛；附子、桂枝、干姜、蜀椒、细辛辛温辛热，辛可解表，温热祛寒，涵盖三阴；黄柏、黄连苦寒燥湿，入阳明清热除烦燥湿；当归养血活血，温通血脉；人参补津养津；乌梅，酸敛降逆除饮，除湿治肢体痛，《本经》说其“味酸，平。主下气，除热烦满，安心肢体痛，偏枯不仁死肌，去青黑痣，恶疾”。

这个方子的方证病机就是阴阳气血升降失和，上热下寒，营弱卫（津）虚，胃虚饮逆。治则就是调和阴阳，清热生津，温胃养津，化饮降逆，温通血脉。

其组方涵盖辛温苦寒甘酸之味于一体，寒热并用，表里同治，补泻兼施，气血营卫同调，温中降逆，调和阴阳营卫，清热燥湿，清上焦热，温中焦虚寒，除下焦寒饮，以温化降逆为主，又兼清热燥湿，是阴证和解的祖方，是慢性疑难杂病特效方。

大家不仅要掌握这个方子的病机，还要掌握这个方子的几大辨证眼目，就会准确运用这个方子。这个辨证眼目有四个方面：

一是上热下寒的症状特征；二是口淡不渴或口苦口渴，心烦，胸闷或心慌，失眠，下利或便秘，呕吐，腹满或腹痛，畏寒肢冷，乏力；三是脉沉细微弱，或洪数沉取无力；四是某些症状夜间 3 ～ 5 点定时加重，如失眠、心绞痛等。

〔学生 D〕老师，您开乌梅丸为什么要求用米汤水煎药？

〔老师〕因为乌梅丸中的乌梅是“蒸之五斗米下”的，米是养胃气津液的，所以丸剂改汤剂时要嘱咐患者用适量的大米煎出的水来熬药疗效更好。

二、关于中医学术的基本现状

〔学生E〕老师，就如这位患者一样，现在很多人到处求医，西医治不好，中医也没什么办法，所以患者对中医也是渐渐失去了信心，您认为中医今后还能振兴吗？现在有些老师对中医也没有信心，前几天我和一位老师闲聊时，这位老师对中医的前途感到很忧虑，他说："中医沦落到现在这个地步，是因为中医本身的疗效就不好，不如西医。中医作为一门医学，被时代所淘汰是很自然的选择。"

〔老师〕这种对中医没有信心的看法是普遍存在的，这有一部分原因也在于中医不争气，夸夸其谈者多，踏实读书做学问者少，读经典者少，真正用中医的辨证论治做临床者少。以致于中医治病用西医的思路来开方，中医院校的一部分学生虽然学的是中医，但毕业后很难适应临床，更别说用经方治病。如果这种思维和做法占主流的话，中医的确会衰落下去。

关于这个问题，上个月我在微信上也看到一位中医同道发在朋友圈里的一段感慨，其中说到有一位从事防雷电工作的专家对中医很热爱，认为中医治病是从病本来治的。但谈及他的十余位亲友因病多次求医于某大城市的多位知名中医专家，除感冒咳嗽偶有小效外，其他常见病少有满意的疗效。这位专家感叹现在找一位好中医治病实在是太难了。

这位中医同道听后惊诧了许久，看到包括中医药文化在全国都算领先的城市，中医的疗效在患者心目中竟然如此不堪，难病看不好，普通的病也看不好，因而很是忧心，并语重心长地说了一句很精辟的话语："目前中医的这种现状值得忧虑，有名无实，或有实无名，以及无名无实的（中医们）都应有所反思。"

这类话题，我多有所闻并深有同感。确实，很多患者千里迢迢，辗转各大城市求医于一些有名的中医，没少跑路也没少花钱，但最终也是取效者寥寥，西医治不好，中医照样也治不好。如此下去，中医在百姓心目中的地位会日渐式微，有病是很难首选中医治疗的。

现在的中医医院县县都有，中医诊所遍地开花，貌似轰轰烈烈，一派兴盛，而实则特色缺失，西医主导。中医目前实际上并不是真正兴盛，而是虚假繁荣。大家都认为中医的春天来到了，实际上，这只是因为各级政府有关领导开始从政策上开始重视中医了，中医在政策环境上是迎来了春天。而中医在学术研究、临证疗效和经典传承上还基本上是处于寒冬。因为真正明阴阳、会辨证，或懂经典、用经方辨治而有疗效的中医医生太少了。

中医疗效滑坡，是因为中医自己不争气，鲜有潜心深入读经典、强化自身素质者，而多见热衷于走捷径，总想寻求一个时髦的流派或神妙的方子以通治百病之流。

还有不少所谓的“专家”“名家”靠自我夸大宣传、自封大师、哗众取宠，徒有虚名，口中说得头头是道，临证不会辨证，开方杂乱无章，患者来诊，张口就是肾虚、脾虚、肝火、上火云云。“省疾问病，务在口给，相对斯须，便处汤药”(《伤寒论·序》)，一张处方上诸药杂投，见一个症状加一味药，无全局观、整体性，方中堆砌数十味，药味之间相互掣肘，失去章法，疗效可想而知。还有一些中医开中药按西医思维，抛弃中药鲜活的自然之性，而只看重中药的现代研究有效成分，这种完全西化了的中药处方，能有多少疗效？

凡此种种，皆示中医西化、衰落之兆，古经典中医思维将不存矣。

当今，会用经典中医法度辨治的铁杆中医非常稀少，真正懂《伤寒》，会用经方临证的中医更不多见。

如果再忽视经典传承，真正的中医、会用经典法度辨证的中医将寥若晨星。现实中医状况就是这样，这并非危言耸听。

所以，我们的确应当反思了——

“有名无实”者，须暂抛虚名，沉下心来恶补经典提升疗效，以求名副其实，对患者问心无愧。

“有实无名”者，要增强自信，学会适度宣传自己，勇于展示自己。虽然是让疗效说话，但当今社会真假难辨、鱼龙混杂，人们求医上当者不少而疑虑重重。所以，真正有疗效的中医也要学会宣传，“酒香也怕巷子深”，再好的酒，其香气也有一定范围，巷子太深人们就难闻到酒香了。实事求是地宣传实力和疗效，这实际上也是对患者负责。

“无名无实”者，更要扎扎实实读经典，做学问，勤临床，增强中医自信，打下坚实的根基，以求功到自然成，辛苦才能换得实至名归。

所以说，中医传承，任重道远呀！

按：服后反馈，疗效特好，诸症明显减轻，认为药虽不多，但比以前服的任何汤药都有效，服药后胃中也感到很舒服。

嘱其继服原方治疗观察，及时反馈病情。后来与患者短信联系，服用该方40余剂，诸症未再发作。

第二十节　表里同病寒热杂　黄连汤善治厥阴

医案〔19〕痞满，泄泻，痹证

【接诊情景】

刘某，女，58岁。2016年7月8日初诊。

主诉：腹胀、腹泻伴颈背部强硬疼痛、发凉半年余。

病史概述：患者半年前开始出现腹胀、腹泻，胃烧心难受不适，后颈脊背处凉痛强硬不适，并逐渐加重，曾在当地省市多家医院分别做胃镜示：慢性浅表性胃炎（非萎缩伴糜烂）、胃息肉。肠镜示：结肠炎、慢性直肠炎。腹部彩超示：肝多发囊肿。甲状腺彩超示：甲状腺多发结节。经中西药多方治疗无明显疗效，遂至国医堂求治。

刻诊：上腹胀满，食后尤甚，反酸烧心，嗳气频频，虚汗较多，颈项部强硬疼痛，后背部时时发冷、疼痛，乏力，心烦，咽干，口不苦不渴，无头痛眩晕，无肢体疼痛，无胸闷心慌，无恶寒发热，饮食可，眠差，大便每日3～4次，稀溏黏便，排便不爽，小便可，大鱼际处不饱满而表皮干燥，唇燥。舌质暗，舌体胖大嫩，边有齿痕，苔薄黄腻，中有多处裂纹。脉弦细，左寸浮关滑尺沉，右寸关滑尺沉。

六经辨证：太阳太阴阳明合病，属厥阴。

病机：上焦郁热津伤，中焦胃虚饮逆，下焦水热互结，卫津聚表，营卫不和。

核心病机：营卫不和，三焦不利。

治法：燮理中焦，调和寒热，调和营卫。

方药：黄连汤合诃梨勒散加茯苓。

【处方】

旱半夏 18g，干姜 12g，黄连 12g，桂枝 12g，生晒参片 6g，炙甘草 12g，红枣 20g（切开），诃子肉 15g，茯苓 15g。

20 剂，日 1 剂，水煎分 3 次服。

嘱：忌食生冷、辛辣刺激及过于油腻食物。

【辨析思路与答疑解惑】

〔学生 A〕这位患者也是表里同病，到这儿看病的人症状真的都比较复杂。

〔老师〕咱们辨证一下吧！

先看看表证：颈项部强硬疼痛，后背部发冷疼痛，虚汗多，眠差，舌暗苔薄，脉寸浮，辨为太阳中风证，卫津聚表，营卫不和。

再看看里证：上腹胀满，食后尤甚，大便稀溏，嗳气频频，泛酸，大鱼际不饱满，舌质嫩，舌体胖大，边有齿痕，苔腻，脉弦关滑尺沉，辨为太阴胃虚，饮气上逆，下焦水湿。

乏力，心烦，反酸烧心，咽干唇燥，大鱼际处皮肤干燥，舌质暗胖大嫩边有齿痕苔黄，中有多处裂纹。脉细关滑，辨为阳明病，热扰上焦，伤津。

大便溏黏，排便不爽，舌胖大嫩，边有齿痕，苔黄腻，脉关滑，辨为太阴阳明水热互结协热利，湿阻气机。

六经辨证为太阳太阴阳明合病，属厥阴。

病机涉及表里三焦，上焦郁热津伤，中焦胃虚饮逆，下焦水热互结，卫津聚表，营卫不和。核心病机为营卫不和，三焦不利。治法主要为燮理中焦，调和寒热，调和营卫。主方就用黄连汤来化裁。

〔学生 B〕老师，为什么用黄连汤呢？

〔老师〕该案乃水火同病、寒热错杂之证。表有太阳中风营卫不和，里有胃虚、太阴饮逆，阳明津伤，太阴阳明水热互结。中焦胃虚为病机之关键。这就是辨识病机的重要性，抓准病机，从胃气津液入手，表里同治，用黄连汤作为主方正对病机，诸症可迎刃而解。

一、黄连汤方证病机

黄连汤是个表里同治的好方子，既能调和营卫而解表，又能除水热互结于中焦之痞利而治里。

《伤寒论》说："伤寒，胸中有热，胃中有邪气，腹中痛，欲呕吐者，黄连汤主之。黄连汤方：黄连三两，甘草三两（炙），干姜三两，桂枝三两（去皮），人参二两，半夏半升（洗），大枣十二枚（擘）。上七味，以水一斗，煮取六升，去滓，温服，昼三夜一。"条文中说"伤寒"，就说明这个黄连汤证太阳伤寒病仍然在表，素蕴热又有太阴之饮，邪热郁于里由胸入胃，素体中下焦有寒饮，邪热与水饮夹杂，上热下寒，寒热错杂，水火同病，表里同病，所以出现"胸中有热"，这是表（上焦）邪不解，里邪不得宣泄。"胃中有邪气"，即热邪与水饮夹杂，这是胃中不适或痞满胀痛；"腹中痛"，这是下焦寒饮或水热之邪互激而致，或出现协热利；"欲呕吐"这是水饮上逆，或水热互结冲气上逆，或表不解气不旁流而冲逆于上。

所以，黄连汤会出现心胸烦热，口干或口渴，恶心，欲呕吐，胃中不适，烧心，或腹胀满，心下痞闷不舒，按之柔软，或胀满，或按之硬而不痛，腹胀痛或硬痛但不惧按，肠鸣，下利或不下利，便黏或排便不爽，伴或不伴表位或上焦证候，如头痛、身痛、汗出、恶风等症状群。

方证病机：上热下寒，胃虚津伤，表滞饮逆，水热互结。

方药功能：清热解表，和胃补津，旁流气机，降逆化饮。

黄连汤主太阳太阴阳明合病，属厥阴，主治寒热错杂，上热下寒，寒多热少偏重于表与中上焦。黄连汤证虽有传变病仍在表病，条文"伤寒"直指有表，因表不通透而三焦寒（水）热（火）之邪不解，上热下寒。

黄连汤与半夏泻心汤相比，水饮较半夏泻心汤证为重，故在半夏泻心汤基础上去黄芩加桂枝三两，黄连增至三两，人参减为二两；加桂枝以桂枝温中益胃，化饮为津，降饮气上逆，并温卫通营，解肌发表。去黄芩无少阳，热主在阳明，且太阴水饮较重。加黄连量，因"胸中热"而上焦阳明热象明显，可加大药量集中清阳明湿热。减人参量因津伤不甚，有桂枝温中补津，炙甘草大枣养津，无须大量人参。

现在大家明白了吧？

二、诃梨勒散方证病机

〔学生B〕老师，那为什么用诃子呢？

〔老师〕诃子一味，实际上是诃梨勒散。《金匮要略·呕吐哕下利病脉证治》中说："气利，诃梨勒散主之。"诃梨勒散就是诃子。诃子性味苦，酸，涩，平，《本草备要》中说其"涩肠敛肺泻气……生用清金行气，煨熟温胃固肠"。由这些论述可知，诃子能通能下，亦能收能涩，双向调节。

诃梨勒散的方证病机就是虚寒水饮兼夹一些阳明实邪，适用于泄泻痢疾等邪气已衰而经久不止者。所以在治疗气利，也就是气胀伴稀水便或溏便上，有很好的涩肠止泻作用。我临床上治疗腹泻时常据证而用，止利而不留邪。

《本经》说茯苓："味甘平。主胸胁逆气，忧恚惊邪，恐悸，心下结痛，寒热烦满，咳逆，口焦舌干，利小便。久服安魂魄养神，不饥延年。"方中加茯苓是化气利水而加强止泻之力。

三、关于病机的理解

〔学生C〕老师，您治病常常说要抓病机，这个病机怎么理解呢？

〔老师〕中医治病常常须讲病机，特别是应用经方，辨六经推求病机而遣方用药是至关重要的。但病机的真正内涵很少有人去探讨。

什么叫病机？教科书认为，病机是指疾病发生、发展、变化及其结局的机理。这个解释似乎太过笼统，难以抓住病机的确切内涵。

机，繁体字为"機"，由"木"与"幾"组成。《说文解字》中"機"的解释是："主发谓之機。从木，几声。"本义为弓弩上的发箭机关。蕴含事物的关键、枢纽、时机、征兆之意。

"機"的右半部分是"幾"，《说文解字》中的解释是："微也。殆也。从兹从戍。戍，兵守也。兹而兵守者，危也。”由此可知“幾”字是由“兹”和“戍”组成，因此“幾”字既有“细微”的意思，又有“危险”的含义。

病机即病之机要，张介宾注《素问·至真要大论》中“病机十九条”曰：“机者要也，变也，病变所由出也。”

我认为，病机就是治疗任何病证之切入关键点。其有三个含义：一是用药直中病变靶点的机关；二是揭示病证细微变化的征兆；三是从经方医学上来讲，病机是多经合病中切入重点病证的枢纽，一旦抓住这个重点病机而用方，就推倒了整体病证治疗的多米诺骨牌，起到连锁治疗效应。

所以，用经方治病，不仅辨方证，更要识病机。正如《周易·系辞下》所说：“子曰：知机其神乎。”

《菜根谭》有句名言：“会得个中趣，五湖之烟月尽入寸里；破得眼前机，千古之英雄尽归掌握。”

我们读《伤寒》用经方，何尝不是如此：会得经典旨趣，百病之变化尽在胸中；破得方证病机，经方之奥妙尽归掌握。”

按：后来患者微信联系，药后诸症大为减轻，又服15剂临床治愈。

第二十一节　寒热错杂厥阴病　善用泻心是真功

医案〔20〕痞满，泄泻

【接诊情景】

朴某，女，55岁。2016年12月14日初诊。

主诉：反复发作胃脘胀满烧灼疼痛2年余，加重伴泄泻半月余。

病史概述：患者近两年来多次发作胃脘部灼烧感伴疼痛，曾到处求医治疗，效不明显，近半月来胃脘部胀满嘈杂、反酸不适，并伴泄泻，遂来国医堂求服中药治疗。

刻诊：时有胃脘胀满、反酸烧心伴隐痛，半夜3点左右较重，反酸严重时胃部有抽搐感。近半月来上述症状加重，食欲比过去差，胃有饥饿感，但食后腹胀，偶有心慌，时嗳气，口干口苦，口不渴，心烦，喜热食热饮，大便稀溏量多而黏，粘在便池上不易冲净，畏冷怕风，头部怕风明显，颈部酸重不适。动辄汗出，失眠，难入睡，易醒。面色㿠白，下眼睑赤红，舌紫暗边尖红，边有齿痕，苔薄白腻，舌中部略黄，左脉沉弦，右脉涩，关动如豆，尺沉弦。腹诊：触及心下虚软，小腹有咕咕水声。

六经辨证：太阴阳明厥阴合病，属厥阴。

病机：上焦郁热伤津，中下焦胃虚水饮，水热互结，中焦气机升降失和，表位中风，津伤不养。

核心病机：胃虚而寒热水火互结于心下。

方药：半夏泻心汤合诃梨勒散加味。

【处方】

姜半夏 15g，干姜 15g，黄连 5g，黄芩 15g，生晒参片 10g，炙甘草 15g，诃子肉 20g，茯苓 20g，防风 10g，大枣 20g（掰开）。

20 剂，日 1 剂，水煎分 2 次服。

嘱：调适情绪，避免受寒，不宜辛辣刺激饮食。

【辨析思路与答疑解惑】

〔**学生 B**〕老师，请您讲讲如何辨证吧。

〔**老师**〕大家归纳一下症状。

畏冷怕风，头部怕风明显，颈部酸重不适，动辄汗出，左脉沉弦，右脉涩，苔薄白，辨为太阴中风，营卫不和，表位津伤不养。

失眠，难入睡，易醒，辨为厥阴病，中焦水热互结，中焦失和，水火不济，阳不入阴。

胃脘胀满，食欲比过去差，食后腹胀，胃部抽搐感，喜热食热饮，舌体胖大边有齿痕，苔薄白腻，脉沉，辨为太阴病，中焦胃虚寒。

偶有心慌，时嗳气，辨为太阴病，饮气上逆

胃反酸烧心，口干口苦，心烦，下眼睑赤红，舌紫舌边尖红，苔中部略黄，辨为阳明病，上焦郁热津伤。

胃痛，嗳气，脉弦，关动如豆，辨为太阴病，中焦胃虚，气机阻滞，升降失和。

触及心下虚软，小腹有咕咕水声，口黏，大便稀溏量多，太阴胃虚水饮。

心慌，大便稀溏量多，舌体胖大边有齿痕，苔腻，脉沉弦，辨为太阴病，中焦胃虚水饮，上逆下趋。

胃脘胀满、反酸烧心伴隐痛，半夜3点左右较重，大便稀溏量多而黏，舌紫暗边尖红，边有齿痕苔薄白腻，舌中部略黄，左脉沉弦，右脉涩，关动如豆，尺沉弦，辨为中焦水热互结，上下不和，水火不运，气机升降失常。

这个病辨下来是寒热错杂的痞证，六经辨证为太阴阳明厥阴合病，属厥阴。

病机为三焦都病，上焦郁热伤津，中下焦胃虚水饮，水热互结，中焦气机升降失和，表位中风，津伤不养。核心病机为胃虚而寒热水火互结于心下。主方是半夏泻心汤化裁。

〔学生C〕老师，泻心汤类的方子您经常使用，请您跟我们讲讲在这个病中的使用思路吧。

〔**老师**〕从脉证辨析，这位患者具备寒热错杂、虚实夹杂痞证的基本病机：上焦郁热，中焦胃虚、水热互结而致中焦不能正常升降阴阳，气机失运。临证抓住胃虚而寒热水火互结于中焦，气机逆乱，津血俱伤病机而用半夏泻心汤正对病机。能达到和中益胃养津血、降逆化饮及除痞止泻的目的，不要那么复杂的方子就会很有效的。

一、半夏泻心汤方证病机

这个半夏泻心汤，是辨治寒热错杂痞证的祖方。方证有两条，分别在《伤寒论》和《金匮要略》里。《伤寒论》149条说："伤寒五六日，呕而发热者，柴胡汤证具，而以他药下之，柴胡证仍在者，复与柴胡汤，此虽已下之，不为逆，必蒸蒸而振，却发热汗出而解。若心下满而硬痛者，此为结胸也，大陷胸汤主之。但满而不痛者，此为痞，柴胡不中与之，宜半夏泻心汤。"

半夏泻心汤就七味药："半夏半升（洗），黄芩、干姜、人参、炙甘草各三两，黄连一两，大枣十二枚（擘）。上七味，以水一斗，煮取六升，去滓，再煎取三升，温服一升，日三服。”这个方子非常好用，如果病机辨准，原方就很有效。我临床确实很常用。

条文要从三个层面来理解，讲的是得了伤寒，出现了呕而发热等症，这是邪入半表半里，成了柴胡证。但如果误下了，但还没有下成变证，仍有胸胁满等症俱的柴胡证就仍然可以用小柴胡汤来治疗，用量柴胡剂后正邪交争于半表半里之间，会出现战栗汗出而病解。

如果误下，邪热内陷较深，水热瘀结实于上焦出现满而硬痛等症状时，那就是结胸证，要用大陷胸汤来攻下上焦阳明实热内结。

如果误下，邪热内陷，但患者素有太阴寒饮，这是入里之邪与素体水饮互结于中焦，出现但满而不痛的痞证，就要用半夏泻心汤证来辨治。

《金匮要略·呕吐哕下利病脉证治》也有一条半夏泻心汤证：“呕而肠鸣，心下痞者，半夏泻心汤主之。”这就直接点出了半夏泻心汤的主要证候：呕、肠鸣或泄泻，心下痞满，病机就是寒热水火互结与心下，升降逆反。

所以说，半夏泻心汤证为厥阴病，太阴阳明合病属厥阴，主治寒热错杂，寒多热少之证。主症就是呕，肠鸣下利，心下痞满。病机就是胃虚，寒热水火互结于心下，中焦气机升降逆乱。证候有心下痞满较重或伴恶心呕逆，下利，或不一定下利。因为厥阴痞证水热互结，气机升降失常所致的便秘或排便不爽，也可用半夏泻心汤。

二、关于腹诊要点

〔**学生C**〕老师，我看您对腹胀腹泻的患者大都进行了腹诊，请您讲讲腹诊的要点吧。

〔**老师**〕腹诊是用经方辨治病证的很确切的辅助方法，现在很少有医生重视，现在就给大家简单谈谈腹诊的要点吧。

自古中医经典《内经》《难经》《伤寒论》《金匮要略》都非常重视腹诊，将其作为辨证论治的重要依据，特别在《伤寒论》《金匮要略》中，腹诊证候有20多种，如：

《金匮要略·腹满寒疝宿食病脉证治》说：“心胸中大寒痛，呕不能饮食，腹中寒，上冲皮起，出现有头足，上下痛而不可用手触近，大建中汤主之。”这就是说三焦阴寒内盛，中焦胃气虚寒，腹部痉挛疼痛不任用手触按。

《伤寒论》340条说：“病者手足厥冷，言我不结胸，小腹满，按之痛者，此冷结在膀胱关元也。”这是说下焦沉寒水饮凝聚而手按之则痛，也是说腹诊的一个诊断方法。

《伤寒论》154条还说：“心下痞按之濡，其脉关上浮者，大黄黄连泻心汤主之。”这是说阳明热邪壅滞中焦，自感心下胀闷窒塞，但手按之无硬痛。也是腹诊的一个诊断方法。

此外还有“胁下痞硬”“胁下硬满”等诸多证候。这些证候不仅仅是患者的自觉症状，更重要的是腹诊所得的客观体征，这就要求我们在应用《伤寒》经方辨治胸腹及两胁病证时，一定要重视腹诊这个重要的切诊方法。

我临证时除切脉外，常常用到腹诊协助辨证诊断。现谈谈辨治泻心汤证的腹诊体会和要领，这些都非常实用而简单：

1. 体位

患者仰卧，自然呼吸，嘱患者全身放松，两手伸直置于身体两旁，或双下肢屈膝以使腹部肌肉松弛。

2. 部位

腹部分为心下（剑突下方）、胃脘（上腹部）、大腹（脐周）、小腹（下腹部）、少腹（小腹两侧）五部分。心下、胃脘、大腹部又名中焦，内居脾、胃；小腹、少腹部位又名下焦，内居肾、膀胱、大肠、小肠、女子胞等。

泻心汤证主要诊察心下、胃脘及大腹部。

3. 方法

检查时，医生手掌手指伸平，用触、摸、按三种方法，用一定力度，自上而下，先左后右，由轻到重，按切心下、胃脘及大腹部。

4. 正常腹诊标准

腹壁肌肉手感温度适宜、软硬适宜，无异常凉热、胀满、肿块、压痛。

5. 正常变异情况

儿童腹壁较柔软，青中年者稍硬，老年者虚软；脑力劳动者腹壁较软，体力劳动者及运动员腹壁较硬而有力；女性腹壁较男性为软，经产妇腹壁较未生育妇女为软；体型胖者腹壁丰满而微软，体瘦者腹壁下陷而微硬，久病者由于腹壁脂肪消耗，肌无力而呈干瘪舟状腹。

6. 临床发现大多泻心汤证患者腹部体征的几个重要特点

（1）中焦里热征：腹诊时心下、胃脘及大腹部触摸都比正常稍热或灼热，触摸心下（剑突下方）、胃脘（上腹部）及大腹部（脐周）皆比正常稍热或灼热，可候中焦里热证。

（2）中焦气机阻滞征：胃脘及大腹部叩击声音呈明显鼓音，伴或不伴嗳气；或上腹部按之胀满顶手，或有压痛但不重，或自感痛无定处，时发时止。

（3）中焦胃虚征：胃脘及大腹部相对虚软，无压痛，或按之隐痛，喜温喜按，有或无胃脘及大腹部闷胀不舒；或胃脘及大腹部按之隐痛，喜温喜按，有或无胃脘及大腹部闷胀不舒。

（4）下焦水饮征：触及大腹及小腹，即下腹部、少腹（小腹两侧）有咕咕水声，伴或不伴溏泄黏便或排便不爽，候下焦水饮。

三、防风的功能

这位患者主要是胃脘胀满烧灼疼痛伴泄泻，但还有表证，畏风怕冷，汗出伤津，颈部酸重有湿滞，因脉沉弦，这个表证就辨为太阴中风证。半夏泻心汤无法兼顾治疗表证。

《伤寒论》274条："太阴中风，四肢烦痛，阳微阴涩而长者，为欲愈。"这一条说的是太阴外证，是中虚寒湿（饮）内郁之人复感风寒之邪而中风，就如胡希恕先生在《胡希恕伤寒论讲座》中所说的"太阳中风证传里而为太阴病"，"阳微"，即脉浮见微，浮取无力，说明有表邪但已经衰了；"阴涩"为里虚，沉取脉小，为血少，太阴有下利，津伤血少故涩，为太阴里虚，表有虚寒中风、里也不足；但脉不短而长，《素问·脉要精微论》讲"脉长者气治"，说明胃气有恢复之象。

因有表证，加味防风足以解表祛风。《本经》说防风："味甘温，无毒，主大风，头眩痛，恶风，风邪，目盲无所见，风行周身，骨节疼痛，烦满。"清代医家黄元御《长沙药解》说防风："行经络，逐湿淫，通关节，止疼痛，舒筋脉，伸急挛，活肢节，起瘫痪，敛自汗、盔汗，断漏下、崩中。”

加诃子就是合了一个诃梨勒散方，诃梨勒散是《金匮要略》中治疗“气利”，也就是久利滑脱，大便随矢气而排出的妙方。诃子集通涩于一身，必通而不过，涩而不奎，药性平和。清代医家黄元御在《长沙药解》中曾评价诃子说：“诃梨勒苦善泄而酸善纳。苦以破其壅滞，使上无所格而下无所碍，酸以益其收敛，使逆者自降而陷者自升，是以咳利俱止也。其治胸满心痛，气喘痰阻者，皆破壅降逆之力其治崩中、带下、便血、堕胎者，皆疏郁升陷之功也。”

加茯苓以加强益胃气，化水饮为津液，利小便而实大便之功。《本经》说茯苓：“味甘平，主胸胁逆气忧恚惊邪恐悸，心下结痛，寒热烦满咳逆，口焦舌干利小便，久服安魂魄养神。”《别录》说茯苓：“止消渴，好睡，大腹，淋沥，膈中痰水，水肿淋结。开胸腑，调脏气，伐肾邪，长阴，益气力，保神守中。”

按：患者系东北人，药后微信反馈，疗效非常好，因胃病难受不适求医近两年而不效，服经方 20 剂后，好转明显，又原方继服 15 剂，临床治愈。这就是脉证病机辨析明确，方与病机相合的疗效。

第二十二节　经方治癌辨病机　证变机变方亦奇

医案〔21〕腰痛，胁痛

【接诊情景】

刘某，男，62 岁。2016 年 7 月 5 日初诊。

主诉：腰痛伴胁痛痞满 4 月余。

病史概述：患者因严重的腰痛等症状于 2016 年 5 月在某三甲医院诊为“①腰椎椎体恶性肿瘤；②广泛转移肿瘤”而住院治疗。出院后，仍然存在较重的腰痛等症，多方治疗后无明显疗效，非常痛苦，遂来国医堂求中医治疗以缓解疼痛。

刻诊：腰部酸重憋胀疼痛不适，活动时尤重，胸胁胀满不适，腰及双膝部怕风畏冷，时发麻，不敢用空调，口苦口臭，口干渴不欲饮水，头昏蒙，无恶寒发热，无咳嗽，咽喉中时有痰涎，无身痛，饭后腹部胀满，脐周胀痛，纳可，大便色黑绿相间，排便时头初干结而后溏黏难以排出，量少，2～3日一行。心烦，面暗，唇暗，大鱼际肌肉削脱。舌体淡暗胖大，舌下青筋紫暗，舌中至尖红，舌苔白滑腻，中部有深裂纹，脉稍数，左寸滑关尺沉弦，右寸浮关沉滑。

医院检查结果：腰部MRI示：①腰椎及附件骨质破坏（L_1），符合恶性肿瘤表现，不除外骨转移瘤；②符合腰椎退行性变表现。L_4～L_5椎间隙水平椎管狭窄表现。病理诊断：L_1椎体及附件肿瘤，破碎的骨、横纹肌及纤维结缔组织内见低分化癌浸润。结合免疫组化结果考虑为尿路上皮来源（高级别尿路上皮癌）。胸部DR示：①双肺纹理增重，右下肺野条片状模糊影；②心影增大。

六经辨证：厥阴病，证属寒热错杂，虚实夹杂。

病机：真阳不足，胃虚，表虚寒凝，湿滞，痰饮上逆，里结，津血伤。

核心病机：阳虚寒凝而三焦气结。

方药：处方一:《千金》温脾汤。处方二:《千金》前胡汤加味。

【处方】

处方一：手书《千金》温脾汤，让患者带走先服。

炮附子10g，干姜30g，炙甘草10g，生大黄15g，芒硝10g（另包），生晒参10g，当归30g。

3剂，水煎1个小时，煎好滤汁后，将芒硝化入，分2次服。

嘱：①服时观察，大便通畅继服，泻下较重时停服。②调适情绪，避免受风，特别是现在夏天空调不能开太凉，忌辛辣刺激饮食。

处方二:《千金》前胡汤加味。

前胡30g，生晒参10g，当归10g，姜半夏15g，炙甘草10g，吴茱萸10g，防风10g，生大黄10g，杏仁15g，麦冬10g，独活10g，生姜30g（自备，切片）。

15剂，水煎分2次服。

嘱：①服时观察，大便保持通畅。②调适情绪，避免受风，空调不能开太凉，忌辛辣刺激饮食。

【辨析思路与答疑解惑】

〔学生A〕老师，这位患者属于腰椎椎体恶性肿瘤。这种腰痛的治疗是不是也得使用抗癌药呀？

〔**老师**〕治疗癌症，中医不能专注于什么专方。中医治癌不拘一格，关键在于辨证，我们经方医学就是辨六经，辨病机。什么叫抗癌？温阳益气养血是抗癌，祛痰活血化瘀也是抗癌，解表、攻里、清热、祛寒凝亦是抗癌，我们并不专于抗癌，但辨治癌症，谨遵法度而遣方用药，处处都是“抗癌”。

先从六经来辨吧。

腰部酸重疼痛，腰及双膝部怕风畏冷，脉沉弦，辨为少阴病，真阳不足，表虚寒凝，湿滞。

腰及双膝部时发麻，口干渴不欲饮水，面暗，唇暗，舌暗舌下青筋紫暗，辨为太阴、少阴营虚、血瘀。

胸胁胀满，心烦，脉弦，辨为少阳气机不利，郁热扰于上焦。

头昏蒙，饭后腹胀满，脐周胀痛，大鱼际肌肉削脱，舌体淡胖大，苔白滑腻，脉关尺沉弦，辨为太阴胃虚寒，水饮上逆。

咽喉中时有痰涎，脉寸浮滑，辨为痰饮上逆。

口苦口臭，口干渴，大便头干结，心烦，舌中至尖红，舌中裂纹，脉稍数，辨为阳明热扰上焦，阳明里结，阳明虚热，津伤。

大便溏黏难以排出，脉滑，辨为阳明湿热。

六经辨证为厥阴病，证属寒热错杂，虚实夹杂。

病机为真阳不足，胃虚，表虚寒凝，湿滞，痰饮上逆，里结，津血伤。

核心病机为阳虚寒凝而三焦气结。

要开两个方子，一方是《千金》温脾汤，二方是《千金》前胡汤加味。

患者虽然主诉是腰痛胁痛，但核心病机是真阳亏虚，寒饮凝滞，三焦气结。既有太阴证，又有少阴证，还有阳明证，寒热错杂，虚实夹杂，用方入手比较难，但我们可以标本兼治，虚实同调，所以开了两张方子。首先患者为恶性肿瘤，阳虚寒凝为本，但寒邪痰饮互结久郁化热成结，两本都病，三焦气机不畅，所以要分层次治疗。先让他服《千金》温脾汤，扶真阳温中阳，通腑泻浊，养津通血脉；再服《千金》前胡汤和胃补虚，通畅气机，解表温卫，化饮降逆，清热养津，活血养血兼以攻下里结。

一、《千金》温脾汤方证病机

温脾汤见于《千金要方》，曰其“治腹痛，脐下绞结，绕脐不止，温脾汤方：甘草、附子、人参、芒硝、各一两，当归、干姜各三两，大黄五两。上七味㕮咀，以水七升，煮取三升，分服，日三”，主治阳虚寒积的腹绞痛便秘等症。本方为少阴太阴阳明合病属厥阴的方子，病机有太阴饮停，饮盛营虚，阳明里结，也就是虚寒水饮与阳明热结夹杂伤及营血。

这个病案患者有少阴虚寒，营血虚水饮盛，寒湿痹阻腰府；有胃虚停饮上逆的头昏蒙、胁痛；又有阳明内结气机不畅导致腹满胀，大便干结难排，虚寒水饮又夹杂阳明湿热。

所以，用温脾汤中的四逆汤治疗少阴虚寒水饮水湿；甘草干姜汤温中化饮以治疗胃虚寒凝；调胃承气汤和胃气以治阳明结热；人参养胃气津液；当归养营血化瘀阻。这样用方，使虚寒得温，热结得下，气机才能通畅，经络寒湿痹阻方可疏通。热结通后，后续以治疗水饮、津伤营血虚为重点，用《千金》吴茱前胡汤养胃虚，补津血通络化饮所致湿阻。

这个方子也是附子与大黄合用的典范，依据脉证病机附子是可以与大黄合用的。因为人身生理为阴阳平和之体，病理状态下常寒热互见，治疗用药就要寒热并用，寒热同治是符合经方医学法度的。临床上凡属于寒热互结成实病机的胸胁腹部疼痛、慢性痢疾、胆囊炎、肠梗阻、慢性肾衰等病症都可以应用。

二、《千金》(吴茱)前胡汤方证病机

〔学生C〕老师，您这一讲，我又学会了一个方子的应用。那这个前胡汤怎么用呢？

〔**老师**〕《千金要方》里有两个前胡汤，一个是竹叶前胡汤，一个是吴茱前胡汤，都是非常有效的好方子。吴茱前胡汤这个方子也见于《千金要方》：

“前胡汤，治胸中久寒澼实，隔塞胸痛，气不通利，三焦冷热不调，饮食减少无味，或寒热身重，卧不欲起方。”

吴萸前胡汤的方药组成为：“前胡三两，人参、当归、半夏、甘草各二两，大黄、防风、麦冬、吴萸、黄芩各一两，生姜四两，杏仁四十枚。上十二味㕮咀，以水一斗，煮取三升，去滓，分三服。”（《千金要方·卷十八·痰饮第六》）

“胸中久寒澼实，隔塞胸痛，气不通利”，说明有上焦久寒，气血受阻而津血凝滞，邪在上焦，里实结聚，胸痹寒热结实的病机；“三焦冷热不调”，说明因寒热错杂，气机失畅，气血津液不布的病机。“饮食减少无味”，有胃虚津伤的病机；“寒热身重，卧不欲起”，说明有外邪浊水滞表而现寒热不调，津血虚而不养的病机。

大家看看，厥阴病上寒下热，方中苦而微寒的前胡“主治痰满，胸肋中痞，心腹结气，去痰实下气。治伤寒寒热，推陈致新”（《名医别录》），配伍味辛温、表里同治且“温中，下气，寒热，逐风邪，开腠理”的吴茱萸，前胡寒配吴茱萸热，寒温相因，破结降逆，通心腹，调畅三焦。

吴萸前胡汤含《千金》通气汤——吴茱萸、陈皮，半夏、生姜，“治胸满短气噎塞”，温通太阴虚寒，降饮气上逆，清阳明通脏腑；大黄主下瘀血，破癥瘕积聚，推陈致新，能治上下焦里实热结；杏仁治寒心，活血祛瘀化痰饮降逆气；当归除寒热降逆气养血活血；麦冬功在治胃虚，主心腹，胃络脉绝，羸瘦短气。

这个方子是治疗寒热错杂、上热下寒、虚实夹杂之厥阴病的良方，寒热药并用，补虚泻实药同为一体，是表里、上下、寒热、虚实、卫气营血通治，重在通调三焦，调冷热，通气机。经方的主旨是什么？《汉书·艺文志》阐释经方时就说了，就是“通闭解结，反之于平”，在这张方子里都体现到了。

吴萸前胡汤与大柴胡汤可以做一个区别：大柴胡汤辨治里实结聚邪在下焦，是少阳阳明合病，枳实芍药配大黄；而吴萸前胡汤辨治里实结聚邪在上焦，即胸痹寒热结实，为太阴少阳阳明合病，属厥阴。

方证病机为胃虚，表虚里结，津血伤，三焦不通，水饮上逆。

功效为和胃补虚，通畅气机，解表温卫，化饮降逆，清热养津，活血养血，攻下里结。

按：1月后短信回访，患者诉回去照方抓了3剂《千金》温脾汤，服后感到有效，腰痛减轻比较明显。又抓3剂，没有服完，大便溏，1天3次，便停服温脾汤，接着开始服从国医堂带回的中药（《千金》前胡汤加味），这个方子共服了1个月，诸症基本消失，现在能吃饭，病情稳定。

第二十三节　泄泻病久重胃气　甘草泻心对病机

医案〔22〕泄泻，痞满

【接诊情景】

刘某，男，34岁。2016年12月12日初诊。

主诉：泄泻伴腹胀9年，加重2个月。

病史概述：患者素体胃虚，2007年由于天气热，喝冷水1周后而发病，出现腹泻腹胀，曾在某医院检查，钡餐透视提示：十二指肠球部溃疡。肠镜示：溃疡性结肠炎。此后经常腹泻，每天1～2次伴腹胀，每年6、7月份天气转热后会好转，冬天回南方老家也好转。曾有嗜酒抽烟史，现在已基本戒除。病情时轻时重，多方求医治疗，也服过不少中药不愈，心中常纠结本病，情绪、睡眠及工作等皆受影响，很痛苦，遂来国医堂求治。

刻诊：腹胀满，特别在脐周，食后易腹胀，午饭晚饭后尤甚，食后嗳气较多，时轻时重，大便每日3次左右，便溏黏粘便池不易冲净，常在便后有暗红色血便（有痔疮），无反酸，时肠鸣腹痛，每腹痛即欲如厕，肛门无下坠感。口中流涎较多，无心烦，难入睡，早醒，无咽干，口不苦不干，无咽干，无虚汗，无乏力，纳可，小便可。体型偏瘦，面暗，下眼睑淡红，大鱼际处皮肤干燥不饱满。舌嫩胖大有齿痕，中部有裂纹，舌边尖红，舌下瘀斑，苔白腻，脉弦，左寸关滑尺沉，右寸滑关动如豆尺沉。

六经辨证：太阴少阳阳明合病，属厥阴。

病机：胃虚，太阴饮逆，阳明里热，水热互结伤及血分，气机壅滞，升降失和。

核心病机：胃虚而中下焦水热互结。

治法：温中益胃，降逆除痞，清热利湿化饮。

方药：甘草泻心汤。

【处方】

姜半夏20g，干姜15g，黄连5g，黄芩15g，生晒参片10g，炙甘草20g，大枣20g。

20剂，日1剂，先浸泡半小时，水煎分3次饭后服。

嘱：调适情绪，避免受寒，忌辛辣刺激、生冷寒凉及过于油腻饮食。

【辨析思路与答疑解惑】

〔学生A〕老师，这个病看着像是寒热错杂的湿热泄泻，是否也是泻心汤证？

〔老师〕我们就来辨证一下吧。

食后即腹胀，腹满腹痛，天热时病情好转，大鱼际处不饱满，体偏瘦，舌胖嫩苔滑，脉沉弦，辨为太阴病，中焦胃虚寒。

口水多，肠鸣便溏，舌胖嫩苔滑，脉沉弦，辨为太阴水饮。

便溏黏粘便池，不易冲净，舌嫩胖大有齿痕，舌边尖红，脉滑，辨为太阴阳明合病，下焦水热互结。

食后嗳气较多，时肠鸣腹痛，每腹痛则欲如厕，脉关动如豆，辨为中焦气机壅滞，升降失常。

心中常纠结本病，定期发病，脉弦，辨为少阳病，气机郁滞，休作有时，阴阳不和（胃不和卧不安）。

便后有暗红色血便，辨为水热互结，热灼血络，太阴阳明水热互结伤及血分。

难入眠，早醒，舌边尖红，脉滑，大鱼际处皮肤干燥，舌苔裂纹，辨为阳明病，热扰神明，上焦津伤。

通过辨证分析，六经辨证为太阴少阳阳明合病，属厥阴。

病机为胃虚，太阴饮逆，阳明里热，水热互结伤及血分，气机壅滞，升降失和。

核心病机为胃虚而中下焦水热互结。

治法就是温中益胃，降逆除痞，清热利湿化饮。所以方选甘草泻心汤。

一、甘草泻心汤方证病机

〔学生 B〕老师，这次为什么不用诃梨勒散?

〔**老师**〕思路是这样的，这位患者病久，近两个月来加重，久病久服药，必伤及胃气，所以咱们的核心病机就辨为胃虚而中下焦水热互结。也就是说，中焦胃虚寒，寒热水饮互结于中焦，中焦痞塞气机不通，气逆于上焦而嗳气，水热互结于下焦而大便稀溏黏滞不爽。

食后就腹胀，腹满腹痛，天热时病情好转，大鱼际处不饱满，体偏瘦，舌胖嫩苔滑，脉沉弦，这就是比较明显的中焦胃虚偏寒。腹满就视为痞满，肠鸣腹痛，视为浊气浊水逆乱。食后嗳气较多，视为呕。大便溏黏粘便池不易冲净，视为利。这就是甘草泻心汤证所说的“胃中虚，客气上逆”的病机，水热互结于中焦为痞，客气上逆于上焦为嗳气，趋于下焦而为大便稀溏，水热互结，寒饮协热而利则黏滞不爽。病机太阴胃虚水饮，阳明热伤津液，寒热水饮互结，以胃虚为关键，所以就用甘草泻心汤原方，不必再合其他方子或加其他止泻的药而打乱经方格局。

《伤寒论》158 条：“伤寒中风，医反下之，其人下利日数十行，谷不化，腹中雷鸣，心下痞硬而满，干呕心烦不得安。医见心下痞，谓病不尽，复下之，其痞益甚，此非结热，但以胃中虚，客气上逆，故使硬也，甘草泻心汤主之。”心下痞硬而满，是半夏泻心汤主症，因误为阳明里结而反复泻下，伤了胃气。此非结热，就是说这不是阳明热结于里，而是胃中虚，因误攻下而致胃虚，太阴阳明水热互结于中焦，胃虚不制而客气上逆，所以加重了痞硬满、下利、谷不化和腹中雷鸣。所以在半夏泻心汤的基础上加重了炙甘草的量，胡希恕先生认为这里的“甘草主要缓急迫，心烦不得安，用甘草缓急迫”，且“凡是胃肠炎类的病，久而不愈，用此三方得当都有效”。

该案用甘草泻心汤原方，炙甘草在甘草泻心汤中用 4 两，比干姜多 1 两；

而在甘草干姜汤中用 4 两，比干姜多 2 两。

该案 1 两按 5g 计，炙甘草用 20g，有甘草干姜汤意，以加强救胃气、复胃津之意，胃气足则助中焦之痞结疏通，上下之气机流通而寒热水饮互结得解而诸证悉除。

二、关于不寐多与胃相关的问题

〔学生 C〕*老师，治疗失眠也能用甘草泻心汤？*

〔**老师**〕失眠也就是中医的不寐，用甘草泻心汤治疗的机会很大，不要一见失眠就用酸枣仁汤、温胆汤等汤方。

甘草泻心汤病机靶点在胃虚，针对性更强。现代医学认为，胃肠存在着一些内分泌细胞，其功能类似大脑的内分泌功能。胃肠分泌的物质，类似大脑内分泌物，能调节胃肠神经乃至全身神经系统的功能。慢性胃肠疾病由于腹胀或疼痛等长期慢性刺激，必然会刺激和影响胃肠内分泌细胞的分泌功能，致使人体神经系统调节失常而失眠。所以，不寐多与胃相关。

《素问·逆调论》说："阳明者，胃脉也，胃者，六腑之海，其气亦下行，阳明逆不得从其道，故不得卧也。"《素问·厥论》也说："太阴之厥，则腹满䐜胀，后不解，不欲食，食则呕，不得卧。"清代张琦的《素问释义》中亦讲："卫气昼行于经则寤，夜行于藏则寐，而卫气之出入依乎胃气，阳明逆则诸阳皆逆，不得入于阴，故不得卧。"

这些都指出饮食不当，脾胃功能失调可以影响睡眠。实际上，《内经》中所说的"胃不和则卧不安"，这个"胃不和"不仅仅是指胃中宿食，而是概括了一切因脾胃功能失常所出现的病证，还包括胃虚寒、胃津伤及胃气虚等所致的浊气浊水上逆，症见腹部胀满或胀痛、恶心呕吐、嘈杂吐酸、嗳气、不欲饮食等。

因脾胃居中焦，为气机升降之枢纽。若饮食不节，损伤肠胃，则聚湿成饮，酿热生痰，或宿食停滞，壅遏于中，浊气不降等，都能上扰胸膈致心神不安而失眠。

我从多年临床中体会到，很多失眠的患者，常伴有脘腹胀满、心烦、胸闷嗳气、大便溏泄等胃气不和的症状，用甘草泻心汤的机会很多，也很有效。

按：微信联系，疗效很好，20剂药后腹满腹痛明显减轻，后又按原方服了10剂，诸症悉除。嘱调适情绪，注意饮食合理，劳逸结合。

第二十四节　肺癌术后咳嗽频　寒热并治通气机

医案〔23〕咳嗽（肺癌术后），痞满

【接诊情景】

肖某，男，55岁。2016年11月11日初诊。

主诉：咳嗽伴腹胀2月余。

病史概述：患者2016年9月因“左下肺腺癌”而切除左肺下叶。术后开始咳嗽、咳黏痰，有气往上顶想咳嗽的感觉，胃撑胀难受，饭后更甚。服过不少西药，也服过几十剂汤药，无明显疗效，遂至国医堂求诊。有嗜烟史，现已戒烟。

刻诊：咳嗽，咳黏痰，感到气往上冲而咳，咽部干痒难受不适，上腹部胀满，反酸，烧心，饭后和咳嗽重时尤甚，口不苦，口干，口渴欲饮稍温的水，纳差，正常出汗，大便稍干结，2日1次。舌暗，舌体胖大边有齿痕，苔薄黄腻，苔中有多处裂纹，脉左寸沉关尺弦滑，右寸关弦尺沉不弱。

CT示：右肺下叶癌术后改变；左侧少量液气胸；两侧胸壁皮下积气；左肺下叶结节；肝囊肿；肝钙化灶。诊断：①左下肺腺癌（T1b N0M0 IA期）；②右肺结节；③慢性阻塞性肺疾病。

六经辨证：太阴阳明合病，属厥阴。

病机：上焦郁热伤津，中焦水热互结，气机阻滞，下焦浊水夹气上逆。

核心病机：胃虚而水热互结，浊气夹水饮上逆。

方药：黄连汤合橘枳姜汤。

【处方】

姜半夏 15g，干姜 15g，桂枝 10g，黄连 15g，党参 10g，生晒参片 5g，陈皮 20g，炒枳壳 20g，炙甘草 15g，大枣 15g（切开）。

10 剂，日 1 剂，水煎分 2 次服。

嘱：忌辛辣刺激、生冷寒凉及过于油腻饮食。

【辨析思路与答疑解惑】

〔学生 A〕老师，这个病挺复杂的，咳嗽还有胃胀满，肺、脾同病，应该怎么辨证呢？

〔**老师**〕大家记住，六经辨证非常清晰明白，不掺杂脏腑经络理论，辨六经，析病机，再选出最适合的经方，这是最切合临床的一套便捷法门。

咳嗽，咳痰，感到气往上冲而咳，咳嗽重时尤甚，舌体胖大边有齿痕，苔腻，右寸关弦尺沉，辨为太阴病，中焦胃虚停饮，胃虚不能制下，下焦浊气夹水饮上逆。

CT 示右肺下叶癌术后改变；左侧少量液气胸；两侧胸壁皮下积气；左肺下叶结节。辨为上焦气机阻滞，浊水浊气逆乱。

黏痰，反酸烧心，感到气往上冲而咳，舌暗，舌体胖大边有齿痕，苔薄黄腻，苔中有多处裂纹，脉寸关弦，辨为中焦水热互结，气机升降失常而上逆。

黏痰，咽部时干痒难受，口干，口渴欲饮稍温的水，苔黄，苔中有多处裂纹，脉滑，辨为阳明病，上焦郁热伤津。冬天应饮热水而饮稍温的水，就说明上焦有热。

上腹部胀满，饭后尤甚，纳差，脉关弦，辨为太阴病，中焦胃虚。

大便稍干结，2 天 1 次，苔黄，尺沉不弱，阳明里微结。

六经辨证为太阴阳明合病，属厥阴。病机为上焦郁热伤津，中焦水热互结，气机阻滞，下焦浊水夹气上逆。核心病机为胃虚而水热互结，浊气夹水饮上逆。方选黄连汤合橘枳姜汤最为合适。

一、关于肺癌

〔学生 A〕老师，患者主症是咳嗽，为什么主方要用寒热错杂痞证的方子黄连汤？

〔**老师**〕先简单说说肺腺癌的概念吧。肺腺癌是肺癌的一种，是对人类健康与生命危害最大的恶性肿瘤之一。肺癌分为小细胞肺癌和非小细胞肺癌，非小细胞肺癌又分为肺鳞癌和肺腺癌。肺腺癌的发生率已超过肺鳞癌，几乎占了所有肺癌的一半。

国际上关于肺癌 T 的分期，T1 是指肿瘤最大径≤ 3cm，周围包绕肺组织及脏层胸膜，支气管镜见肿瘤侵及叶支气管，未侵及主支气管。T1b 是指肿瘤最大径 >2cm，同时≤ 3cm。肺腺癌 T1b N0M0 IA 期属于早期肺腺癌，术后一般不需要化疗，以定期复查为主。

这位患者并不是因为肿瘤来诊，而是因为术后咳嗽咳痰并伴痞满的症状来诊，但这种咳嗽和痞满是与肺肿瘤有密切关系的。

治疗癌症及其伴发症并不是加上几种抗肿瘤的药就能治好的，关键在于辨病机。常见一些医生治疗癌症，常在方子中加上大量的白花蛇舌草、半枝莲、全蝎、蜈蚣、壁虎等多种寒凉攻毒散结的药，有时不仅不能达到治疗肿瘤的目的，反而会伤及患者中焦胃气，加重病情。

实际上中医治癌，并不应有什么“抗癌”的“专方专药”，就是本着辨证施治的理念，辨病机而施治，处处顾护先后天之本，扶正祛邪。这就是说扶正可以抗癌，祛邪也可以抗癌，益气温阳，健胃养津血，清热散寒，解表攻里，无一不可抗癌。

这位患者因为术后胃虚而引起诸多症状，最想解决的就是咳嗽伴腹胀满，这里的关键病机就是胃虚水热互结而不制，气机逆乱，浊气夹浊水上逆。解决这个核心病机就是治本，而不是一见咳嗽咳痰就用止咳祛痰的方子来以方套症治疗。

这位患者的治疗主要以通畅中焦气机为要。通畅中焦气机就要解决水热互结于中焦的主要矛盾，所以主方用黄连汤。其中桂枝的重要功能就是可以温中降逆气，历代各本草学著作皆记载“桂”为辛甘温药。《本经》说：“牡桂，味辛，温。主上气咳逆，结气，喉痹，吐吸，利关节，补中益气。”牡桂就是樟科植物肉桂树的皮，又叫官桂、桂皮，将桂皮加工磨成粉末，称为“肉桂粉”。现代医学研究也证实桂皮含有挥发油，有促进唾液和胃液分泌及增进消化的作用。

牡桂包括桂枝、桂心和肉桂，是千古第一药，亦药亦食，六经（病）之首药，六经皆可用之。辛开表，攻泄卫强，旁流气机，可主上气咳逆及诸气逆；甘滋养，补津少荣弱，可主喉痹吐吸也；温补升通，可补中益胃气，升阳通经通络通脉，利关节。这些功能就是桂枝调和营卫之奥妙。

二、橘枳姜汤方证病机

治疗本病还合橘枳姜汤以除痞通气滞降逆气。《金匮要略》说："胸痹，胸中气塞，短气，茯苓杏仁甘草汤主之，橘枳姜汤亦主之。"橘枳姜汤为太阴阳明合病方，重点病机就是上焦气夹水饮逆。方中枳壳入上焦而降逆气；生姜入中焦温中养胃气，并发越水气；陈皮入上焦去痰饮，还通气降逆。《本经》说陈皮："味苦辛平无毒，主治胸中瘕热，逆气，水谷。久服去臭，下气通神。"《别录》说陈皮："下气，止呕咳……主脾不能消谷，气冲胸中，吐逆霍乱，止泄。"这个方子可以广用，既能温化水饮，又能通滞降逆气是个好方子，不仅治胸痹，还可以降逆止咳祛痰。

第二十五节　读经弄懂医圣意　泻心止痛须明鉴

医案〔24〕胃痛

【接诊情景】

曲某，男，74岁。2016年9月6日初诊。

主诉：上腹部疼痛1年余，加重10余天。

病史概述：患者1年前因为胃痛胃胀（剑突下），于2015年5月21日在某军队三甲医院查胃镜示：糜烂性胃炎。因服不少治疗胃病中成药和西药疗效不好，近半月来，胃胀痛逐渐加重，又于2016年8月22日在长春市某医院查胃镜示：①浅表萎缩性胃炎。②十二指肠炎。又服多种药物后缓解不太明显，每天上午都出现胃胀痛，并伴腹泻，遂来国医堂求服中药。

刻诊：胃痛胃胀，每日三餐前加重，嗳气较频，上腹部怕凉，用热水袋暖胃部会缓解疼痛，无反酸。无心慌，无胸闷胸痛，无眩晕头痛。口苦口干，口渴欲饮热水，心烦易怒，纳差，眠可，肠鸣腹泻，每天3次，大便溏泄不黏，小便黄。舌暗，舌体稍胖大，边尖红，舌苔中后部黄腻，脉左寸关尺弦尺滑，右侧寸弦关尺滑。

六经辨证：太阴阳明合病。

病机：上焦热扰，中焦胃虚而水热互结，下焦水饮。

核心病机：胃虚而水热痞结，三焦气机阻滞。

治法：开结除痞，调畅气机，清热化饮降逆。

方药：半夏泻心汤加味。

【处方】

姜半夏15g，干姜15g，黄连5g，黄芩15g，生晒参片10g，炙甘草15g，醋延胡索15g，大枣20g（切开）。

15剂，日1剂，水煎分2次服。

嘱：忌辛辣刺激、生冷寒凉及过于油腻饮食。

【辨析思路与答疑解惑】

〔学生A〕老师，为什么用半夏泻心汤治疗，半夏泻心汤不是只能治疗痞满，不治腹痛吗？条文不是说“但满而不痛者，此为痞……宜半夏泻心汤”？

〔老师〕咱们分析一下证候病机吧。

胃痛胃胀，每日三餐前后加重，口渴欲饮热水，腹部怕凉，用热水袋暖胃部会缓解疼痛，胃镜示糜烂性胃炎、浅表萎缩性胃炎，舌体胖大，舌中后部腻，脉关弦，辨为太阴病，中焦胃虚寒。一般来说，萎缩性胃炎虚寒者多见，非萎缩性胃炎胃热津伤者多见。

肠鸣腹泻，大便溏泄不黏，胃镜示十二指肠炎，舌体胖大，舌苔中后部腻，脉关弦弦尺滑，辨为太阴病，下焦水饮。

胃痛胃胀，嗳气较频，易怒，舌体胖大，边尖红，舌中后部黄腻，左脉关弦尺滑，右侧关尺滑，辨为太阴阳明中焦水热互结，气机阻滞，升降失常。

口苦口干，心烦，小便黄，舌边尖红，舌中后部黄腻，脉滑，辨为阳明病，热扰上焦，热伤津液。

这位患者胃痛胃胀，嗳气频，是水热互结于中焦，气机升降失常而引起。临证应抓住胃虚而水热痞结，三焦气机阻滞、气机上逆的核心病机而治就会见效，所以用了半夏泻心汤和中益胃、降逆化饮除痞结而止痛。

一、半夏泻心汤方证病机

《伤寒论》第149条："伤寒五六日，呕而发热者，柴胡汤证具。而以他药下之，柴胡证仍在者，复与柴胡汤。此虽已下之，不为逆，必蒸蒸而振，却发热汗出而解。若心下满而硬痛者，此为结胸也，大陷胸汤主之；但满而不痛者，此为痞，柴胡不中与之，宜半夏泻心汤。"

这个条文的主要意义是说，误下没生变证，仍有胸胁满等症俱之柴胡证，就还用小柴胡汤战栗汗出而解；误下邪热内陷，水热瘀结实于上焦，出现满而硬痛的结胸证，这就是大陷胸汤证，得用大陷胸汤而解；误下邪热内陷，素有太阴寒饮，水热互结于中焦出现但满而不痛的痞证，就用半夏泻心汤。这个"但满而不痛者，此为痞……宜半夏泻心汤"是与条文中"心下满而硬痛者，此为结胸也，大陷胸汤主之"对比鉴别而说的，不是说半夏泻心汤不能治腹痛。如果认为半夏泻心汤只能治疗腹胀满不能止腹痛，那是没有弄懂张仲景《伤寒论》关于半夏泻心汤条文的意境和内涵。

半夏泻心汤是泻心汤的祖方，甘草泻心汤和生姜泻心汤都是在半夏泻心汤的基础上变化而来的。

半夏泻心汤证为厥阴病，也就是太阴阳明合病属厥阴，主治寒热错杂，寒多热少的证。病机为胃虚，寒热水火互结于心下，中焦气机升降逆乱，上呕而下利。方药机制为辛开苦降，燮理中焦，调和湿热，源于理中汤，是以胃中不和为主。

半夏泻心汤既能治疗腹满腹胀，也能治疗腹痛，因为半夏泻心汤里有多个经方单元：如半个大黄黄连泻心汤，功能清热燥湿，主治病机为上焦热陷，入中、上焦清阳明无形邪热，燥内蕴之湿热；大半个理中丸，功能温里化饮补津（制下）；甘草干姜汤，功能温中散寒、化饮补津（制下），主治病机为中焦胃虚寒饮不化津液；大半个生姜甘草汤，功能为和胃滋津（制下），主治证病机为胃中不和，热伤津液，清热养胃滋津；半夏干姜散能温胃止呕，散寒化饮降逆，主治证病机为胃虚寒饮上逆，而降逆止呕散寒化饮；干姜人参半夏丸，功能为温中养津，化饮降逆，主治证病机为中焦虚寒，寒饮上逆，津血不足。有这么多的方子和在里面，温中辛开苦降，调畅气机，怎么不能止痛？

二、延胡索的功能

〔**学生 B**〕老师，加延胡索是为了治胃痛吗？

〔**老师**〕这个病主要是胃痛，加上延胡索可以加快止痛速度，增强疗效。

加醋延胡索是因延胡索能“治心气小腹痛，有神”（《汤液本草》），意在加强行气止腹胀痛之力。延胡索又称元胡，与白术、芍药、贝母等并称“浙八味”，延胡索在《本草纲目》中说延胡索有四大功效：“活血，理气，止痛，通小便”，且“能行血中气滞，气中血滞，故专治一身上下诸痛”。我在临床中验证，延胡索确是活血化瘀、行气止痛之佳品，尤以止腹痛的功效最好，对胃脘痛、痛经尤其有效，醋炒的功效更强。

按：电话回访，服第 2 剂药时即感到胃中舒服，痛胀皆有减轻，服完后胃已经不痛，但还稍有胀满，特别是饭后胀满，嘱其原方继服 15 剂，痊愈。

第二十六节　辨治消瘅重胃气　津血气机理明晰

医案〔25〕消瘅（糖尿病）

【接诊情景】

李某，男，45 岁。2016 年 11 月 12 日初诊。

主诉：血糖升高伴乏力2年余，加重1个月。

病史概述：患者发现血糖升高2年余，餐前血糖一直波动在8mmol/L左右，近1月来常波动在10mmol/L左右，上班乏力、困倦。不想服西药，一直靠运动锻炼，但血糖无明显降低。患者素嗜烟酒，高血压病史10年，血压常波动在（90～140）/（110～170）mmHg，服过西药降压，但不规律；血脂异常：胆固醇、低密度脂蛋白胆固醇偏高（具体不详），甘油三酯6.98mmol/L。来国医堂求服中药治疗。

刻诊：患者诉血糖高，每天感到乏力，困倦，感到精力不足，头蒙，常饮酒，酒后头痛难忍，每晨起时干呕，晨起咯出咽中痰涎较多，无咳嗽，无恶寒发热，无头身疼痛，无胸闷心慌，出汗，腹中部两侧常有热感（位于两侧大横穴处），常莫名心烦易怒，口苦不渴不干，时有咽干，纳可，每晨7～8点大便3次，便溏不黏，小便可。面暗，鼻暗青，唇干裂纹，舌下有瘀斑、青筋暴露明显，舌体胖大而润，边有齿痕，舌边红赤，苔薄白腻中有裂纹。脉滑，左脉滑关动如豆尺沉，右脉细关尺弦。

六经辨证：少阳太阴阳明合病，属厥阴。消瘅（厥阴病），糖尿病初期。

病机：中焦胃虚，痰饮脂浊瘀毒互结，气机郁滞，津血不足。

核心病机：胃虚而三焦气机郁滞。

治法：益胃气，清郁热，补津血，疏通三焦气机，化瘀浊，降饮逆。

方药：《千金》竹叶前胡汤。

【处方】

前胡20g，黄芩10g，生晒参片10g，姜半夏15g，炙甘草10g，桂枝10g，赤芍10g，淡竹叶15g，当归15g，大枣10g（切开），生姜15g（自备，切片）。

20剂，每日1剂，水煎分2次服。每服5剂，休息观察3天后继服。

嘱：定期监测血糖，加强运动，调适情绪，注意生活规律，戒烟限酒，忌辛辣刺激、生冷寒凉、过于油腻及甜食，忌熬夜。

【辨析思路与答疑解惑】

〔学生B〕老师，我对中医治疗糖尿病很感兴趣，曾在内分泌科跟诊半年，一直觉得中医治疗糖尿病是个难点。教科书上将糖尿病分为上、中、下三消，分了四个证型，但很多老师并没有按照分型治疗。有些专家认为得用大剂量苦寒药如黄连、黄芩等来对治，有些专家爱用祝谌予教授的降糖方为主来对治……这些我都用过，也用过白虎汤加人参汤、葛根芩连汤，加了很多养阴的药，有时有效，但多数情况疗效并不好。您能讲讲您治疗糖尿病的思路吗？

〔**老师**〕好的，等下午患者少时，给大家谈谈我对经方辨治糖尿病的思路。咱们先来辨辨这位患者的证吧。

咳较多痰涎，血糖高，甘油三酯高，舌体胖大而润边有齿痕，苔白腻，脉弦滑，辨为太阴病，中焦胃虚，运化失职，痰饮、浊毒、脂浊内停。

每晨7～8点（按人体经络一日循行运转规律，辰时为胃经主时）大便3次，大便溏，舌体胖大而润，苔白腻，脉弦，辨为太阴中焦胃虚。

头蒙，干呕，酒后头痛难忍，咯痰涎，大便溏，舌体胖大而润，苔白腻，脉弦，辨为太阴水饮，水饮上逆下趋。

乏力，困倦，精力不足，唇裂纹，苔中裂纹，脉细尺沉，辨为少阴津血不足。

口苦，心烦易怒，血压高，中腹两侧部热感，每晨起症状发作（晨起干呕，晨间7～8点大便3次），脉弦，左关动如豆，辨为少阳病，枢机不利，气机郁结，休作有时。

面暗，鼻暗青，舌下青筋暴露有瘀斑，辨为太阴病，瘀血内阻。

心烦，中腹两侧部常有热感，唇干裂纹，舌边红赤，脉滑，辨为阳明郁热，热伤津液。

六经辨证为少阳太阴阳明合病属厥阴。消瘅（厥阴病），糖尿病初期。

病机为中焦胃虚，痰饮脂浊瘀毒互结，气机郁滞，津血不足。

核心病机为胃虚而三焦气机郁滞。

治法为益胃气，清郁热，补津血，疏通三焦气机，化瘀浊，降饮逆。

方选《千金》竹叶前胡汤。

〔**学生B**〕老师，为什么用《千金》竹叶前胡汤？

〔**老师**〕患者系领导干部，平时因工作较忙，饮酒多，运动锻炼少，每天感到疲惫。没有口渴，但血糖已经持续升高，已经达到西医诊断糖尿病的标准。

这个医案用竹叶前胡汤，是因为这位患者饮食不合理，饮酒多，过食肥甘厚味，特别是晚餐丰盛，损伤胃气，吸纳运化失职，膏脂代谢失常产生痰饮、脂浊、浊毒而发病。

浊邪是发生糖尿病的重要因素。什么叫浊邪？胃虚不能气化，不能被脏腑组织利用的痰饮脂浊就是浊邪，不能被脏腑组织利用的血糖为浊毒，痰饮浊邪浊毒蕴积体内，积热内蕴，消谷耗津，就是发生糖尿病的始动因素。

不被脏腑组织利用的血糖为浊毒，也就是胡希恕先生所说的“食毒”。“食毒”就是“不善摄生，饮食无节，因致肠胃功能障碍，或宿食不消，或大便秘结而使废物不得及时排出而促使毒物吸收，因成自身的一种中毒证”（冯世纶主编《胡希恕讲伤寒杂病论》）。

患者有少阳枢机不利、阳明热、太阴饮，营血瘀滞，少阳为主可兼有太阴阳明少阴证，是厥阴病寒热错杂、虚实夹杂之证。

一、竹叶前胡汤

竹叶前胡汤出自《千金方》：“治胸中逆气，心痛彻背，少气不食，前胡汤方。前胡、甘草、半夏、芍药各二两，黄芩、当归、人参、桂心各一两，生姜三两，大枣三十枚，竹叶一升。”

竹叶前胡汤是个很常用的古代良方，对临床各科都有良好的疗效。其针对的病机为痞满，血瘀津伤，浊痰水饮，阳明热与水饮互结夹杂，水血同治，因为芍药、黄芩皆入血分。

该案的用量参照柴胡桂枝汤的量而更改了，我临床验证这个量是最有效的。

二、糖尿病经方辨治的基本思路与方法

下午4点，组织大家在会诊中心二（也是小型学术厅）讨论了有关糖尿病的中医防治问题。

1. 关于消渴病

中医没有“糖尿病”这一病名，而是将糖尿病归属于“消渴病”的范畴。

教科书上消渴病的分型只是教我们理解消渴病的基本病因病机和发生发展进程，给我们制定一个辨治消渴病的基础原则。任何病都有其个体差异和特殊性，不会按照分型来得，所以我们不能按图索骥、照本宣科，而是要根据具体情况来辨证施治。

现代糖尿病之类的病证相当于《内经》中的“消瘅”。《灵枢·五变》曰：“五脏皆柔弱者，善病消瘅。”“消”指消渴、消谷、消烁、消耗等意义；“瘅”指热邪。《内经》认为肥胖之人容易得这个病。胖人在古代被称为富贵人，多喜食膏粱，因“肥者令人内热，甘者令人中满”（《素问·奇病论》），日久则胃中积热内盛，可得消渴病。隋代医家杨上善在《黄帝内经太素·顺养》中就说：“肠胃中热，多消饮食，即消瘅病也。”实际上，教科书上的“三消”出自宋代官修方书《太平圣惠方》，《太平圣惠方·三痟论》说：“夫三痟者，一名痟渴，二名痟中，三名痟肾。”此说一直沿用至今。

我们用经方治疗糖尿病，不分什么“三消”证型，关键在于辨六经、辨病机。

2. *糖尿病的发病现状*

大家先了解一些目前糖尿病的发病现状。

我平时接诊糖尿病或糖尿病并发症的患者比较多，所以对糖尿病的发病和治疗状况也了解得多一些。据中国疾控中心、中华医学会等联合发布的《中国糖尿病防控专家共识》认为，我国糖尿病患病率为9.7%，患者人数近1个亿，呈快速增长趋势，导致糖尿病的危险因素广泛流行，已成为严重的公共卫生问题。

美国《华尔街日报》网站11月14日报道，世界卫生组织说，大约10%的中国成年人患有糖尿病，而且近一半的成年人是前驱糖尿病患者，其血糖浓度高于正常水平。

1980年以前，中国患有糖尿病的成年人比例不足1%。但近30年来，随着社会生活方式的改变，人们喜爱多食快餐和含糖饮料，以及缺乏运动而导致肥胖，再加之生活节奏加快，各类心理压力增大，所有这些因素都会导致人们罹患糖尿病，或成为前驱糖尿病者。当前，我国糖尿病患者的90%都是2型糖尿病，这与不良饮食习惯、肥胖和缺乏锻炼等生活方式有关。

所以，糖尿病防治形势相当严峻。

3. *糖尿病的治疗现状*

西医治疗糖尿病基本上是依据美国糖尿病协会（ADA）《糖尿病医学诊疗标准》（每年更新发布一个版本），或中华医学会糖尿病学分会《中国2型糖尿病防治指南》（现在也几乎每年更新）的治疗原则实施。

常用的治疗糖尿病的化学药物主要有胰岛素类、磺脲类（格列本脲、格列齐特等）、双胍类（二甲双胍）、α－葡萄糖苷酶抑制剂（阿卡波糖等）、胰岛素增敏剂（噻唑烷二酮衍生物类、吡格列酮等）、非磺脲类胰岛素促泌剂（瑞格列奈等）。

人们的共识是糖尿病需终身规范服药，以防治各类并发症。

西医治疗糖尿病，一味地降糖。但糖是能量，单纯降糖是很难治好糖尿病及其并发症的。

实际上，在糖尿病中2型糖尿病多见，其发病除了与胰岛β细胞损伤有关，更重要的是与胰岛素抵抗密切相关。即胰岛素作用的靶器官和靶组织（肝脏、骨骼肌、脂肪组织）对胰岛素敏感性下降，使人体胰岛素不能发挥正常的生物效应。

所以，2型糖尿病并非胰岛素分泌不足，而是机体产生胰岛素抵抗，胰岛素不能与肌肉和脂肪组织细胞上的胰岛素受体（特殊的蛋白结构，是葡萄糖进入细胞的通道）相结合，从而无法打开葡萄糖进入细胞内的通道，葡萄糖不能从组织细胞外进入细胞内而完成葡萄糖运转，不能被人体组织器官细胞所利用，因此人体正常的糖代谢就会受到影响而出现一系列的临床症状。

为什么用增敏剂？就是因为胰岛素受体不敏感，不能有效地与胰岛素结合而产生正常的生物效应，以增加胰岛素受体与胰岛素结合的敏感性，让胰岛素进入全身组织器官细胞对葡萄糖摄取和利用。

中医对于介入糖尿病的治疗，普遍有两种态度：

一是无自信。认为纯中药不能够使血糖达标，有效防治并发症，或提升糖尿病患者的生存质量。

二是多将中医药作为点缀、辅助。不论是中医糖尿病医院，还是中医糖尿病专科，不用点儿中药似乎说不过去。但大多都是在主打西药治疗的基础上，泛泛地开点儿中药作为点缀，给患者一个中西医结合治疗的印象，至于中药是否有效，基本上不会过多地关注，而关注的重点全在于西药降糖是否达标。

为什么说是泛泛地开点儿中药呢？

所谓“泛泛”，即是有两种开方思维：

一是不深入辨证，大多罗列一些经西医药理研究有降糖作用的中药如葛根、黄芪、黄连、玄参、生地、玉竹、石斛、西洋参等来治疗。

二是寻求走捷径，认定糖尿病就是阴虚燥热，总想找一个或几个方子以求通治，如六味地黄丸、生脉散、白虎加人参汤、葛根芩连汤等，方中再加上诸多西医药理研究有降糖作用的中药。

本来，中医几千年来治疗类似于现代糖尿病口渴多饮、消瘦、乏力等症状是有优势的。但因为不少中医治疗糖尿病辨证思路不清，以西医药理开方，疗效一般，所以患者得了糖尿病一般不首选中医治疗，导致中医在治疗糖尿病方面处于一种比较尴尬的局面。

4. 糖尿病的经方辨治思路

糖尿病属中医“消渴病”的范畴，但消渴病不仅仅是指糖尿病，西医的垂体瘤、尿崩症、甲亢及诸多内分泌病症的某一阶段也属于消渴病的范畴。

糖尿病症状涉及多个脏腑以及阴阳营卫气血，多属于虚实夹杂、寒热错杂之证。

（1）病机层次简析

虚：

早期（空腹血糖值 6.1mmol/L ～ 9.0mmol/L），包括糖尿病前期（葡萄糖调节受损的两个层次：IFG，即空腹血糖调节受损；IGT，即糖耐量减低）。此期可无症状，病机以胃气虚（胃虚寒、胃津虚）、营卫郁滞、津虚血弱多见。

中、晚期（空腹血糖值＞ 9.0mmol/L），包括发生了糖尿病急慢性并发症。此期可有多饮、多尿、多食，消瘦，以及合并心、脑、肾、眼及神经病变等并发症的症状群。病机以津虚血弱、胃虚、肾气虚（真阳、真阴亏虚）、营卫郁滞等并存多见。

《灵枢·五变》曰：“五脏皆柔弱者，善病消瘅。”《素问·阴阳别论》亦曰：“二阳结谓之消。”《素问集注》释曰：“二阳，阳明胃气也。消，消渴也。”《脉经》：“消中脾胃虚，口干饶饮水，多食亦肌虚。”张锡纯《医学衷中参西录》曰：“消渴一证，皆起于中焦而及于上下。”

实：气机郁滞，痰饮，脂浊，瘀血，营卫郁滞，卫虚营弱。

①痰饮、脂浊：饮食不合理。过食肉类等油腻食物，多吃零食、甜食，多喝可乐、咖啡等饮料，夜餐丰盛，损伤胃气，吸纳运化失职，膏脂代谢失常，是为“浊邪”；不被脏腑组织利用的血糖，是为“浊毒”。浊邪浊毒蕴积体内，积热内蕴，消谷耗津，发为消渴（血糖升高）。

《素问·奇病论》论消渴病因病机：“此肥美之所发也，此人必数食甘美而多肥也，肥者令人内热，甘者令人中满，故其气上溢，转为消渴。”《素问·通评虚实论》：“消瘅……肥贵人膏粱之疾也。”

②气机郁滞：工作和生活压力、社会竞争的压力、人际关系的压力等长期过大，情志失调、精神刺激（生气郁闷郁怒焦虑）所致气机郁结，郁而化火，损耗津血，发为消渴（血糖升高）。

《灵枢·五变》：“怒则气上逆，胸中蓄积，血气逆流……转而为热，热则消肌肤，故为消瘅。”清代医家叶天士《临证指南医案·三消》：“心境愁郁，内火自燃，乃消症大病。”

③瘀血：肥胖少动，或因职业工作所限，终日伏案，多坐少走，人体气机失于疏畅，气郁则血流不畅，久而成瘀；瘀血久而化热伤津，发为消渴。

④营卫郁滞：津（卫气）血（营血）同源，津亏又可致营血少，津血输布不利，膏脂转化利用不及，以致生多用少，沉积体内，浊邪浊毒浸淫血中，营卫瘀阻（血糖升高）。

病机演变：胃虚——胃虚与肾气虚——营卫郁阻——卫虚营弱——阴阳俱虚。

（2）用方的基本思路

糖尿病初期主症：或口干口渴、饮水多，或口苦咽干，或尿频量多，或头蒙不适，或精神不振、肢体困懒，或耐力减弱，或心烦焦虑，或莫名烦躁易发脾气，或纳差，或易饥多食，或易出虚汗，或皮肤干燥，或腹泻，或便秘，或阳痿早泄等。或无任何不适症状（只能从舌脉等体征来辨）。

辨证用方思路：初期多见阳明病、少阳病、少阳阳明合病、阳明太阴合病。病机关键在于胃虚津伤，营卫郁滞，营弱卫虚。常用小柴胡汤、柴胡去半夏加括楼根汤、《千金》竹叶前胡汤、《千金》黄芪竹叶汤、栀子类方如栀子甘草豉汤、枳实栀子豉汤等。

糖尿病中、晚期主症：或口干口渴舌燥，饮水多，或口苦咽干，或尿频量多，或消瘦较快，或盗汗，或自汗多，或创伤溃疡久不愈合，或头晕心慌胸闷不适，或腰膝酸软，或神疲懒动、但欲寐，或四肢乏力，或皮肤干燥瘙痒，肌肤甲错，或肢体麻木，或视物昏花，或纳差腹胀，或腹泻，或便秘，或畏寒、四肢不温，或水肿，或阳痿早泄等。

辨证用方思路：中、晚期多见阳明太阴合病、少阳阳明少阴太阴合病，厥阴病。病机关键在于胃虚津伤，真阳亏虚，营卫郁滞，营弱卫虚。常用大阴旦汤、柴胡桂枝干姜汤、柴胡去半夏加括楼根汤、乌梅丸、四逆汤、当归四逆汤、甘草泻心汤、半夏泻心汤、生姜泻心汤、茯苓四逆汤、大玄武汤、《千金》萸黄前胡汤、《千金》黄芪竹叶汤等。

我对糖尿病的经方辨治有一些研究和一些独特的见解和经验。我认为在临证辨治糖尿病时，从胃气津液、三焦气机入手，明辨六经，细析病机层次，考量证候传变趋势，不只是简单地对症，或依据中药的西医药理研究用方，而是依法度用方，这才是辨治糖尿病的关键所在。如果病机辨准确，精准选用上述纯经方，疗效大都非常明显，既能降低血糖指标，又能改善患者症状、体质和生活质量。

按：1个月后电话回访，疗效很好，餐前血糖在一直未超过7mmol/L。乏力困懒等症皆明显好转。嘱原方继服20剂，后又回访一次，患者诉血糖一直维持在6.5mmol/L左右，饮酒已经很少，并加强了运动，每晚餐后步行近万步，诸症基本消失。

第二十七节　辨证关键明阴阳　方机相应则圆融

医案〔26〕消渴，胁痛

【接诊情景】

邢某，男，44岁。就诊日期：2016年12月12日。

主诉：反复发作胁痛3月余，加重伴口渴1月余。

病史概述：患者3个月前因右侧胁痛，曾服某中医开具的汤药（含附子）30天，不仅胁痛未得解除，而且逐渐出现心慌，烦渴引饮，大量喝水也不解渴，昼夜饮水（温水）不断，外出时也每天带着特大号保温杯，时刻不能缺水，非常痛苦，求治。患者有胆囊炎病史，无糖尿病史，无甲亢病史。

刻诊：口渴多饮，昼夜不断，口干不苦，咽干，心慌，心烦，眠差，乏力，右侧胁部隐痛，时轻时重，无恶寒发热，无恶热，无眩晕头痛，无干呕或呕吐，出汗正常，上下眼睑红赤，巩膜布满血丝，大便可，小便频数而黄。舌暗，舌体胖大边有齿痕，舌尖红，苔薄黄腻微干，脉数，左弦细，右沉弦。

六经辨证：少阳太阴阳明合病。

病机：上焦郁热伤津，津伤甚及营血，中焦胃虚，下焦水饮。

核心病机：胃虚津伤，三焦不利。

治法：养胃气，清郁火，敷布津液，疏通三焦气机。

方药：大阴旦汤。

【处方】

柴胡24g，黄芩10g，生晒参片10g，姜半夏20g，炙甘草10g，白芍15g，大枣12g（切开），生姜15g（自备，切片）。

4剂，每日1剂，水煎分2～3次服。

嘱：忌辛辣刺激饮食。

【辨析思路与答疑解惑】

〔学生A〕老师，这位患者已经口渴这么重了，前医还要他继续坚持吃有附子的方子，是不是用药太过了？

一、辨证首明阴阳

〔**老师**〕中医治病要辨证，而辨证须首明阴阳，这应是当医生的金科玉律。清代医家喻嘉言就曾说过："凡治病不明脏腑经络，开口动手便错。"

中医治病，一般7剂药没效，还出现副作用，那就不能继续再服原方，否则就会犯戒，什么戒呢？就是《汉书·艺文志》中阐释经方那一段话所说的："及失其宜者，以热益热，以寒增寒，精气内伤，不见于外，是所独失也。"就是说辨证失误，治方失宜，用热药来治热证，用寒药来治寒证，虽然对机体的危害还没有外在的表现，但体内的精气已经受到损伤，阴阳已经失去中和平衡，这就是失于误治。

该位患者原是因胁痛求医，医者不明阴阳而长期给患者服用含有附子（用量不明）的汤药。患者服药期间已经出现了伤津口渴等症，复诊时曾向医者说过，但医者并没有换方，仍然坚持用原方治疗，以至于治成坏病。

咱们目前首先要缓解患者的口渴大量饮水的症状，先来用六经分析一下吧。

口渴多饮，口干咽干，心烦，心慌，乏力，小便黄，舌尖红，苔黄腻而干，脉细数，辨为阳明病，热扰上焦，热伤津液，津伤不养。

眠差，上下眼睑红赤，巩膜布满血丝，舌暗，辨为阳明热伤营血。

咽干，右侧胁部隐痛，时轻时重，即休作有时的特征，眼睑红赤，巩膜布满血丝，舌红、苔黄干，脉弦细数，辨为少阳病，上焦郁火，枢机不利，孔窍病一般属少阳。

心慌，小便频数，舌暗，舌体胖大边有齿痕，苔腻，脉沉，辨为太阴病，胃虚停饮，中不制下，水饮上逆下趋。

六经辨证为少阳太阴阳明合病。病机为上焦郁热伤津，津伤及营血，中焦胃虚，下焦水饮。核心病机为胃虚津伤，三焦不利。治法为养胃气，清郁火，敷布津液，疏通三焦气机。方选大阴旦汤。

〔学生B〕老师，这不就是小柴胡汤加芍药吗？为什么叫大阴旦汤？大阴旦汤是哪里的方子？

〔老师〕从这个脉证上来辨析，患者是长期误用大热之药，就属于壮火食气，造成津伤较重，一派少阳阳明火郁伤津之象。故首诊予以大阴旦汤，养胃气，发散火郁，敷布津液。

二、大阴旦汤方证病机

大阴旦汤出自敦煌出土的古医书卷子本《辅行诀脏腑用药法要》，是个非常好的方子。少阳病津伤较重时就用这个方子，小柴胡汤加芍药，调和枢机，敷布津液。

《辅行诀脏腑用药法要》中有不少久已失传的古代“经方”，包括大小阴旦汤、阳旦汤。在《辅行诀》未发现之前，认为阴、阳旦汤有三个，即阳旦汤、阴旦汤、正阳旦汤，但方药已佚。《辅行诀》出土之后，发现阴、阳旦汤共有5个，即小阳旦汤、小阴旦汤、大阳旦汤、大阴旦汤、正阳旦汤，方、药、证俱全。

大阴旦汤方证条文说：“治凡病头目眩晕，咽中干，每喜干呕，食不下，心中烦满，胸胁支痛，往来寒热者方：柴胡八两，人参、黄芩、生姜各三两，甘草二两（炙），芍药四两，大枣十二枚，半夏一升（洗）。上八味，以水一斗二升，煮取六升，去滓。重上火，缓缓煮之，取得三升，温服一升，日三服。”

这个大阴旦汤就是《伤寒论》小柴胡汤加芍药。芍药一味非常重要，芍药入阳明，可止腹痛、利小便即利湿热，特别是能敷布津液、益营血。《本经》说芍药：“味苦平。主邪气腹痛，除血痹，破坚积寒热，疝瘕，止痛，利小便，益气。”这个方子的方证病机就是胃虚而枢机不利、气机郁滞、津血不足。该方可使枢机得调，上焦得通，津液得下，胃气因和，临床应用范围非常广。

二诊（2016年12月14日）：

【接诊情景】

患者4剂大阴旦汤还没有服完，就来复诊。

其诉服上药真是有效，服1剂时口渴已明显减轻，2剂后外出已经不带大号保温杯了，小便频数基本消失，现仍然口干咽干、右胁部隐痛、心烦、眠差、眼睑赤红、巩膜布满血丝，但都减轻了。

六经辨证：少阳阳明合病。

病机：上焦郁热伤津，津伤及营血，中焦胃虚。

核心病机：胃虚郁火伤津。

治法：养胃气，清郁火，敷布津液。

方药：黄芩加半夏生姜汤。

【处方】

黄芩20g，赤芍15g，姜半夏15g，炙甘草15g，大枣12g（切开），生姜

15g（自备，切片）。

10剂，每日1剂，水煎分2～3次服。

嘱：忌辛辣刺激饮食。

〔学生C〕老师，怎么又换成黄芩加半夏生姜汤了？

〔老师〕这就是用经方的法度，证变机变方亦变，但这个病机并没有大变，只是微调一下方药就行了。

三、黄芩加半夏生姜汤方证病机

二诊因还有少阳阳明郁火未全消之证，但气机已经通达，就不再用大阴旦汤了，用《伤寒论》黄芩加半夏生姜汤补胃气、养津液而清郁火。

《伤寒论》172条说："太阳与少阳合病，自下利者与黄芩汤，若呕者，黄芩加半夏生姜汤主之。"条文的意义是表里俱热，太阳少阳证未罢，又内传阳明，三阳合病，湿热下利，加之胃虚不制上逆而呕，故需分层次用方。方中黄芩入少阳阳明，可入血分，解除血分之热。《本经》说黄芩："味苦平。主诸热黄疸，肠澼，泄利，逐水，下血闭，恶创，疽蚀，火疡。"

这个方子用途很广，根本治疗不限于治疗呕和下利，凡是既有湿热又有津伤之证都可应用此方。

方证病机为中焦胃虚，上焦郁火伤津。黄芩加半夏生姜汤功在养胃气、补津液、降逆气而清利湿热，用经方要谨守病机而拓宽用方思路，不要固化局限思维。

这个方子原为《辅行诀脏腑用药法要》中的小阴旦汤加半夏，条文说："小阴旦汤：治天行病，身热，汗出，头目痛，腹中痛，干呕，下利者方。黄芩三两，芍药三两，生姜二两（切），甘草二两（炙），大枣十二枚。上五味，以水七升，煮取三升，温服一升，日三服。"

原方后用法说："上五味，以水七升，煮取三升，温服一升，日三服。服汤已，如人行三四里时，令病者啜酸浆水一器，以助药力。"在实际应用这个方时，完全没有必要这样去做，照样有疗效。在《伤寒论》中的黄芩汤、黄芩加半夏生姜汤方中都没有关于这类做法的注明。

按：回访，10剂药而痊愈。该案用了大、小阴旦汤，主旨在于清郁火而敷布津液，疗效甚好。

第二十八节 郁证辨治重气机 柴胡龙骨牡蛎剂

医案〔27〕郁证，不寐

【接诊情景】

孙某，女，61岁。2016年12月12日初诊。

主诉：严重失眠4月余。

病史概述：患者20多年来睡眠质量一直都不太好，入睡难，易醒。4个月前，患者因其家人患重病后，忧愁思虑过度而失眠，并逐渐加重，对任何事物都不感兴趣，白天没精神，夜晚入睡难，常常彻夜难眠。曾于某医院诊为“抑郁症”，服过几十剂中药治疗，无明显疗效，遂来国医堂求治。有慢性胃炎史10余年，高血压病史8年，平时服降压药不规范，血压常波动在（150～170）/（120～130）mmHg。

刻诊：面色青黄，精神差，辗转难眠，口服过镇静药，疗效也不好，即使睡了也是混混沌沌，易醒或易惊醒，醒后再难入睡，心烦，脑子乱，思虑过多难以自控。眼昏花，口干咽干不苦，时感心慌，无乏力，无头晕头痛，无胸闷，时心慌，纳差，食生冷后腹胀腹泻。大便干，排便困难，2～3天1次。舌胖大嫩滑，边有齿痕，舌苔白滑中薄而稍干，舌下青筋暴露，脉弦细，左脉寸沉滑，关尺弦，右尺沉有力（注：易醒和易惊醒是有区别的，易醒是睡眠不沉，自动醒来；易惊醒是睡眠不沉，遇见响动等心中惊惕突醒。该患者两种症状都存在，所以专门列开）。

六经辨证：少阳太阴阳明合病。

病机：三焦气机郁滞，上焦郁热伤津，热扰心神，中焦胃虚停饮，气夹饮逆，下焦里结。

核心病机：三焦气机郁滞化热，上扰心神。

治法：调和枢机，养胃补津，清热导滞，交通精神。

方药：柴胡加龙骨牡蛎汤。

【处方】

柴胡24g，黄芩10g，党参10g，姜半夏18g，桂枝10g，茯苓10g，生磁石30g，生龙骨30g，生牡蛎30g，生大黄6g，大枣15g（切开）生姜20g（自备，切片）。

15剂，日1剂，中午饭后半小时和晚上临睡前温服。

嘱：调畅情绪，忌辛辣刺激饮食。

【辨析思路与答疑解惑】

一、六经辨证思路

〔学生C〕老师，您是怎么辨为柴胡加龙骨牡蛎汤证呢？

〔老师〕面色黄，食生冷后腹泻，慢性胃炎史10余年，舌胖大嫩滑边有齿痕，舌苔白滑，脉沉弦，辨为太阴病，中焦胃虚。

睡眠差，辨为少阴营伤，阳不入阴。

睡眠差，易醒或易惊醒，心神混沌，心烦，眼昏花，口干咽干，舌苔薄而稍干，脉弦细，辨为少阳病，郁热伤津，热扰上焦，心神涣散。

心烦，咽干，脑子乱，思虑过多难以自控，脉弦细，辨为少阳病，枢机不利，气机不畅。

时感心慌，血压高，舌胖大嫩滑，边有齿痕，舌苔白滑，脉沉弦，辨为太阴病，水饮上逆。

心烦，口干，大便干，排便困难，2～3天1次，舌苔中薄而稍干，脉弦细滑，尺沉有力，辨为阳明病，热伤津液，下焦热结。

面色青，舌下青筋暴露，脉弦，辨为太阴瘀血内阻。

脉证合参，六经辨证为少阳太阴阳明合病。病机为三焦气机郁滞，上焦郁热伤津，热扰心神，中焦胃虚停饮，气夹饮逆，下焦里结。核心病机为三焦气机郁滞化热，上扰心神。治法为调和枢机，养胃补津，清热导滞，交通精神。方证选柴胡加龙骨牡蛎汤，正对病机靶点。

这位患者因家庭变故忧思过度而发病，三焦皆病，气机失畅，寒热错杂，虚实夹杂，辨治的关键在于清少阳阳明之郁热，除痰饮瘀血，调畅枢机，交通阴阳转化出入的大道。

二、柴胡加龙骨牡蛎汤方证病机

《伤寒论》107条："伤寒八九日，下之，胸满，烦惊，小便不利，谵语，一身尽重，不可转侧者，柴胡加龙骨牡蛎汤主之。"

这一条说的是得伤寒八九天后，邪入少阳，少阳未罢，又传阳明。误下则伤里气，胃虚不制，水饮上凌而出现胸满烦惊、小便不利和谵语等症。

这个证是少阳阳明太阴合病，寒热错杂，属厥阴。病机是上焦郁热，热冲心神，也就是胡希恕先生所说的"热夹饮攻冲头脑"，中焦胃虚痰饮，胃中不和，下焦热结。

柴胡加龙骨牡蛎汤可以分解成几个方的元素来看：

柴胡、黄芩、党参、姜半夏、大枣、生姜，为大半个小柴胡汤，功能调和枢机，通利三焦，养胃气补津液，降逆化饮。可对治该案少阳郁热伤津，中焦胃虚，下焦水饮上逆，三焦气机不畅的病机。

桂枝、茯苓，大枣，为大半个茯苓桂枝甘草大枣汤，《金匮要略·奔豚气病脉证治》说："发汗后，脐下悸者，欲作奔豚，茯苓桂枝甘草大枣汤主之。"茯苓桂枝甘草大枣汤功能是益胃气养津液，降水气冲逆而治惊悸，可对治该案中焦胃虚饮气上逆的病机。

桂枝、生龙骨、生牡蛎、大枣、生姜，为大半个桂枝去芍药加蜀漆牡蛎龙骨救逆汤，这个方子的功能是调和阴阳营卫，交通精神，镇心安神。精神与魂魄密切相关，魂魄主在中上焦，治精神，要顾全魂魄。中医认为魂魄的概念是"随神往来为之魂，并精出入谓之魄"，人的魂魄就是精神的护卫，龙骨、牡蛎主要就是通过调魂魄而治精神，如经方调营卫而治气血。

桂枝、生龙骨、生牡蛎，乃桂枝甘草龙骨牡蛎汤，功在除烦降冲气，镇心安神。

铅丹有毒，为安全起见，一般不用。代替铅丹的药要灵活运用，这里有个诀窍：如果摄纳肾气，交通上下、镇心安神就用磁石来代替。《本经》说磁石：

“味辛寒。主周痹风湿。肢节中痛。不可持物。洗洗酸消。除大热烦满及耳聋。”其能清烦热，镇潜浮阳，交通阴阳。如果顽痰壅塞胶结而出现痰喘、惊悸、神昏等症，就用礞石来代替。清代医家黄宫绣《本草求真》中就说礞石：“功专入肝平木下气，为治惊利痰要药。”

《本经》说龙骨：“味甘平。主心腹，鬼疰，精物老魅，咳逆，泄利，脓血，女子漏下，癥瘕坚结，小儿热气惊痫，齿主，小儿大人惊痫癫疾狂走，心下结气，不能喘息，诸痉，杀精物。久服，轻身通神明，延年。”

《本经》说牡蛎：“主伤寒寒热，温疟洒洒，惊恚怒气，除拘缓鼠瘘，女子带下赤白。久服，强骨节，杀邪气，延年。”

生龙骨和生牡蛎为镇心安神、交通精神的对药，对惊悸不安、失眠多梦、烦躁易怒等症，都有很好的疗效。

胡希恕先生在《胡希恕伤寒论讲座》中解析柴胡加龙骨牡蛎汤很精辟：“本来是个柴胡证，吃了泻药又引邪入里，而且里饮邪热之气跑到胃这块儿来了。小便不利，身上停水，精神虽不是如狂但也是惊恐，这都是一种精神官能症，和脑系有关系。这就是热往上攻，所以用了柴胡加龙骨和牡蛎来治疗……龙骨牡蛎治精神失常，神经官能症用龙骨牡蛎机会最多，尤其烦惊胸腹跳……这个方子就治小柴胡汤证气上冲、有烦惊这种情况……柴胡剂这类的药与脑系就有关系……小柴胡汤证‘默默不欲饮食’，这个‘默默’就是昏昏然。”

按：半月后电话回访，诉疗效很好，心烦消失，已经能够控制过度思虑，能够安睡6小时左右，大便稍有溏泄。嘱原方去生大黄，继服10剂，后反馈已经痊愈。

第二十九节　不寐辨治方证广　遣方思维须放宽

医案〔28〕不寐

【接诊情景】

杨某，女，43岁。2016年12月17日初诊。

主诉：失眠2月余。

病史概述：患者诉2个月来睡眠困难，每晚只睡3小时左右，即使睡着也质量差，眠浅多梦，月经前尤重。自诉平素爱生气着急，有20多年神经衰弱史；做过颈椎手术；体检发现2个小子宫肌瘤（具体不详）；胃病多年，经常胃胀不适；血脂高；血糖正常；血压不稳，时高时正常，舒张压正常，收缩压最高150mmHg，高了就服几天降压药，不高就不服药；轻度脂肪肝；曾被诊为“退行性关节炎”，膝关节、手指关节天阴时疼痛；近1月来体重增加。现在苦于失眠，遂来国医堂求服中药治疗。

刻诊：睡眠困难，眠浅多梦，凌晨1点左右必醒，醒来后心慌、心烦，辗转反侧，很难再入睡，愈心烦愈容易出汗，怕冷怕风，脖子以上出汗，以下不出汗，下肢凉，胃胀气，特别是静止不动时，矢气少，受凉即胃胀胃痛。月经一般提前3～5天，此次推迟10多天，行经期1周，行经期的前3天月经量较大，后4天月经量减少，但暗黑色血块较多，腰酸沉。晨起口苦、口干、口渴，不想喝水，夜间尿频，量少次数多，大便每日一行，前干后黏。舌暗胖大，边有齿痕，苔白腻，中间黄腻，舌中裂纹，左脉寸关沉弦尺沉，右脉细寸关涩尺沉。

六经诊断：少阴太阴阳明合病，属厥阴。

病机：中焦胃虚，下焦水热互结，水饮上逆，上焦阳明热扰，瘀血，中风表虚。

核心病机：胃虚而水热互结之邪扰于上焦心神。

治法：调和营卫阴阳，养胃生津，清热，降逆化饮。

方药：黄连汤合栀子甘草豉汤。

【处方】

姜半夏20g，干姜15g，黄连15g，桂枝15g，生晒参片10g，炙甘草15g，炒栀子10g，淡豆豉30g，大枣20g（切开）。

20剂，每日1剂，水煎分2次服。嘱每服5剂，休息观察3天后继服。

嘱：调畅情绪，忌辛辣刺激饮食。

【辨析思路与答疑解惑】

〔学生A〕我跟诊的老师治疗失眠大多是温胆汤为基础方，加上很多安神的药，有时有效，有时没效。老师，请您跟我们讲讲您是怎么辨证的好吗？

〔**老师**〕咱们先谈谈六经辨证思路：

睡眠困难，眠浅多梦，心烦，愈烦愈容易出汗，脖子以上出汗，以下不出汗，口苦，口干，口渴，大便前干，舌苔黄，脉细，辨为阳明病，上焦热扰，神虚涣散，热蒸汗出，津伤。

失眠，睡眠困难，脉细，辨为少阴伤营，营卫不和。实际上失眠症都属于营卫不和的范畴。

怕冷怕风，出汗，下肢凉，辨为中风证，卫表虚。

胃胀气，特别是静止不动时，受凉即胃胀胃痛，排气差，舌苔白腻，脉关沉弦，辨为太阴病，中焦胃虚、胃寒停饮，水饮上逆，寒则气溢出而胀满。

大便前干黏，舌体胖大，边有齿痕，苔白腻中部黄腻，脉关沉，辨为太阴阳明水热互结。

月经推迟 10 多天，有暗黑色血块，脉涩，辨为血瘀。

腰酸沉，舌胖大边有齿痕，苔白腻，脉弦，辨为下焦水湿痹阻。

这是一个寒热错杂，上热下寒偏于阳明上焦的证。六经诊断为少阴太阴阳明合病，属厥阴。病机有多个层面：中焦胃虚，下焦水热互结，水饮上逆，上焦阳明热扰，瘀血，中风表虚。

要抓住患者所急所苦的核心病机，即胃虚而水热互结之邪扰于上焦心神来用方。所以用了两个方子，主方黄连汤，合方栀子甘草豉汤。

不要一见失眠就想着温胆汤、酸枣仁汤之类，关键是要辨病机，寒热虚实，痰浊瘀血，气机失畅阻碍了阳入于阴的大道都可引起失眠。我临床上所见失眠患者，寒热错杂、虚实夹杂者居多，这就是一例。

一、黄连汤方证病机

黄连汤是个用途非常广泛的经方，表里虚实寒热同治，因为方中含桂枝甘草汤，所以不仅病机有寒热错杂之厥阴痞证的层面，用到其辛开苦降除痞散结功能；还有太阳病营卫不和、表虚表滞的层面，是升阳散邪阳旦汤的变方和延伸。

《伤寒论》173条：“伤寒，胸中有热，胃中有邪气，腹中痛欲呕吐者，黄连汤主之。”

从这个条文没说伤寒二三日，或四五日，或六七日，或伤寒解之后，或下之后等前提条件，直接说“伤寒”，这就说明这个伤寒病仍然在表，素体蕴热又有太阴寒饮，表证没除，邪热又郁于里由胸入胃，与水饮夹杂，以致水热互结，里邪不得宣泄，所以“胸中有热，胃中有邪气，腹中痛”；邪滞于表，气不得旁流，水热互结冲气上逆，所以“欲呕吐”。此为上热下寒，表热里寒，寒热错杂，水火同病。

黄连汤的主症为心下痞满伴呕逆，腹痛，腹泻，心烦，不寐，口干口苦等，并伴头痛、身痛、汗出、恶风等中风表证。病机就是胃虚津伤，表热里寒，表滞饮逆，水热互结。这个医案患者失眠伴有痞满，又有里证所致的在表的营卫不和，核心病机就是胃虚而水热互结之邪扰于上焦心神，所以主方用黄连汤和胃补津，除痞降逆化饮，调和营卫，疏通三焦气机而清安神。

二、栀子甘草豉汤方证病机

《伤寒论》76条：“发汗后，水药不得入口为逆，若更发汗，必吐下不止。发汗吐下后，虚烦不得眠，若剧者，必反复颠倒，心中懊侬，栀子豉汤主之；若少气者，栀子甘草豉汤主之；若呕者，栀子生姜豉汤主之。”

栀子甘草豉汤方证病机为胃津虚，阳明湿热郁扰胸膈和心神。

《本经》说栀子：“味苦寒。主五内邪气，胃中热气，面赤，酒疱，皶鼻，白赖，赤癞，创疡。”由栀子能治“胃中热气，酒疱，皶鼻，白赖，赤癞，创疡”论述来看，栀子苦寒泄热。

淡豆豉，辛，甘，微苦，寒。《本草纲目》引《别录》谓淡豆豉：“主伤寒头痛寒热，瘴气恶毒，烦躁满闷，虚劳喘吸，两脚疼冷。”《珍珠囊》谓淡豆豉：“去心中懊侬，伤寒头痛，烦躁。”由此可知，淡豆豉可解表祛寒热，健中益胃气，降逆化饮，清热除烦满。

炙甘草养胃气津液。

明代医家张介宾在《景岳全书·不寐》中说到不寐的原因：“不寐证虽病

有不一，然惟知邪正二字则尽之矣。盖寐本乎阴，神其主也，神安则寐，神不安则不寐。其所以不安者，一由邪气之扰，一由营气不足耳。有邪者多实，无邪者皆虚。”在治疗上则提出：“有邪而不寐者，去其邪而神自安也。”

这个医案失眠是由郁热水饮夹杂之邪上扰上焦所致神虚涣散而致，既有邪实，又有正虚，要虚实同调。所以用栀子甘草豉汤养胃补津，清宣中上焦胸中郁热，化湿热，除烦满。

由此可知，依据六经辨证，辨明病机，经方治疗失眠是很有优势，疗效也是很好的。

按：半月后微信回访，患者说这个中药吃了非常平和，已经能够睡5个多小时，也能吃饭，精神好，心不烦，还在继续服药，并表示感谢。

第三十节　颈性眩晕伴消渴　调和枢机是关键

医案〔29〕眩晕，颈椎病，糖尿病

【接诊情景】

刘某，男，45岁。2016年9月5日初诊。

主诉：颈项强痛伴眩晕3个月。

病史概述：患者有糖尿病史1年余，空腹血糖波动在9.2～9.3mmol/L；有高血压病史5年，血压常在140/110mmHg左右。因为工作比较紧张忙碌，未规律服用西药。近3个月来，患者总是感到颈项部强痛，左侧后脑及项部疼痛较重，伴阵发性眩晕，曾服过中西药治疗，无明显疗效，经人介绍来国医堂求服中药。

刻诊：颈项部强痛不适，特别是左侧后脑连及项部疼痛较重，伴阵发性眩晕，时胸闷，上腹至脐周部胀满，饭后尤甚，乏力，阵发性汗出多，无咽干，口干不苦不渴，口中黏腻无味，心烦，晨起咽中痰多咯不净，眠差，纳可，大便成形，2～3天一次，小便偏黄。唇暗，舌边暗，舌下青紫瘀斑，舌体大有

齿痕，舌边尖红，苔薄白水滑。脉左寸关浮涩，尺沉弦；右寸关弦，尺沉。

六经辨证：少阳阳明太阳太阴合病，属厥阴。

病机：卫津滞表，上焦郁热，中焦胃虚，气机不运，水饮上逆。

核心病机：胃虚表滞，三焦气机失畅。

治法：调和枢机，调和营卫，养胃补津，降逆化饮。

方药：《千金》竹叶前胡汤加味。

【处方】

前胡 15g，姜半夏 15g，炙甘草 15g，赤芍 15g，生晒参片 10g，桂枝 10g，企边桂 5g，当归 10g，淡竹叶 15g，黄芩 10g，茯苓 30g，生白术 15g，企边桂 5g，大枣 10g（切开），生姜 20g（自备，切片）。

12 剂，每日 1 剂，分 2 次服。

嘱：调畅情绪，不能熬夜，适当加强运动，低糖饮食，忌油腻辛辣刺激饮食。

【辨析思路与答疑解惑】

〔**学生 A**〕这位患者病情比较复杂，如何辨证呢？

〔**老师**〕颈项部强痛不适，后脑连及项部疼痛较重，苔薄白，脉浮涩，辨为太阳病，卫津滞表。

阵发性汗出多，脉寸浮，辨为表虚中风，营卫不和。

颈项部强痛特别是左侧后脑连及项部疼痛较重，胸闷，心烦，乏力，舌边尖红，苔薄白，脉弦，辨为少阳病，枢机不利，郁火扰于上焦，郁热伤津，津伤不养。

阵发性眩晕，时胸闷，口中黏腻无味，咽中晨起痰多，上腹至脐周部胀满，饭后尤甚，舌体大有齿痕，苔白水滑，脉弦关浮，辨为太阴病，中焦胃虚停饮，气机壅滞不运，饮气上逆。

心烦，大便 2～3 天一次，小便偏黄，舌边尖红，辨为阳明病，里微结，热伤津液。

唇暗，舌边暗，舌下青紫瘀斑，脉涩，辨为太阴血瘀。

患者这个病为厥阴病，涉及的病机既有表证，又有三焦气机郁滞的证，所以患者目前所急所苦之证的核心病机就是胃虚表滞，三焦气机失畅。所以，治法应予调和枢机，调和营卫，养胃补津，降逆化饮。与《千金》(竹叶）前胡汤相合，所以选了竹叶前胡汤。

一、竹叶前胡汤与柴胡桂枝汤

〔学生A〕（竹叶）前胡汤用途这么广呀，这个病为什么用（竹叶）前胡汤?

〔老师〕《千金》(竹叶）前胡汤，实际上是柴胡桂枝汤的衍变方，在柴胡桂枝汤的基础上，用前胡易柴胡，加当归、竹叶，这两个方子都有生姜甘草汤经方单元，都能养胃生津，升阳解表。但柴胡桂枝汤偏于少阳太阳或少阳太阴合病，疏调气机，调和营卫，和解寒热，养津液、和胃止呕;(竹叶）前胡汤水饮明显，偏于少阳阳明太阴病合病属厥阴，疏调气机，调和营卫，和解寒热，养津血、化饮降逆。

凡有表滞，或痰夹气逆，津血虚，或血瘀、血痹，或厥热往复，或寒热往来，或实热或虚热，水（饮）气上逆，寒热错杂、虚实夹杂而出现咳痰喘息气短，胸闷痞满，或心痛，或背痛，或食欲不振等症者都能应用这个方子，并且疗效特别好。

二诊（2016年11月10日）:

【接诊情景】

患者诉药后空腹血糖下降，维持在6.5mmol/L左右。左侧颈项部强痛不适，但较前减轻，咽中晨起痰多基本消失，口苦，口干不渴，仍有腹胀，但较前减轻，想继续服药巩固疗效。左侧颈项部诸症明显好转。唇暗，舌边暗，舌下青紫瘀斑，舌体大有齿痕，舌边尖红，苔薄白腻。脉左寸关浮微紧，尺沉;右寸关弦，尺沉。

六经辨证：少阳太阳阳明太阴合病，属厥阴。

病机：卫津滞表，上焦郁热，中焦胃虚，气机不运。

核心病机：胃虚表滞血瘀，三焦气机失畅。

治法：调和枢机，调和营卫，养胃补津，升津疏经。

方药：柴胡桂枝汤合桂枝加葛根汤加川芎。

【处方】

柴胡 24g，黄芩 10g，生晒参片 10g，姜半夏 15g，炙甘草 10g，桂枝 15g，赤芍 15g，葛根 30g，川芎 10g，大枣 15g（切开），生姜 20g（自备，切片）。

20 剂，每日 1 剂，分 2 次服。每服 1 周，停 3 天再服。

嘱：调畅情绪，不能熬夜，适当加强运动，低糖饮食，忌油腻辛辣刺激饮食。

【辨析思路与答疑解惑】

〔学生 A〕为什么又改为柴胡桂枝汤？

〔老师〕证变了，方也要调，患者由偏于水证转化成了偏于火证，是好现象。主要症状虽然都减轻了但还存在，所以我们就要证变方也变，不能死守原方了。这就是中医治病的特色，那种给一个方子吃到底的做法是不符合辨证论治之法度的。现在不少人常年吃某种方子，例如现在的一些中老年人不知在哪里得一个方子，并口口相传，吃丹参、水蛭、金樱子、山楂等药打粉预防心脑血管病，这是不可取的。因为中医不同于西医，是要辨证施治的，一个方子一般服 1 ～ 2 周，舌脉症就会变，就要调整方药，否则就会出偏，伤及脏腑。

二、柴胡桂枝汤方证病机

《伤寒论》146 条：”伤寒六七日，发热微恶寒，支节烦疼，微呕，心下支结，外证未去者，柴胡桂枝汤主之。”

此条文含义为伤寒六七日 ，表不解而邪又入少阳，表里同病。这个“微”字说明了少阳之证较轻，所以用小剂量的小柴胡汤、桂枝汤合方。小柴胡汤寒温并用，解表通里，调和表里三焦枢机，外证得之，重在和解表里，外散邪热，内疏三焦，调达上下，宣通内外。桂枝汤调和营卫，通利关节经络血脉，外证得之重在调和营卫，解肌祛风；内证得之重在补中益气，促气化、降逆气而调和阴阳。

柴胡桂枝汤方证病机为表里、三焦枢机不利、表有营卫不和，上焦郁热，中焦胃虚，下焦水饮逆乱。因此，这个方子既能入少阳和解少阳枢机，也能解决三阴中风的证候，功在调和营卫阴阳，疏导气机，和解清热，降逆祛饮除结滞。

三、桂枝加葛根汤方证病机

《伤寒论》14条："太阳病，项背强几几，反汗出恶风者，桂枝加葛根汤主之。"

桂枝加葛根汤方证病机为风寒外束，营卫不和，津亏热燥，筋脉失养。以桂枝汤调和营卫，解肌祛风寒。加葛根"起阴气"，生、升津液上布外达；治"诸痹"，除寒湿痹阻。《本经》说葛根："味甘平。主消渴，身大热，呕吐，诸痹，起阴气，解诸毒。"

患者颈项强痛伴眩晕，有卫气凝聚、津虚不养筋脉与寒湿痹阻的病机。所以本案合桂枝加葛根汤，以桂枝汤调和营卫，加葛根升津疏经通络，除颈项痹阻。

第三十一节　痹证病机风寒湿　明辨阴阳经方治

医案〔30〕痹证

【接诊情景】

李某，女，46岁。2016年9月5日初诊。

主诉：双踝部肿胀疼痛4月余。

病史概述：患者2015年10月因肺癌切除右肺中叶后开始出现右胸闷，气短。4个月前开始出现双侧踝部肿胀疼痛，右踝较重，行走困难，伴右侧肩部疼痛，服一位中医开的越婢加术汤3剂后感觉心慌，改服桂枝芍药知母汤6剂，症状减轻，已经能够行走了，但至今未完全消肿止痛。经人介绍来国医堂求治。

刻诊：双踝部肿胀疼痛，有凹陷性水肿，右侧较重，右颈肩部疼痛，胸部膻中穴处有疼痛感，双膝盖发凉，怕冷怕风，无发热，无咽干，口干不苦，口中有甜味，纳食不香，正常出汗，二便可。舌暗，舌体胖大有齿痕，舌苔薄白，舌中裂纹较多。脉弦细，右寸关浮弱，尺沉，左寸浮微紧，关弦尺沉。

血生化检查（2016 年 8 月）：血沉（ESR）40 mm/h（正常参考值：0 ～ 20 mm/h）；抗环瓜氨酸肽抗体（CCP）75%（正常参考值：阴性）；类风湿因子（RF）20.6（正常参考值：0 ～ 17）；C 反应蛋白（CRP）14mg/L（正常参考值：<10mg/L）。

六经辨证：少阴太阴阳明合病，属厥阴。

病机：表滞，表寒，胃虚，伤营，湿痹，伤津。

核心病机：营卫郁滞而表寒湿痹。

治法：温阳解表，养胃生津，化饮消肿。

方药：《千金》小续命汤加味。

【处方】

生麻黄 10g，桂枝 15g，炒苦杏仁 10g，炙甘草 10g，当归 10g，生晒参片 10g，防风 15g，制附子 12g，川芎 10g，黄芩 10g，独活 10g，羌活 10g，生白术 30g，赤芍 15g，生姜 20g（自备，切片）。

12 剂，每日 1 剂，分 2 次服。

嘱：避免受风寒，忌油腻辛辣刺激饮食。

【辨析思路与答疑解惑】

〔学生 A〕老师，这应当怎么辨呢？

〔**老师**〕还是从六经来辨吧。

双踝部肿胀疼痛，右颈肩部疼痛，胸部膻中穴处疼痛，双膝盖发凉，苔薄白，右寸脉浮弱，左寸微紧，可以辨为少阴伤寒证，表滞，表寒。

口中有甜味，纳食不香，舌体胖大有齿痕，辨为太阴中焦胃虚。

踝部有凹陷性水肿，舌暗，舌体胖大有齿痕，舌苔薄白，脉弦细，辨为少阴表位湿阻，溢饮。

眠差，半夜 3 点左右醒来再难入睡，舌暗，唇暗，脉细，辨为少阴伤营，阳不入阴。

舌暗，唇暗，脉细，辨为太阴血瘀。

口干，舌中裂纹较多，辨为阳明微热伤津。

患者辨六经是少阴太阴阳明合病，属厥阴。病位主要在表，病机有多各个层面，核心病机就是风夹寒湿凝滞于表，胃虚津伤。治法主要就是祛风散寒、除寒湿，养胃生津。方选《千金》小续命汤加味。

小续命汤方证病机

〔**学生B**〕老师，一些医家用续命汤治疗中风疗效不错，在这个医案里怎么也用到了续命汤?

〔**老师**〕汉代以前，中医辨治中风就是用系列续命汤。

续命汤有很多方子，《金匮要略》中记载有《古今录验》续命汤，唐代医家孙思邈在《备急千金要方》中记载了系列的大、小续命汤等方。这说明自古续命汤就是治疗中风非常重要的经方。

在《千金要方·卷八·诸风》中有3首小续命汤，方药组成大致相同，其中小续命汤除了治疗中风外，辨准六经，针对病机，也一样能治疗痹证。

小续命汤的用途很广，不仅能治疗中风，而且可以治疗痹证。

汪昂曾在《医方集解》里说:“小续命汤（六经中风通剂）治中风不省人事，神气溃乱，半身不遂，筋急拘挛，口眼㖞邪，语言謇涩，风湿腰痛，痰火并多，六经中风，及刚柔二痉。”这里面就包括风湿痹证、腰痛等。

让我印象特别深刻的是在清代名医魏之琇《续名医类案》中看到的一则用小续命汤治疗痛痹的病案:“陈良甫治一妇人，先自两足踝骨痛不可忍，次日流上于膝，一二日流于髀骨，甚至流于肩，肩流于肘，肘流于后溪。或如锤锻，或如虫啮，痛不可忍，昼静夜剧，服诸药无效。陈诊之，六脉紧，曰：此真历节症也，非解散之药不能愈。但用小续命汤一剂而效。”从这个病案可以看出，小续命汤还可以治疗痹证、风湿性关节炎之类的病证。

续命系列方是麻黄汤、桂枝汤的变方，关键在于治表。中风从表论治，痹证一样从表论治，这个方子因为组方中药物的性味较为复杂，寒热并用，不少医生把握不准这个方证的病机，不太理解方义，所以很少使用这个方子。

中风与痹证病机多偏于表，偏于津伤、津滞。小续命汤方证病机就有少阴卫（津）虚，津滞，太阴寒饮，营卫郁闭，瘀痰凝滞夹阳明津伤。功能开泄祛风，温表阳，透解少阴表邪，破除上焦血瘀痰凝，清热生津，降逆气而祛痰。

小续命汤是续命系列中没有石膏而有附子的方剂。因表阳亏虚，所以去石膏加附子温卫阳。

小续命汤主药就是麻黄和桂枝。麻黄宣通表里，透达内外，不仅“主中风，伤寒”（《本经》），通腠宣郁，温经通阳。更重要的是，麻黄力能“破癥坚积聚……通九窍，调血脉”（《日华子本草》）。麻黄开表闭，逐痰湿，祛瘀滞，醒心脑。

桂枝“味辛温。主上气咳逆，结气，喉痹吐吸，利关节，补中益气”，亦能通表里，补中气，除结气，调营卫，降逆气。

麻黄配桂枝，通表透里，调和营卫，通阳活血，降逆逐痰化饮，开窍醒神。

人参能补津液、安魂魄。

小续命汤中有一味重要的药物，那就是附子。《本经》说附子：“主风寒咳逆邪气，温中，金创，破癥坚积聚，血瘕，寒温，踒躄拘挛，脚痛，不能行步。”痿躄，即腿脚绵软无力，肢体功能障碍。破癥坚积聚，就是强力祛风通络化瘀而止疼痛，既通脑络血瘀而祛风邪，又达四肢通经活络而治四肢痿躄拘挛疼痛等。由此可见，小续命汤治疗痹证也是好方。

这个医案患者为痹证，肢体疼痛又有水肿，辨为少阴太阴阳明合病，属厥阴。核心病机为营卫郁滞而表寒湿痹，所以方用小续命汤温阳解表，化饮消肿。

附：三首小续命汤条文方药内容（《备急千金要方·卷第八·诸风》）

1. 小续命汤之一

主治：治猝中风欲死，身体缓急，口目不正，舌强不能语，奄奄忽忽，神情闷乱。诸风服之皆验，不令人虚。

药物：麻黄、防已（崔氏《外台》不用防已）、人参、黄芩、桂心、甘草、芍药、川芎、杏仁各一两，附子一枚，防风一两半，生姜五两。

用法：上十二味㕮咀，以水一斗二升，先煮麻黄三沸去沫，内诸药，煮取三升，分三服甚良。不差，更合三、四剂必佳。

取汗随人风轻重虚实也。有人脚弱，服此方至六七剂得瘥。有风疹家，天阴节变，辄合服之，可以防喑。

加减：一本云，恍惚者，加茯神、远志。如骨节烦疼，本有热者，去附子倍芍药。

2. 小续命汤之二

主治：治中风冒昧，不知痛处，拘急不得转侧，四肢缓急，遗失便利，此与大续命汤同，偏宜产后失血，并老小人方。

药物：麻黄、桂心、甘草各二两，生姜五两，人参、川芎、白术、附子、防己、芍药、黄芩各一两，防风一两半。

用法：上十二味㕮咀，以水一斗二升，煮取三升，分三服。

3. 小续命汤之三

主治：治风历年岁，或歌，或哭，大笑言语无所不及，宜服小续命汤方。

药物：麻黄三两，人参、桂心、白术各二两，芍药、甘草、防巳、黄芩、川芎、当归各一两。

用法：上十味㕮咀，以水一斗二升，煮取三升，分三服。日三。覆取汗。

二诊（2016年11月10日）：

【接诊情景】

药后双踝部水肿疼痛明显减轻，现主症重点为右侧胸闷，气短，晚上睡觉时平躺尤重，颈肩疼痛，口干唇干不苦，咽干不适，晨起咯出大块胶状黄色黏痰。大便正常，小便黄热。舌暗红，舌体胖大有齿痕，舌苔薄白，舌中裂纹较多，脉弦细，左寸浮微紧，关尺弦，右寸关浮弱，右尺沉。

六经辨证：少阴少阳太阴阳明合病，属厥阴。

病机：表滞，表寒，上焦郁火，胃虚，伤营，伤津。

核心病机：胃虚津滞于表而枢机不利。

治法：调和枢机，解表散寒，清热生津，化饮消肿。

方药：《千金》（竹叶）前胡汤加味。

【处方】

前胡20g，炙甘草15g，姜半夏20g，桂枝20g，赤芍20g，生晒参片10g，黄芩10g，当归10g，淡竹叶10g，炙黄芪40g，大枣15g（切开），生姜20g（自备，切片）。

20剂，每日1剂，分2次服。每服5天，停3天，继服。

嘱：注意保暖，不能受寒、淋雨，饮食要少食多餐，注意营养均衡，少吃辛辣刺激的食物。

【辨析思路与答疑解惑】

〔学生A〕老师，您这次开的方子《千金》竹叶前胡汤，这个方子也能治风湿性关节炎吗?

〔老师〕根据这次的舌脉症，患者病机有变化了，就得重新辨证施方。

双踝部肿胀疼痛，颈肩疼痛，双膝盖发凉，苔薄白，右寸脉浮弱，左寸微紧，辨为少阴伤寒证，表滞，表寒。

口干唇干咽干不适，晨起咯出大块胶状黄色黏痰，右侧胸闷，气短，辨为少阳病，上焦郁火，气机不利，休作有时。

踝部水肿，舌体胖大有齿痕，脉沉弦，辨为太阴中焦胃虚，气不化水饮为津。

踝部有凹陷性水肿，舌暗，舌体胖大有齿痕，舌苔薄白，脉弦细，辨为少阴表位溢饮。

右肺切除术后胸闷，气短，舌暗，脉细，辨为上焦虚损，伤及营血而不养。

黄色黏痰，小便黄热，舌暗红，舌中裂纹较多，辨为阳明微热伤津。

〔学生A〕老师，上次初诊用的是小续命汤治疗，这次怎么换了《千金》竹叶前胡汤?您对这个方子用得很活，能给我们谈谈您的用方思路吗?

〔老师〕我一向提倡用经方要讲究证变机变方亦变，病证转化了，病机也就转变了，用方是不能一成不变的。

患者这次的证为少阴少阳太阴阳明合病，属厥阴，核心病机为胃虚津滞于表而枢机不利。半表半里皆病，寒热错杂，虚实夹杂。所以，用竹叶前胡汤解表散寒，养胃生津，化饮降逆，功在调和表里枢机，水火同治。患者病久，尤其要顾及胃气津液。

竹叶前胡汤中的前胡能够温卫补津，又能调和胃气、发散外邪，寒热水火并治。方中含有桂枝汤经方单元，还有类当归建中汤的经方单元，既能通营和卫，通利关节，又能建中气养血活血。生姜解表寒，发越水气，芍药除血痹又能利水，所以正对证候病机。我常用柴胡桂枝汤、柴胡加龙骨牡蛎汤、前胡汤等类方辨治痹证，就是因为痹证虽病位反应于表，但津血滞留于半表半里而表里枢机不利者多见。

按：微信回访，患者诉病情大为好转，精神也好了，踝部水肿消失，颈肩疼痛明显减轻，能经常外出活动。

第三十二节　痛经病机寒瘀滞　养血祛瘀调冲任

医案〔31〕痛经

【接诊情景】

朱某，女，37岁。2016年12月17日初诊。

主诉：痛经1年余。

病史概述：患者1年多来每次行经第一天下腹部疼痛难忍并伴乳房胀痛，痛至全身出汗，口服止痛片后亦不能完全止痛，非常痛苦。曾于某院行超声检查示：宫底部0.9cm低回声结节，子宫内膜1.2cm，宫颈下段见条索状高回声，最宽1.2cm。诊断：①子宫肌瘤。②宫颈下段至宫颈管内条索状高回声黏膜下肌瘤？曾服过多位中医的中药也无明显疗效，遂来国医堂求治。

刻诊：痛经，月经周期正常，26天行经一次，经期4～6天。经前10天即开始小腹隐痛伴左侧乳房胀痛，行经第一天小腹绞痛，痛甚时全身出汗，经期前3天有紫暗色血块，带下无异常。口干不苦不渴，腰酸重，冬天怕冷，手足冰凉，易着急，晚上若多吃则烧心，无腹痛腹胀，食欲可，近一年来脱发严重，二便可。舌下络脉粗大瘀紫，舌体胖大淡红，边尖红，苔薄白水滑，脉弦细，左寸涩关尺微沉，右寸关涩尺沉。

六经辨证：少阴太阴阳明合病。

病机：寒凝气滞血瘀，冲任虚寒，胃虚停饮，阳明微热伤津。

核心病机：寒凝血瘀，冲任虚寒。

治法：温经暖宫，祛瘀养血化饮，养胃生津。

方药：处方一：当归四逆汤；处方二：桂枝茯苓丸。

【处方】

处方一：当归四逆汤

当归15g，桂枝15g，白芍15g，炙甘草15g，细辛6g，通草10g，大枣20g（切开）。

20剂，每日1剂。先服5剂，以后每在月经前7天左右开始服用，经期停服。

处方二：桂枝茯苓丸（患者自带去药店加工）

桂枝50g，茯苓50g，牡丹皮50g，生桃仁50g，赤芍50g。

2剂，中药粉碎机粉碎过120目筛子筛为细粉，一日2次，每次3g，适量蜂蜜调服。

嘱：注意保暖，不能受寒、淋雨，少吃辛辣刺激性的食物。

【辨析思路与答疑解惑】

〔**学生A**〕老师，为什么开两张方子？

〔**老师**〕先看看患者六经证候病机。

下腹部隐痛或绞痛并伴乳房胀痛，子宫肌瘤，舌下青筋暴露，舌暗苔薄白水滑，脉弦细尺沉，辨为太阴虚寒，下焦冲任胞宫（狭义之血室）失煦，寒凝气滞血瘀。

腰酸重，舌淡胖，苔白水滑，脉弦，辨为太阴胃虚停饮，下焦腰府水湿痹阻。

怕冷，手足冰凉，痛时全身出汗，辨为少阴表虚寒。

脱发，舌淡，脉细，辨为少阴太阴营血虚不养。

口干，烧心，脉细，辨为阳明微热，上焦中焦郁热，津伤。

彩超示宫颈下段至宫颈管内条索状高回声黏膜下肌瘤，脉弦涩尺沉，为寒瘀互结的癥块。

这位患者的六经辨证是少阴太阴阳明合病。核心病机是寒凝血瘀，冲任虚寒。水血同病，要从两个方面来治疗。

现患者正在痛经，要即刻解除她目前所在的痛苦，核心病机为寒凝血瘀，冲任虚寒。所以要温经散寒、养血活血、温通冲任。就要用到当归四逆汤。

因属于慢性病程，平时要着手活血化瘀，缓消癥块。

一、当归四逆汤方证病机

当归四逆汤是辨治少阴表寒，营血虚而寒凝的好方子。

《伤寒论》351条："手足厥寒，脉细欲绝者，当归四逆汤主之。"

这就是说，脉细欲绝，这是少阴脉象，有四逆手足厥寒，《伤寒论》说："凡厥者，阴阳气不相顺接便为厥，厥者，手足逆冷者是也。"这个"厥"，就是阴阳气不相顺接中的一个层面：津血虚寒，营血不通，营血不相顺接，轻证可以用当归四逆汤，重证可用当归四逆加吴茱萸生姜汤证。所以《伤寒论》第352条又接着说："若其人内有久寒者，宜当归四逆加吴茱萸生姜汤。"当归四逆汤是个少阴方，当归四逆加吴茱萸生姜汤就是厥阴方。

当归四逆汤方证病机为营血虚瘀，寒凝经脉，主要治疗少阴表寒，重在温通血脉利关节。因为方中有桂枝汤单元，能调和营卫，温通血脉关节。因为《本经》说桂枝能"辛甘温……利关节，补中益气"，白芍能"除血痹……益气"。这个方子对四肢寒凉、青紫、发绀，或头面部寒痛、少腹部寒痛等症都有很好的疗效，所以能治疗或预防冻伤。小儿肠系膜淋巴结炎的腹痛多由受风寒感冒引起，用这个方子也非常有效，一剂就可止痛。

要特别注意的是方子中的通草是现在的川木通，不是关木通，千万别误用。

《本经》中说通草："味辛平，主去恶虫，除脾胃寒热，通利九窍血脉关节。"宋代药学家苏颂《本草图经》中说："俗间所谓通草，乃通脱木也，今园圃间亦有种两者。古方所用通草，皆今之木通，通脱稀有使用者。"李时珍在《本草纲目》中也说："今之通草，乃古之通脱木也。"

由此可知，当今所用的通草，古代称“通脱木”。名称不同，性味有别，必须详细区分，不可用错。

患者核心病机为寒凝血瘀，冲任虚寒，所以首先可服当归四逆汤以养血活血、温通冲任。

二、桂枝茯苓丸方证病机

〔学生B〕老师，桂枝茯苓丸大家都知道，但不太会用，您跟我们讲讲吧？

〔**老师**〕桂枝茯苓丸出自《金匮要略·妇人妊娠病脉证并治》篇，条文说：“妇人宿有症病，经断未及三月，而得漏下不止，胎动在脐上者，为癥瘕害。妊娠六月动者，前三月经水利时，胎也。下血者，后断三月衃也。所以血不止者，其癥不去故也，当下其癥，桂枝茯苓丸主之。桂枝茯苓丸：桂枝、茯苓、牡丹皮（去心）、桃仁（去皮尖，熬）、芍药各等份。上五味，末之，炼蜜和丸如兔屎大，每日食前服一丸，不知加至三丸。”

这一条主要论述妊娠与癥病的鉴别以及症病漏下的治疗。说的是妇人平时就有癥病史，“癥病”即腹内瘀血积聚痞块，如子宫肌瘤等，后来月经停止不到3个月，又出现漏下不止，并感觉似乎胎动在脐上，这不是怀孕的胎动，而是癥积瘀血痞块在作祟。因为妇人怀孕一般在18～20周，也就是4～6个月才能感觉到胎动。怀孕6个月有胎动者，在停经前3个月经准时而正常，月经3个月未来，这就是怀胎。如果停经前3个月经就不调，经常下血，后又经断3个月，这不是胎而是衃，也就是凝聚成紫黑色的瘀血。此次下血不止者，就是因为癥积瘀血痞块不去，机体要清除这些癥病实邪，就下血不止，癥积瘀血去除，自然血就止住。

桂枝茯苓丸方证病机有表滞，表寒，血瘀，水饮，里热，里结多个层面，水血同病而兼有阳明结滞。核心病机是营卫气血不和，瘀饮与热互结。功能是调和营卫，祛瘀化饮，散结消症，通脉活络。

方中药物寒热并用，实际上是厥阴病的方子。特点是祛邪以固本，下瘀不伤正，行水不伤津，阴阳兼顾，气血并调。治疗子宫肌瘤，闭经，或痛经，或月经夹杂血块等月经病疗效是很好的，也能治疗带下。还能治疗一些瘀血证，如面色黧黑，肌肤甲错，腹痛胁痛，或拘急，或绵绵作痛，痛有定处，或癥病。或刺痛、固定不移、疼痛拒按常夜间加剧等。或外伤出血瘀血，伤处见青紫色肿块或触到肿块。或体内脏腑组织瘀血，患处多可触到坚硬的肿块。

这个方子长期服用时量宜小："炼蜜和丸如兔屎大，每日食前服一丸，不知加至三丸。"病在血脉的瘀血病证，如心脑血管病血栓形成，有时用大剂量的活血化瘀药疗效并不好，改用小剂量的活血化瘀通脉药，疗效反而明显。《汤液本草》说："轻可以去实。"因病之成因实乃"邪之所凑，其气必虚"，或"留而不去，其病则实"。有时用药攻邪，攻剂过重则可伤正而致邪留缠绵难解。所以，慢性病特别是血瘀癥积之证"病去如抽丝"，轻量小剂活血化瘀药既能缓而消之，而且不伤正气。

所以，患者月经期后可以长服一段时间桂枝茯苓散，用适量蜂蜜调服以养胃气津液。因为丸剂是炼蜜和丸的。

按：后来多次微信联系，患者诉每月服5剂当归四逆汤，共服了4个月，已经不再痛经了。服桂枝茯苓散不到4个月，再查彩超示子宫肌瘤已经缩小一半。

第三十三节　淋证病机多湿热　清利佳方猪苓汤

医案〔32〕淋证

【接诊情景】

商某，女，47岁。2016年9月10日初诊。

主诉：尿频、尿黄热3月余。

病史概述：患者曾为备孕服过数月的中药，3个月前出现尿频尿急，尿黄热难受不适，曾查过尿常规，尿潜血（++），无其他明显异常，多方治疗无明显疗效，求治。有高血压病史6年。

刻诊：尿频，尿急，尿黄热难受不适，无尿痛，有汗，腹部不胀，口不渴不苦，不干，咽干，喜热饮，大便可。形体壮实，面赤，唇暗舌暗，唇有裂纹，舌胖嫩边有齿痕，舌尖红，苔黄水滑，舌苔根部黄腻，左脉沉而有力，右脉寸关弦细，尺沉。

六经辨证：淋证（阳明太阴合病）。

病机：下焦水饮、水热互结，伤血。

核心病机：下焦水热互结伤及血分

治法：清利湿热，化气利水。

方药：猪苓汤。

【处方】

猪苓 15g，茯苓 15g，泽泻 15g，滑石块 30g，阿胶 10g（烊化）。

5 剂，每日 1 剂，水煎分 2 次服。

嘱：多饮水，规律作息时间，忌辛辣刺激饮食。

【辨析思路与答疑解惑】

〔学生 A〕老师，为什么不加点金钱草、海金沙、车前子等利尿通淋药，加上不更好些吗?

〔**老师**〕我们用经方，一定要抓准病机，准确针对病机靶点用药，用药不宜繁杂，经方配伍简约严谨，原方在多数情况下就会有效。古人已经过几千年来的临证实践，证实原方配比是最佳组合，我们就不要去打乱经方的格局了。我们看病，要做到能不合方就尽量不合方，能不加药就尽量不滥加药，原方最好。但依据病情复杂情况与病机层次，如果原方真的涵盖不了证候多重病机的话，也可以合方或加药，但尽量少合方，最多合 1 ～ 2 个方子；少加药，最多加 2 ～ 3 味药。

分析一下这位患者的症状吧。

尿频，尿急，喜热饮，舌胖嫩，边有齿痕，苔水滑，左脉沉弦，辨为太阴胃虚不制，下焦水饮。

尿黄热，咽干，面红，唇有裂纹，舌尖红，苔黄，舌根苔黄腻，脉沉而有力、细，辨为阳明郁热，热伤津液，热扰上焦，热郁下焦。

尿黄热，舌苔根部黄腻，脉沉有力，辨为下焦水热互结。

尿潜血（++），唇暗舌暗，辨为瘀血。

核心病机为下焦水热互结伤及血分，所以正对猪苓汤证，就选了这个方子。

一、猪苓汤方证病机

〔学生B〕老师，猪苓汤我们都知道是利水的方子，但还不太会用，用于什么情况下还不是太明白，请讲讲猪苓汤怎么用吧。

〔老师〕《伤寒论》猪苓汤方证有两条。

一是第223条："若脉浮，发热，渴欲饮水，小便不利者，猪苓汤主之。"这一条是说，阳明里热而渴，渴饮过量又有水饮不化，水热互结于下焦并伤及血分。

二是第319条："少阴病，下利六七日，咳而呕渴，心烦不得眠者，猪苓汤主之。"这一条是说下利过了，病传阳明太阴，水热互结伤及津血，下焦湿热而津血亏虚，热伤津液要渴，热入营血，要心烦不得眠。

猪苓汤方证病机是水热互结于下焦，伤及血分，津血亏虚。猪苓汤有清热利水，养血去积滞，化津液而止渴的功能。胡希恕先生认为"猪苓汤这几味药都是寒性利尿药，一方面利小便，一方面解热，他不是气上冲，水不在上头，所以我们用猪苓汤，全是由于小便不利而有这种发炎症时最好使，尤其泌尿系感染，就用猪苓汤加生薏仁。如果大便也干一些，就少加大黄……大黄这个药，重用它则通大便，少用它就走前阴，它不泻"（《胡希恕伤寒论讲座》）。这是用猪苓汤的诀窍，也是很好的临床经验。临床实践证明，猪苓汤对于泌尿系感染属于阳明下焦水热互结证的疗效非常好。

该案病机为水热互结于下焦，有下焦水饮、水热互结并伤及血分，属于中医热淋范畴。所以就开了猪苓汤清热利尿通淋，养营血并止血。

〔学生B〕老师，淋证不全是热证吧？

〔老师〕是的，这就要具体辨证了。淋证就是指小便频数短涩，欲出未尽，伴或不伴小腹拘急，或痛引腰腹的病证。湿热、脾虚、肾虚、肝郁气滞等都会造成淋证。不要一见淋证就认为是下焦膀胱湿热，猪苓汤也不能滥用，大家要记着，津伤口渴严重者也不能用猪苓汤。

二、用经方要处处顾护津液

存津液是经方辨治的重要法度。清代医家陈修园在《医学三字经》中说“存津液，是真诠”，这就是说存津液是全书的宗旨，六经辨治的天机。

《伤寒论》可以说是津液论，津液是《伤寒论》的辨治真机，全书主旨就是论津液的生化升达疏布，津液在表里疏布流转中形成的常态和病态。《伤寒论》条文中，很多都体现顾护津液的重要性。

《伤寒论》97 条：“血弱气尽腠理开，邪气因入……”这就是说津血不足，腠理不固，邪入少阳。

《伤寒论》230 条：“阳明病，胁下硬满，不大便而呕，舌上白胎者，可与小柴胡汤，上焦得通，津液得下，胃气因和，身濈然汗出而解。”这是说少阳阳明尚未阳明实热结实，与小柴胡汤和表里，利三焦，疏津滋胃。

《伤寒论》29 条：“伤寒脉浮，自汗出，小便数，心烦，微恶寒，脚挛急，反与桂枝欲攻其表，此误也。得之便厥，咽中干，烦躁吐逆者，作甘草干姜汤与之，以复其阳。”这是说表里津亏，里虚导致津液过多流失，津液流失更致里虚，病在里而证现于表，在表水饮与风邪相搏，似中风表证，但不可攻表，攻表则更伤津，所以用甘草干姜汤温中固里补津。

由这些论述可知，存津液在经方辨治法度中是非常重要的，我们辨治外感内伤的任何病证，都要做到一保胃气，二存津液。

三、从“参禅三境界”悟中医辨治

我们读经典、辨阴阳、抓病机要有悟性。宋代禅宗大师青原行思有一段充满禅机的语言，就是参禅三境界：“参禅之初，看山是山，看水是水；禅有悟时，看山不是山，看水不是水；禅中彻悟，看山仍然是山，看水仍然是水。”

读《伤寒论》，用经方何尝不是这样呢？

初读时，所识不深，体悟不透，感到《伤寒论》条文直白，有方有证，按图索骥，以方套病，治病实在容易。真是看山是山，看水是水也。

而到临证多时，即感到患者所患并非全是条文所述的症，证候复杂，寒热错杂，辨证无从下手，治疗不知如何选方。这才感到《伤寒论》条文寓意深邃，曲径通幽，病机深藏，方证难识，一头雾水，感到看山不是山，看水不是水也。

经过多读多思多临证，渐悟之后，才体悟到《伤寒论》条文虽然直白，但方证病机却蕴含于其中，非多思多悟而不得其用，证虽繁而病机为要，辨六经方证而抓病机关键就可举重若轻。每于临证之时，辨六经识病机，用方直中病证机要，顿感大道至简。此时看山仍是山，看水仍是水。

再给大家举一个我 5 月份辨治的“尿频”病案，大家听后也可能更有启发。

一位 75 岁的老太太王某来诊。主诉尿频、尿急 1 月余。有糖尿病病史，血糖控制不佳，餐前血糖常波动在 9mmol/L 左右。一个月前感冒后开始小便频数，并逐渐加重，一有便意，就难以憋住尿，有时走不到卫生间就尿裤子，每天数十次排尿，夜间更频。曾打过 1 周静脉点滴，服过 18 剂中药而不效。

刻诊：面色暗黄虚浮，尿频尿急尿不黄，无尿热尿痛，无恶寒发热，无恶热，无腰酸冷，乏力，纳差，心烦，时上腹胀满，食后较重，汗出正常，口干不渴不苦，大便可，大鱼际处干瘪瘦削无弹性。舌淡暗，舌体胖大边有齿痕，苔白腻，脉沉细涩。

患者心很细，凡服过的药方她都抄一份留着，她看病时带来让我看了，都是 20 味左右，有用八正散加味按热淋治疗的，有用巩堤丸加上多味收涩缩尿药治疗的，都疗效不显。

一见尿频就认作是淋证而不辨寒热，一见小便数就认为是肾虚不固而大量添加补肾收涩缩尿药。这就是“看山是山，看水是水”。

到了服多剂药而无寸功，且尿频加重，已感棘手，无从下手，这就是“看山不是山，看水不是水”。

我观其脉证，辨为太阴病夹阳明微热，病机关键在于胃气虚寒，里虚津伤不固而中不制下。方拟《伤寒》甘草干姜汤：炙甘草 30g，干姜 15g。3 剂，水煎分 2 次服。当时患者见只有两味药，心存疑虑，我嘱其放心服用，会有效的。

因药少，患者3剂药一并煎出，2天服完，来复诊时面带喜色，连称这真是神方，吃后小便没有那么频繁了。急于再服，又开3剂，排尿基本正常。

这个方子虽小，但可温中固里补胃津，复其阳而制下，直中病机肯綮，所以疗效明显。这就达到了“看山仍然是山，看水仍然是水”的境界。

从这个医案可知，我们读《伤寒》，用经方，须深思考勤临证，不断渐悟、顿悟，直至如参禅第三重这样透彻圆融的境界，当山水都变成了心上的风景时，证虽繁复而病机关键了然于胸，就达到了中医临证的最高境界。

二诊（2016年9月15日）：

诉服药5剂后，诸症明显减轻，又开原方继服10剂，临床治愈。